药品分析技术应用丛书

差示扫描量热技术
在化学药品标准物质纯度分析中的应用

主编　陈华　刘毅

DSC

中国健康传媒集团 ·北京
中国医药科技出版社

图书在版编目（CIP）数据

差示扫描量热技术在化学药品标准物质纯度分析中的
应用 / 陈华，刘毅主编 . -- 北京 : 中国医药科技出版
社，2025. 6. -- ISBN 978-7-5214-5398-0

Ⅰ. R917

中国国家版本馆 CIP 数据核字第 20250FQ486 号

策划编辑　于海平
责任编辑　王　梓

出版　**中国健康传媒集团** | 中国医药科技出版社
地址　北京市海淀区文慧园北路甲 22 号
邮编　100082
电话　发行：010-62227427　邮购：010-62236938
网址　www.cmstp.com
规格　787 × 1092mm $\frac{1}{16}$
印张　24
字数　476 千字
版次　2025 年 7 月第 1 版
印次　2025 年 7 月第 1 次印刷
印刷　北京盛通印刷股份有限公司
经销　全国各地新华书店
书号　ISBN 978-7-5214-5398-0
定价　**152.00 元**

编 委 会

主　编　陈　华　刘　毅

副主编　朱　炯　李　雄

编　者（以姓氏笔画为序）

朱　炯　中国食品药品检定研究院

刘　祯　梅特勒托利多科技（中国）有限公司

刘　毅　中国食品药品检定研究院

刘朝霞　中国食品药品检定研究院

严　菁　中国食品药品检定研究院

李　雄　梅特勒托利多科技（中国）有限公司

李梦瑶　梅特勒托利多科技（中国）有限公司

陈　华　中国食品药品检定研究院

袁宁肖　梅特勒托利多科技（中国）有限公司

郭贤辉　中国食品药品检定研究院

覃　玲　中国食品药品检定研究院

编 写 说 明

　　热分析技术已经广泛应用于标准物质的量值分析和新药理化性质开发等药物分析领域，其中差示扫描量热法（differential scanning calorimetry，DSC）的应用报道比较多见，常见应用于熔点分析、晶型表征和物相转化及纯度研究等方面。

　　常用的药物纯度研究方法包括色谱法、核磁定量法和差示扫描量热法等，与传统的色谱法分析结果基本一致。热分析技术纯度研究的理论依据是范德霍夫方程，物质的熔融行为受杂质的影响，在多数有机物可能发生的低共熔体系中，主成分的熔点会随杂质摩尔百分比含量的提高而逐渐降低。美国材料测量协会（American Society for Testing Materials，ASTM）给出指导，化合物纯度摩尔质量百分比大于98.5%时，基于热分析技术的纯度研究结果较为准确。因此，热分析技术纯度研究方法特别适合化学药品标准物质的分析应用。最新版《中国药典》和《美国药典》《欧洲药典》等国外药典都已经在附录或通则中收载热分析法作为药物纯度的检查方法，但尚未有具体品种项下的纯度研究方法应用。

　　基于热动力学的 DSC 法分析物质纯度是应用了凝固点降低原理，对于含有少量杂质而发生熔点降低的低共熔体系，是可以度量总杂质绝对含量的方法。测得纯度=100%—总杂质。在一定条件下，杂质含量与主成分的熔点变化满足范德霍夫方程，即主成分的熔点会随杂质摩尔百分比含量的提高而逐渐降低。

$$T_f = T_0 - \frac{RT_0^2 x_2}{\Delta H_f} \cdot \frac{1}{F}$$

　　式中 T_f 为熔融过程中样品的温度（K）、T_0 为纯物质（主组分）的熔点（K）、x_2 为杂质在熔融液体中的摩尔分数、R 为气体常数［8.314J/（mol·K）］、ΔH_f 为纯物质的摩尔熔化焓（J/mol）、F 为已熔部分所占比例。范德霍夫方程的成立有许多基本假定，其中最重要的几点是：杂质与主成分能够形成低共熔体系；杂质不与主成分反应，不与主成分形成共晶或固溶体；样品的组分间要形成低共熔混合物；杂质溶于主成分的熔化物且形成理想溶液。对于含有少量杂质而发生了熔点降低的低共熔体系，采用 DSC 法进行纯度分析是一种简便、快速而又可靠的方法。与传统液相色谱法相比，采用 DSC 法分析纯度具有简便、快速、试样用量少、不需溯源标准物质、不需溶剂以及可测物质绝对纯度等独特优点，适合高纯物分析的特性使之尤其适用于化学药品标准物质的纯度分析。

分析并总结热分析技术在化学药品标准物质研发中的纯度研究方法，可以简明扼要的将其初步解析为三个阶段的研究过程，流程图如下。

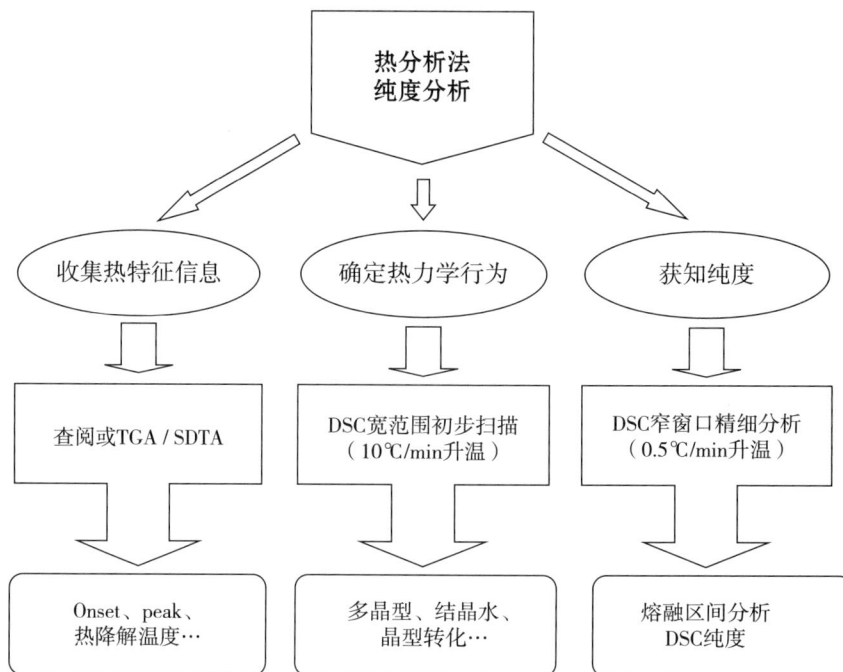

首先，需要获取样品的热特征信息，主要是熔点和热降解温度等数据。一般可以通过查阅技术资料获得，遇上相关信息获取有难度或者有疑问的，也可以借助热重 / 同步差热分析（TGA/STDA）进行考察。一般而言，TGA/STDA 分析参数可以考虑 20℃/min 的程序升温，从室温开始扫描至 300℃即可获知大多数化学药物原料样品的相关信息。

其次，针对性地开展样品的热力学行为研究，采用 DSC 法，以 10℃/min 的程序升温进行较宽温度范围的扫描分析，可以从室温开始至获知的熔点后顺延约 10℃（注意在热降解温度前结束）。这个阶段主要是样品熔融行为的初步研究，为开展进一步的 DSC 纯度分析奠定基础，也需要分析样品可能存在的多晶型、晶型转化或熔融分解等情况来判断样品的适用性。

最后，进行 DSC 纯度分析，针对第二阶段中可以获知的单一熔融吸热峰进行较窄温度窗口的精细分析。为使样品内部达到更好的热平衡，采集相关热焓值推导分析样品的 DSC 纯度，采用 0.5℃/min 的升温速率细致分析样品的熔融区间温度。

　　本书首次系统化地介绍了 DSC 纯度分析法和技术路线，结合不同结构种类、不同热力学表现行为的化学药品标准物质进行 DSC 纯度解析，并与相关药品标准的色谱法纯度比较。衷心希望本书为业内特别是从事相关研究和检验的工作人员提供参考和借鉴，助力进一步推广热分析技术在我国的应用和发展。

目　　录

品　种　正　文

非适用性案例

品种正文

2-单硝酸异山梨酯

Isosorbide 2-Nitrate

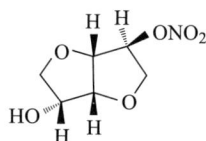

基本信息

分子式：$C_6H_9NO_6$

分子量：191.14

CAS 号：16106-20-0

性状：本品为白色针状结晶或结晶性粉末；无臭。

Onset 55.33 ℃
Peak 56.51 ℃
Left Limit 52.77 ℃
Right Limit 62.23 ℃

20 mW

30 32 34 36 38 40 42 44 46 48 50 52 54 56 58 60 62 64 66 68 70 72 74 76 78℃

2-单硝酸异山梨酯标准物质的差示扫描量热分析图谱（10℃/min 分析）

纯度分析实验

样品制备： 4.580mg 样品置于 40μl 坩埚中

气体氛围： N_2 50ml/min

实验程序： 40~65℃，0.5℃/min

Delta H + Corr	134.90 J/g
Delta H + Corr	25.78 kJ/mol
Left	53.57 ℃
Right	56.72 ℃

2-单硝酸异山梨酯标准物质的 DSC 纯度分析图

DSC 纯度与 HPLC 纯度的分析对比表 [①]

标准物质批号	DSC 纯度（%）	HPLC 纯度（%）
100695-200401	99.5	100
100695-201202	99.9	99.9
100695-201703	99.7	99.9

---

① 本书纯度结果一般精确到小数点后一位，纯度接近 100% 的扩展到 2 位小数，色谱纯度 100% 即相关色谱法未检出杂质（检测限 0.01%）。

Lot.100695-200401

Lot.100695-201202

Lot.100695-201703

DSC 纯度拟合分析图

相关信息

- **中文化学名**：1,4：3,6-二脱水-D-山梨醇-2-单硝酸酯

- **英文化学名**：1,4-3,6-dianhydro-D-glucitol-2-nitrate

- **主要用途**：用于心绞痛的预防和治疗，冠心病的长期治疗，预防血管痉挛和混合性心绞痛，也适用于心肌梗死后的治疗和慢性心衰的长期治疗。

- **药典收录情况**：《中国药典》《美国药典》《欧洲药典》《英国药典》和《日本药局方》均未收录

- **中国上市制剂**：尚无"2-单硝酸异山梨酯"主药制剂

2-氯-4-硝基苯胺

2-Chloro-4-Nitroaniline

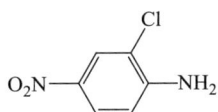

基本信息

分子式：$C_6H_5ClN_2O_2$

分子量：172.57

CAS 号：121-87-9

性状：本品为黄色粉末。

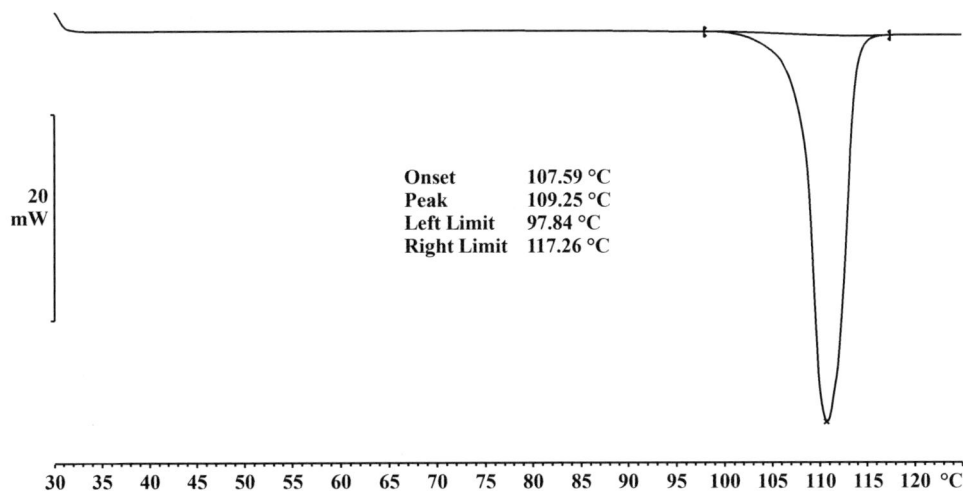

Onset	107.59 °C
Peak	109.25 °C
Left Limit	97.84 °C
Right Limit	117.26 °C

20 mW

2-氯-4-硝基苯胺标准物质的差示扫描量热分析图谱（10℃/min 分析）

纯度分析实验

样品制备： 6.744mg 样品置于 40μl 坩埚中

气体氛围： N_2 50ml/min

实验程序： 85～115℃，0.5℃/min

Delta H + Corr	121.79 J/g	
Delta H + Corr	21.02 kJ/mol	
Left	102.30 ℃	
Right	108.98 ℃	

2-氯-4-硝基苯胺标准物质的 DSC 纯度分析图

DSC 纯度与 HPLC 纯度的分析对比表

标准物质批号	DSC 纯度（%）	TLC 纯度（%）
100042-200002	99.5	99.4

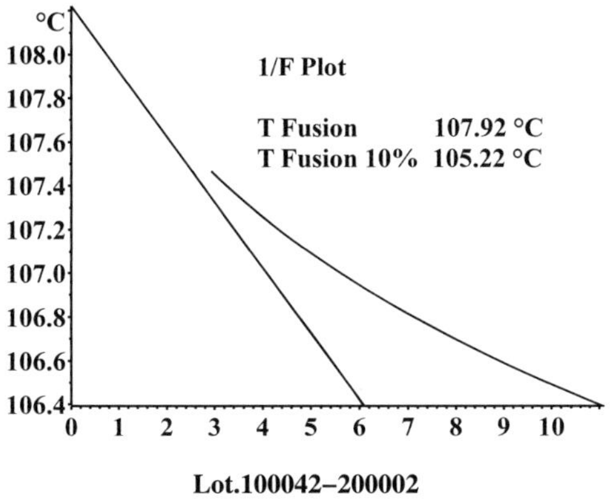

Lot.100042-200002

DSC 纯度拟合分析图

相关信息

- **主要用途**：用于颜料生产，如制取分散红 B、银朱 R 等。也用作医药中间体，如制取血防-67 糊剂。
- **药典收录情况**：《中国药典》2020 年版，《欧洲药典》11.3 版，《英国药典》2023 年版
- **中国上市制剂**：尚无"2-氯-4-硝基苯胺"主药制剂

4-甲氨基-安替比林

4–Methylamino Antipyrine

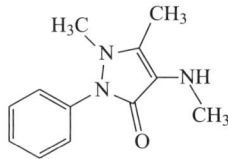

基本信息

分子式：$C_{12}H_{15}N_3O$

分子量：217.27

CAS 号：519–98–2

性状：本品为白色粉末。

Onset	84.08 °C
Peak	86.34 °C
Left Limit	80.46 °C
Right Limit	93.10 °C

4-甲氨基-安替比林标准物质的差示扫描量热分析图谱（10℃/min 分析）

纯度分析实验

样品制备： 9.398mg 样品置于 40μl 坩埚中

气体氛围： N_2 50ml/min

实验程序： 70 ~ 90℃，0.5℃/min

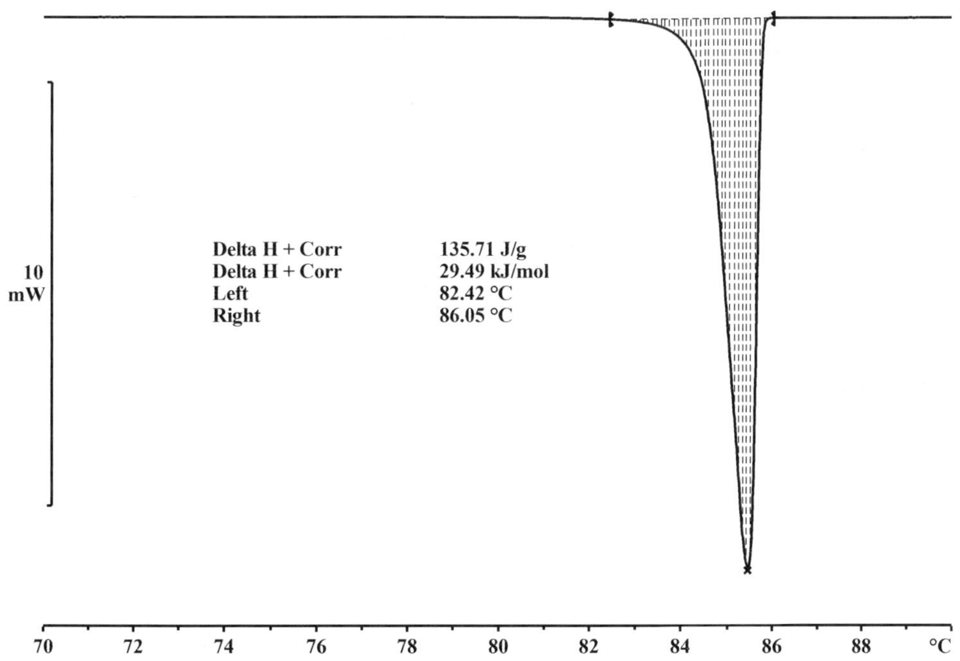

4-甲氨基-安替比林标准物质的 DSC 纯度分析图

DSC 纯度与 HPLC 纯度的分析对比表

标准物质批号	DSC 纯度（%）	HPLC 纯度（%）
101115-201101	99.5	99.6
101115-201902	99.4	98.9

Lot.101115-201101   Lot.101115-201902

DSC 纯度拟合分析图

相关信息

- **中文化学名**：1,2-二氢-1,5-二甲基-4-（甲基氨基）-2-苯基-3H-吡唑-3-酮
- **英文化学名**：1,2-dihydro-1,5-dimethyl-4-（methylamino）-2-phenyl-3H-pyrazol-3-one
- **主要用途**：用于治疗高血压和冠心病。
- **药典收录情况**：《中国药典》《美国药典》《欧洲药典》《英国药典》和《日本药局方》均未收录
- **中国上市制剂**：尚无"4-甲氨基-安替比林"主药制剂

6-甲氧基-2-萘乙酮

6–Methoxy–2–Acetonaphthone

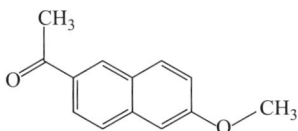

基本信息

分子式：$C_{13}H_{12}O_2$

分子量：200.23

CAS 号：3900–45–6

性状：本品为白色结晶粉末。

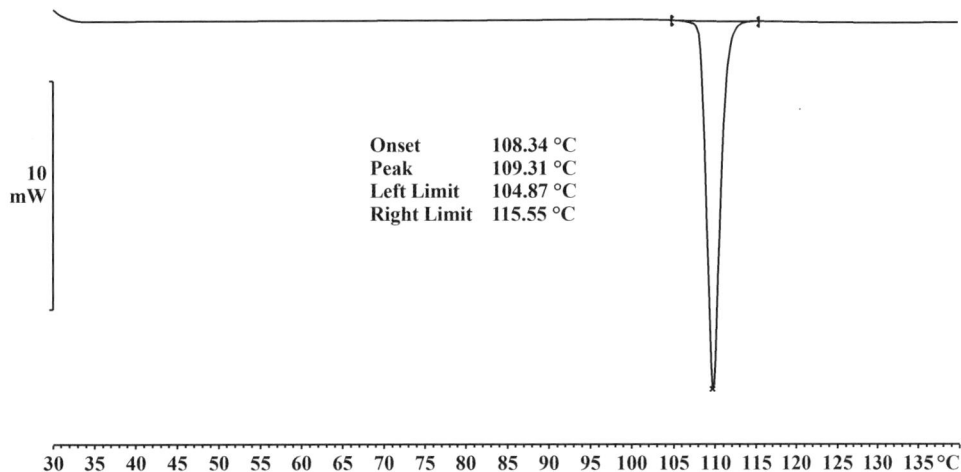

Onset	108.34 °C
Peak	109.31 °C
Left Limit	104.87 °C
Right Limit	115.55 °C

6-甲氧基-2-萘乙酮标准物质的差示扫描量热分析图谱（10℃/min 分析）

纯度分析实验

样品制备： 2.300mg 样品置于 40μl 坩埚中

气体氛围： N_2 50ml/min

实验程序： 100 ~ 110℃，0.5℃/min

Delta H + Corr	113.79 J/g
Delta H + Corr	22.78 kJ/mol
Left	107.46 °C
Right	109.39 °C

6-甲氧基-2-萘乙酮标准物质的 DSC 纯度分析图

DSC 纯度与 HPLC 纯度的分析对比表

标准物质批号	DSC 纯度（%）	HPLC 纯度（%）
100140–200303	99.9	99.96
100140–201704	99.9	99.95

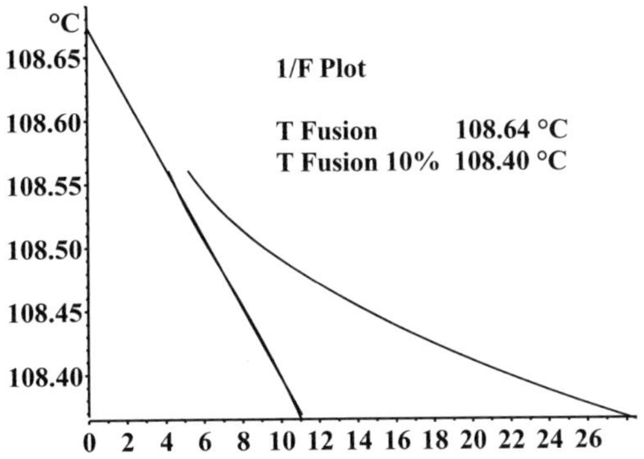

Lot.100140-200303 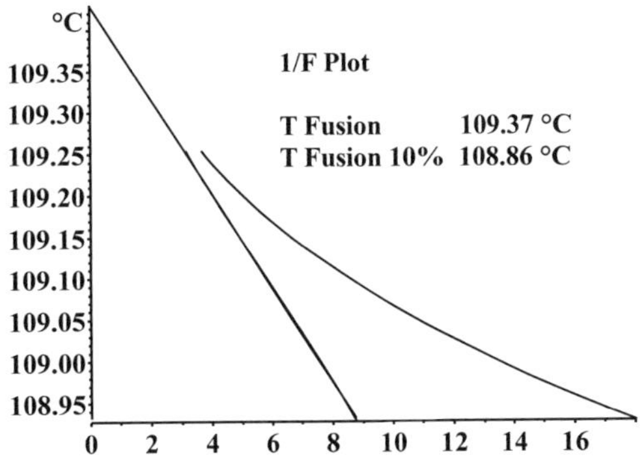   Lot.100140-201704

DSC 纯度拟合分析图

相关信息

- **中文化学名**：6-甲氧基-2-萘乙酮

- **英文化学名**：6-methoxy-2-acetonaphthone

- **主要用途**：是其主要活性成分（API）非甾体抗炎镇痛药萘普生的关键中间体。

- **药典收录情况（API）**：《中国药典》2020 年版，《美国药典》43 版，《欧洲药典》11.3 版，《英国药典》2023 年版，《日本药局方》18 版

- **中国上市制剂（API）**：萘普生胶囊，萘普生片，萘普生栓，萘普生注射液，萘普生缓释胶囊

N-甲基帕罗西汀

N-Methylparoxetine

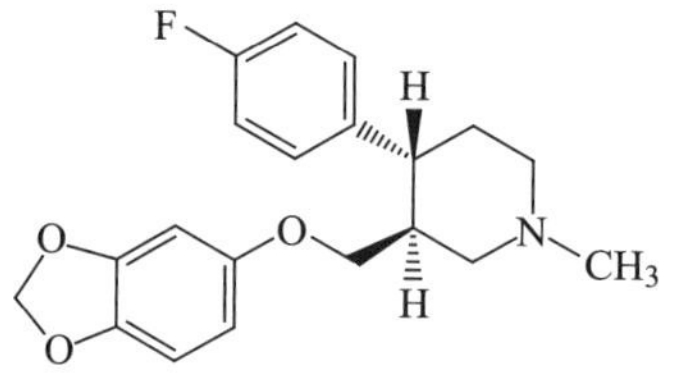

基本信息

分子式：$C_{20}H_{22}FNO_3$

分子量：343.39

CAS 号：110429-36-2

性状：本品为类白色结晶。

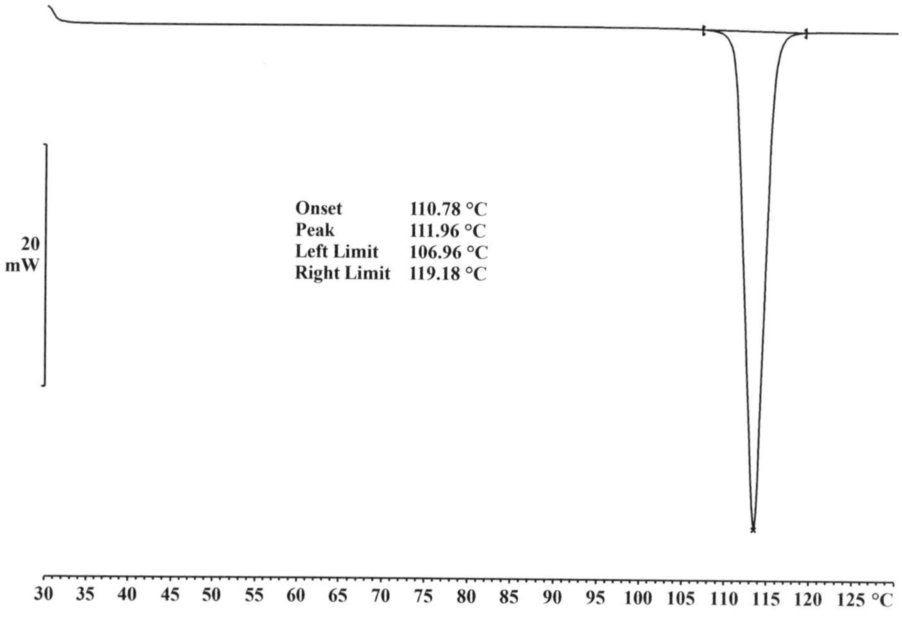

20
mW
Onset 110.78 °C
Peak 111.96 °C
Left Limit 106.96 °C
Right Limit 119.18 °C
30 35 40 45 50 55 60 65 70 75 80 85 90 95 100 105 110 115 120 125 °C

N-甲基帕罗西汀标准物质的差示扫描量热分析图谱（10°C/min 分析）

纯度分析实验

样品制备： 3.697mg 样品置于 40μl 坩埚中

气体氛围： N_2 50ml/min

实验程序： 100 ~ 118℃，0.5℃/min

Delta H + Corr	104.16 J/g
Delta H + Corr	35.77 kJ/mol
Left	109.37 ℃
Right	111.60 ℃

5 mW

100 101 102 103 104 105 106 107 108 109 110 111 112 113 114 115 116 117 ℃

N–甲基帕罗西汀标准物质的 DSC 纯度分析图

DSC 纯度与 HPLC 纯度的分析对比表

标准物质批号	DSC 纯度（%）	HPLC 纯度（%）
101146–201001	99.9	99.9

Lot.101146-201001

DSC 纯度拟合分析图

相关信息

- **中文化学名：**（3S,4R）–1–甲基–3–[（3,4–（亚甲二氧基）苯氧基）甲基]–4–（4′–氟苯基）哌啶

- **英文化学名：**（3S,4R）–3–[（1,3–benzodioxol–5–yloxy）methyl]–4–（4′–fluorophenyl）–N–methylpiperidine

- **主要用途：**其主要活性成分（API）盐酸帕罗西汀主要用于各种类型的抑郁症，包括伴有焦虑的抑郁症以及反应性的抑郁症，如乏力、睡眠障碍、对日常活动缺乏兴趣、食欲减退等。还可以治疗强迫性的神经症、伴有或不伴有广场恐惧的惊恐障碍、社交恐惧症、社交焦虑症等。

- **药典收录情况（API）：**《中国药典》2020 年版，《美国药典》43 版，《欧洲药典》11.3 版，《日本药局方》18 版

- **中国上市制剂（API）：**盐酸帕罗西汀片，盐酸帕罗西汀肠溶缓释片

阿替洛尔

Atenolol

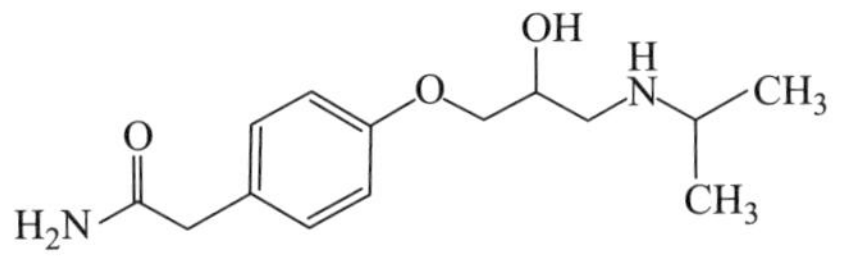

基本信息

分子式：$C_{14}H_{22}N_2O_3$

分子量：266.34

CAS 号：29122-68-7

性状：本品为白色粉末；无臭或微臭。

溶解性：本品在乙醇中溶解，在三氯甲烷或水中微溶，在乙醚中几乎不溶。

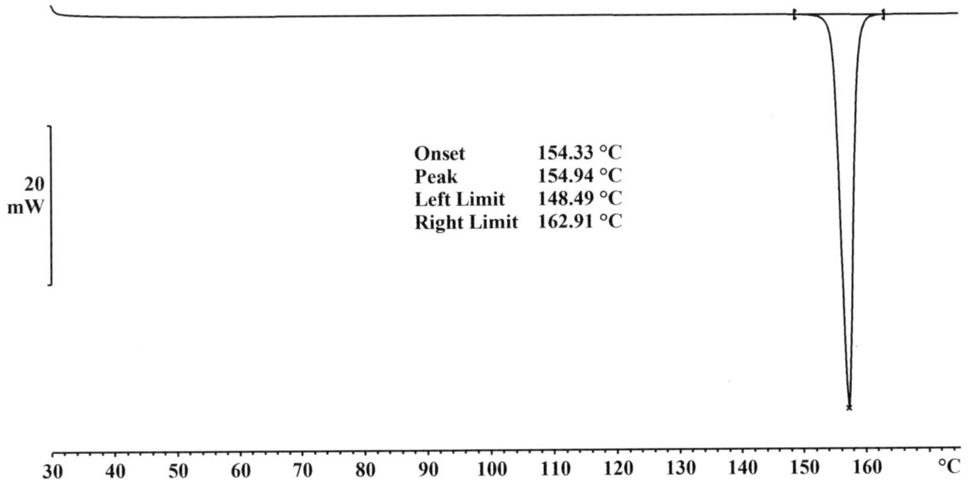
Onset 154.33 °C
Peak 154.94 °C
Left Limit 148.49 °C
Right Limit 162.91 °C
20
mW
30
40
50
60
70
80
90
100
110
120
130
140
150
160
°C

阿替洛尔标准物质的差示扫描量热分析图谱（10°C/min 分析）

纯度分析实验

样品制备： 3.705mg 样品置于 40μl 坩埚中

气体氛围： N_2 50ml/min

实验程序： 140 ~ 160℃，0.5℃/min

Delta H + Corr	164.16 J/g
Delta H + Corr	43.72 kJ/mol
Left	151.62 ℃
Right	155.64 ℃

阿替洛尔标准物质的 DSC 纯度分析图

DSC 纯度与 HPLC 纯度的分析对比表

标准物质批号	DSC 纯度（%）	HPLC 纯度（%）
100117–199903	98.9	99.2
100117–201105	99.5	99.8
100117–201606	99.7	99.8

Lot.100117-199903

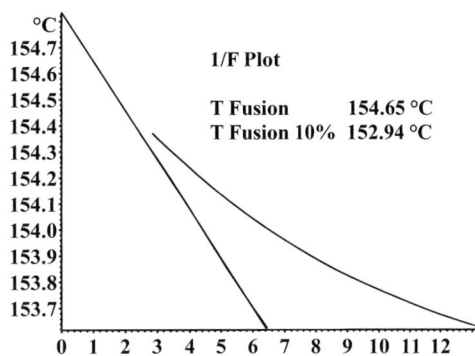

Lot.100117-201105

Lot.100117-201606

DSC 纯度拟合分析图

相关信息

- **中文化学名**：4-［3-（2-羟基-3-异丙氨基）丙氧基］苯乙酰胺

- **英文化学名**：4-［2-hydroxy-3-［（1-methylethyl）amino］propoxy］benzeneacetamide

- **主要用途**：用于治疗高血压、心绞痛、心肌梗死，也可用于心律失常、甲状腺功能亢进、嗜铬细胞瘤。

- **药典收录情况**：《中国药典》2020 年版，《美国药典》2022 年版，《欧洲药典》11.2 版，《英国药典》2023 年版，《日本药局方》18 版

- **中国上市制剂**：阿替洛尔片，阿替洛尔注射液

安替比林

Antipyrine

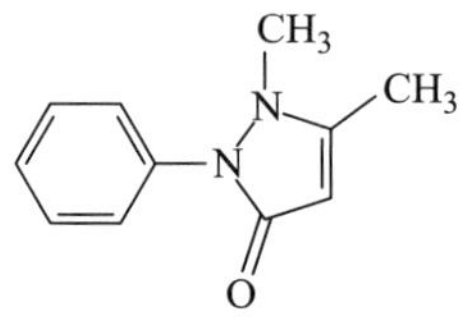

基本信息

分子式：$C_{11}H_{12}N_2O$

分子量：188.23

CAS 号：60-80-0

性状：本品为无色结晶或白色结晶性粉末；无臭；味微苦。

溶解性：本品在水、乙醇或三氯甲烷中易溶，在乙醚中略溶。

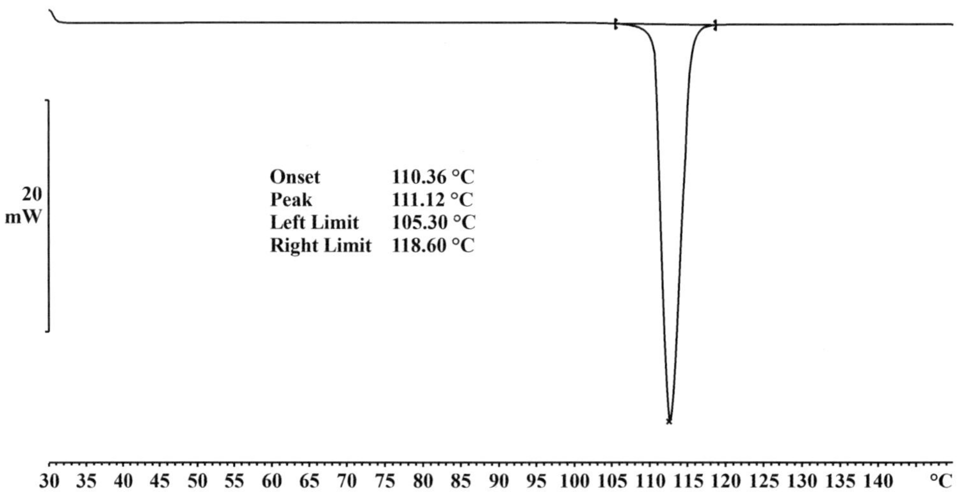

20
mW
Onset 110.36 °C
Peak 111.12 °C
Left Limit 105.30 °C
Right Limit 118.60 °C
30 35 40 45 50 55 60 65 70 75 80 85 90 95 100 105 110 115 120 125 130 135 140 °C

安替比林标准物质的差示扫描量热分析图谱（10℃/min 分析）

纯度分析实验

样品制备： 3.900mg 样品置于 40μl 坩埚中

气体氛围： N_2 50ml/min

实验程序： 95 ~ 115℃，0.5℃/min

Delta H + Corr	139.18 J/g	
Delta H + Corr	26.20 kJ/mol	
Left	109.60 ℃	
Right	111.93 ℃	

安替比林标准物质的 DSC 纯度分析图

DSC 纯度与 HPLC 纯度的分析对比表

标准物质批号	DSC 纯度（%）	HPLC 纯度（%）
100506–200301	99.9	100
100506–201602	99.9	100
100506–202003	99.99	100

Lot.100506-200301

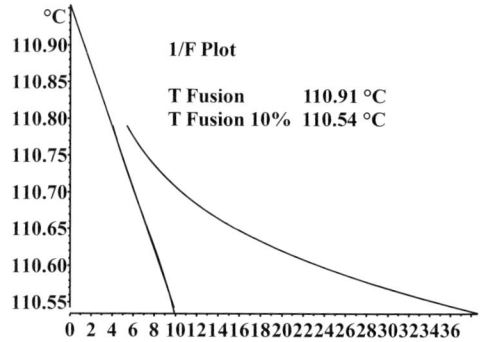

Lot.100506-201602

Lot.100506-202003

DSC 纯度拟合分析图

相关信息

- **中文化学名**：1,5-二甲基-2-苯基-3-吡唑啉酮
- **英文化学名**：1,5-dimethyl-2-phenyl-3*H*-pyrazol-3-one
- **主要用途**：用于退热，镇痛。还用于药物分子、生物活性分子以及农药分子的修饰和衍生化。
- **药典收录情况**：《欧洲药典》11.3 版,《英国药典》2023 年版
- **中国上市制剂**：安替比林片

氨基比林

Aminophenazone

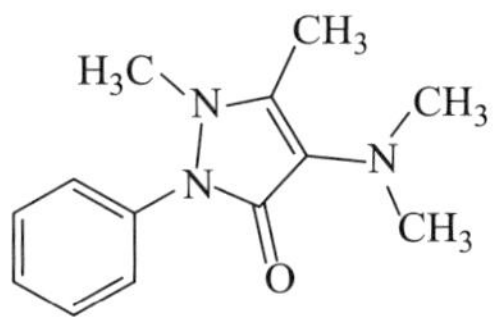

基本信息

分子式：$C_{13}H_{17}N_3O$

分子量：231.29

CAS 号：58-15-1

性状：本品为白色或几乎白色结晶性粉末；无臭；味微苦；遇光可变质；水溶液显碱性。

溶解性：本品在乙醇或三氯甲烷中易溶，在水或乙醚中溶解。

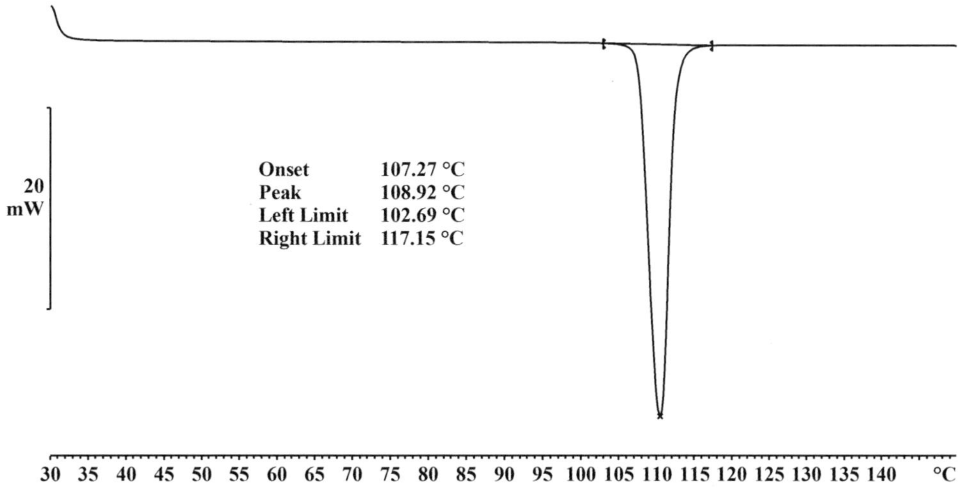

20
mW
Onset 107.27 °C
Peak 108.92 °C
Left Limit 102.69 °C
Right Limit 117.15 °C
30 35 40 45 50 55 60 65 70 75 80 85 90 95 100 105 110 115 120 125 130 135 140 °C

氨基比林标准物质的差示扫描量热分析图谱（10°C/min 分析）

纯度分析实验

样品制备： 7.835mg 样品置于 40μl 坩埚中

气体氛围： N_2 50ml/min

实验程序： 95～115℃，0.5℃/min

Delta H + Corr	135.48 J/g	
Delta H + Corr	31.33 kJ/mol	
Left	106.16 ℃	
Right	109.05 ℃	

氨基比林标准物质的 DSC 纯度分析图

DSC 纯度与 HPLC 纯度的分析对比表

标准物质批号	DSC 纯度（%）	HPLC 纯度（%）
100503–200301	99.9	99.96
100503–201302	99.9	99.97
100503–201803	99.9	99.99

DSC 纯度拟合分析图

相关信息

- **中文化学名**：1-苯基-2,3-二甲基-4-二甲基氨基-5-吡唑酮
- **英文化学名**：1-phenyl-2,3-dimethyl-4-（dimethylamino）-5-pyrazolone
- **主要用途**：用于缓解感冒、上呼吸道感染而引起的发热、头痛等症状，也可以用于神经痛、风湿痛和牙痛。
- **药典收录情况**：《英国药典》2023 年版
- **中国上市制剂**：氨基比林咖啡因片，氨咖甘片

氨鲁米特

Aminoglutethimide

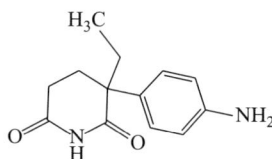

基本信息

分子式：$C_{13}H_{16}N_2O_2$

分子量：232.28

CAS 号：125-84-8

性状：本品为白色结晶性粉末。

溶解性：本品在丙酮中易溶，在甲醇或三氯甲烷中溶解，在乙醇中略溶，在水中极微溶解。

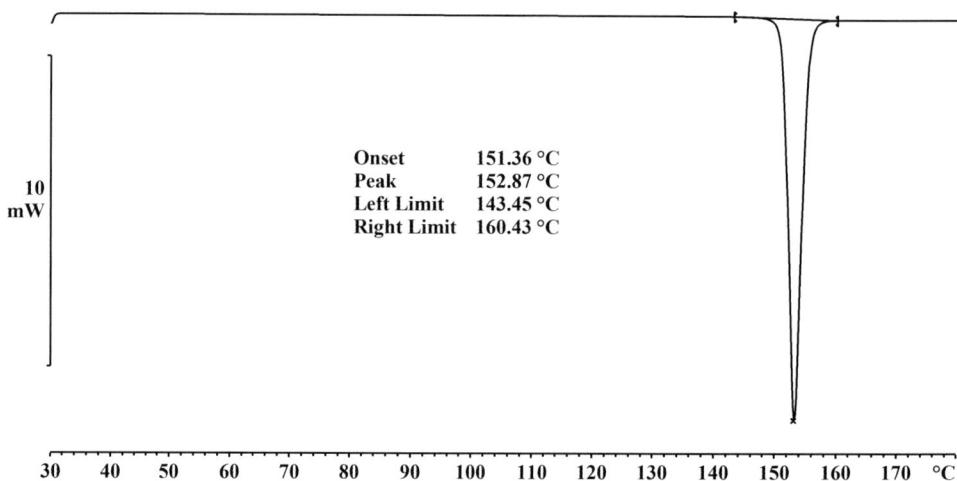

Onset	151.36 °C
Peak	152.87 °C
Left Limit	143.45 °C
Right Limit	160.43 °C

氨鲁米特标准物质的差示扫描量热分析图谱（10℃/min 分析）

纯度分析实验

样品制备： 6.189mg 样品置于 40μl 坩埚中

气体氛围： N_2 50ml/min

实验程序： 138 ~ 158℃，0.5℃/min

Delta H + Corr	114.31 J/g
Delta H + Corr	26.55 kJ/mol
Left	150.02 °C
Right	153.64 °C

5 mW

氨鲁米特标准物质的 DSC 纯度分析图

DSC 纯度与 HPLC 纯度的分析对比表

标准物质批号	DSC 纯度（%）	HPLC 纯度（%）
100276–199801	99.9	99.9

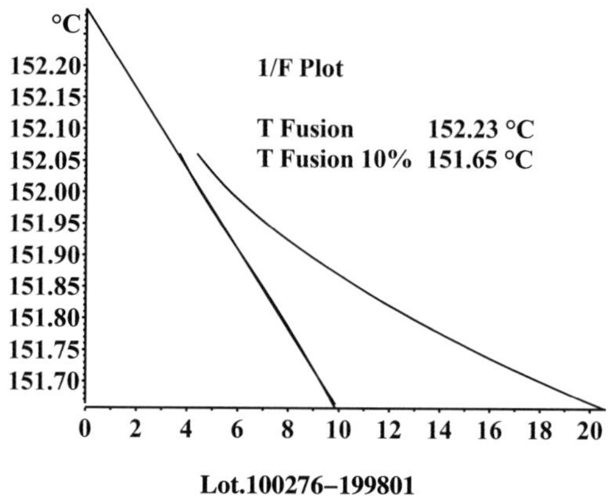

Lot.100276–199801

DSC 纯度拟合分析图

相关信息

- **中文化学名**：3–乙基 –3–（4–氨基苯基）–2,6–哌啶二酮

- **主要用途**：用于皮质醇增多症（库欣综合征），抑制肾上腺皮质功能；还可用于绝经后或卵巢切除后的晚期乳腺癌。

- **药典收录情况**：《中国药典》2020 年版，《美国药典》43 版，《欧洲药典》10.0 版，《英国药典》2023 年版

- **中国上市制剂**：尚无"氨鲁米特"主药制剂

奥沙普秦

Oxaprozin

基本信息

分子式：$C_{18}H_{15}NO_3$

分子量：293.32

CAS 号：21256–18–8

性状：本品为白色或类白色结晶性粉末；无臭或稍有特异臭。

溶解性：本品在 N，N- 二甲基甲酰胺或二氧六环中易溶，在三氯甲烷、冰醋酸中溶解，在无水乙醇中略溶，在乙醚中微溶，在水中几乎不溶。

Onset	161.53 °C
Peak	162.13 °C
Left Limit	155.36 °C
Right Limit	170.01 °C

20 mW

奥沙普秦标准物质的差示扫描量热分析图谱（10°C/min 分析）

纯度分析实验

样品制备： 4.396mg 样品置于 40μl 坩埚中

气体氛围： N_2 50ml/min

实验程序： 150～165℃，0.5℃/min

Delta H + Corr	141.87 J/g
Delta H + Corr	41.61 kJ/mol
Left	160.31 ℃
Right	163.49 ℃

5 mW

150 151 152 153 154 155 156 157 158 159 160 161 162 163 164 ℃

奥沙普秦标准物质的 DSC 纯度分析图

DSC 纯度与 HPLC 纯度的分析对比表

标准物质批号	DSC 纯度（%）	HPLC 纯度（%）
100353–200301	99.7	99.9
100353–201602	99.5	99.9

1/F Plot

T Fusion   162.50 ℃
T Fusion 10% 161.60 ℃

Lot.100353-200301

1/F Plot

T Fusion   162.12 ℃
T Fusion 10% 159.91 ℃

Lot.100353-201602

DSC 纯度拟合分析图

相关信息

- **中文化学名**：4,5-二苯基噁唑-2-丙酸
- **英文化学名**：4,5-diphenyl-2-oxazolepropanoic acid
- **主要用途**：用于风湿性关节炎、类风湿关节炎、骨关节炎、强直性脊椎炎、肩关节周围炎、颈肩腕症候群、痛风及外伤和手术后消炎镇痛。
- **药典收录情况**：《中国药典》2020 年版，《美国药典》2022 年版，《日本药局方》18 版
- **中国上市制剂**：奥沙普秦片，奥沙普秦分散片，奥沙普秦肠溶片，奥沙普秦胶囊，奥沙普秦肠溶胶囊

巴氯芬杂质Ⅰ

Baclofen Impurity Ⅰ

HN
O
Cl

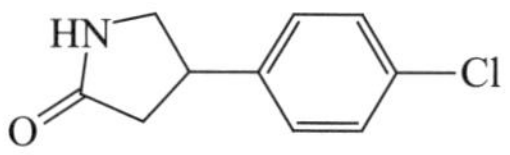

基本信息

分子式：$C_{10}H_{10}ClNO$

分子量：195.65

CAS 号：22518-27-0

性状：本品为白色结晶性粉末。

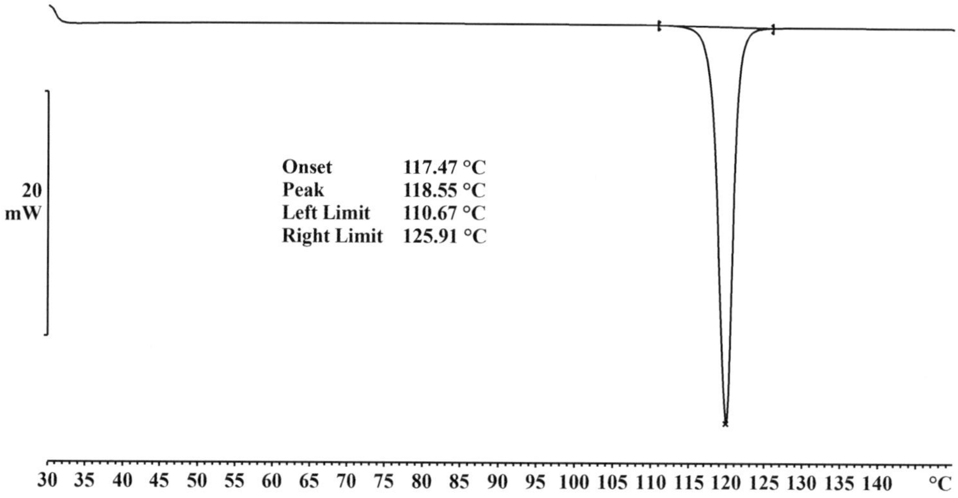

Onset 117.47 °C
Peak 118.55 °C
Left Limit 110.67 °C
Right Limit 125.91 °C
20
mW
30 35 40 45 50 55 60 65 70 75 80 85 90 95 100 105 110 115 120 125 130 135 140 °C

巴氯芬杂质Ⅰ标准物质的差示扫描量热分析图谱（10°C/min 分析）

纯度分析实验

样品制备： 5.082mg 样品置于 40μl 坩埚中

气体氛围： N_2 50ml/min

实验程序： 105～125℃，0.5℃/min

Delta H + Corr	113.63 J/g
Delta H + Corr	27.57 kJ/mol
Left	116.05 ℃
Right	119.52 ℃

巴氯芬杂质 I 标准物质的 DSC 纯度分析图

DSC 纯度与 HPLC 纯度的分析对比表

标准物质批号	DSC 纯度（%）	HPLC 纯度（%）
100929-200701	99.9	99.9
100929-202102	99.7	99.9

Lot.100929–200701   Lot.100929–202102

DSC 纯度拟合分析图

相关信息

- **中文化学名**：4–（4–氯苯基）–2–吡咯烷酮
- **英文化学名**：4–（4–chlorophenyl）–2–pyrrolidinone
- **主要用途**：其主要活性成分（API）巴氯芬用于多发性硬化症引起的骨骼肌痉挛；也可用于感染性、退行性、外伤性、肿瘤或原因不明的脊髓疾病引起的痉挛状态，如痉挛性脊髓麻痹、肌萎缩性侧索硬化症、脊髓空洞症、横贯性脊髓炎、外伤性截瘫或麻痹、脊髓压迫、脊髓肿瘤和运动神经元病。
- **药典收录情况（API）**：《中国药典》2020 年版，《美国药典》43 版，《欧洲药典》11.2 版，《英国药典》2023 年版，《日本药局方》18 版
- **中国上市制剂（API）**：巴氯芬片

保泰松

Phenylbutazone

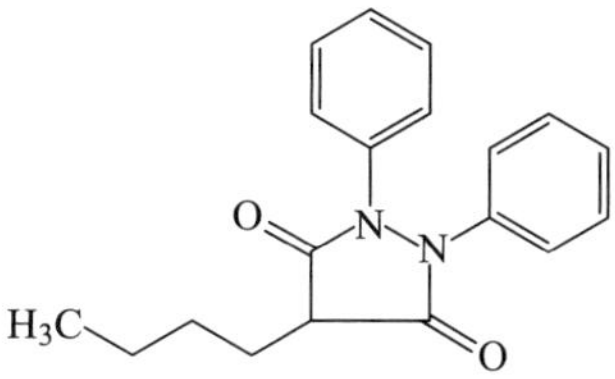

基本信息

分子式：$C_{19}H_{20}N_2O_2$

分子量：308.37

CAS 号：50-33-9

性状：本品为白色或类白色结晶性粉末；无臭；略带苦味。

溶解性：本品在丙酮和三氯甲烷中易溶，在氢氧化钠、乙醇或乙醚中溶解，在水中几乎不溶。

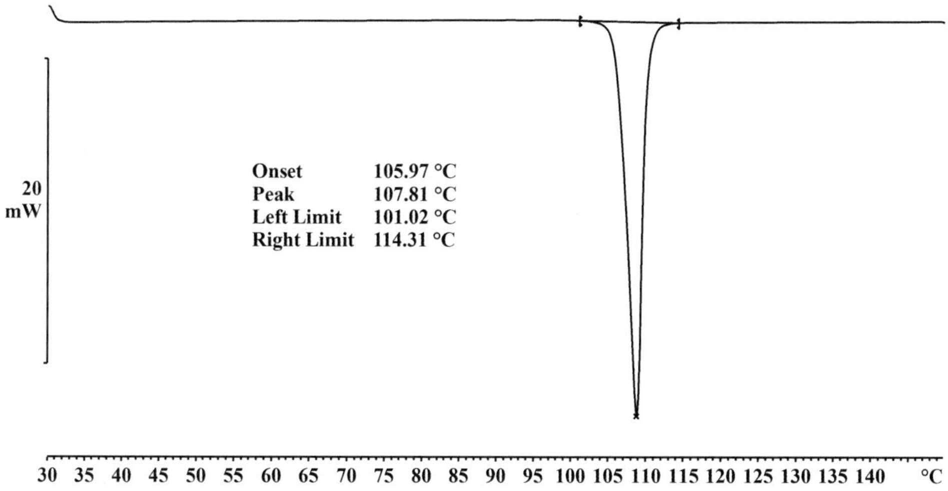

20
mW
Onset 105.97 °C
Peak 107.81 °C
Left Limit 101.02 °C
Right Limit 114.31 °C
30 35 40 45 50 55 60 65 70 75 80 85 90 95 100 105 110 115 120 125 130 135 140 °C

保泰松标准物质的差示扫描量热分析图谱（10°C/min 分析）

纯度分析实验

样品制备： 3.424mg 样品置于 40μl 坩埚中

气体氛围： N_2 50ml/min

实验程序： 100 ~ 108℃，0.5℃/min

Delta H + Corr	101.28 J/g
Delta H + Corr	31.23 kJ/mol
Left	104.40 ℃
Right	107.52 ℃

保泰松标准物质的 DSC 纯度分析图

DSC 纯度与 HPLC 纯度的分析对比表

标准物质批号	DSC 纯度（%）	HPLC 纯度（%）
100481–200601	99.6	99.8
100481–201702	99.7	99.9

Lot.100481-200601   Lot.100481-201702

DSC 纯度拟合分析图

相关信息

- **中文化学名**：4-丁基-1,2-二苯基-3,5-吡咯烷二酮
- **英文化学名**：4-butyl-1,2-diphenyl-3,5-pyrazolidinedione
- **主要用途**：用于治疗风湿性关节炎、类风湿关节炎、强直性脊柱炎。
- **药典收录情况**：《美国药典》43 版，《欧洲药典》11.3 版，《英国药典》2023 年版，《日本药局方》18 版
- **中国上市制剂**：保泰松片

贝诺酯

Benorilate

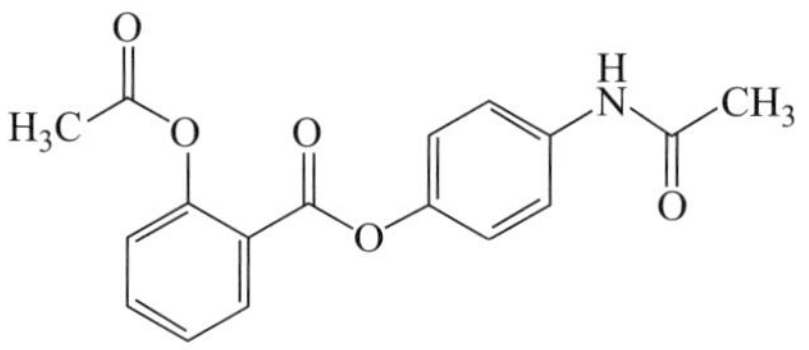

基本信息

分子式：$C_{17}H_{15}NO_5$

分子量：313.31

CAS 号：5003-48-5

性状：本品为白色结晶或结晶性粉末；无臭；无味。

溶解性：本品在沸乙醇中易溶，在沸甲醇中溶解，在甲醇或乙醇中微溶，在水中不溶。

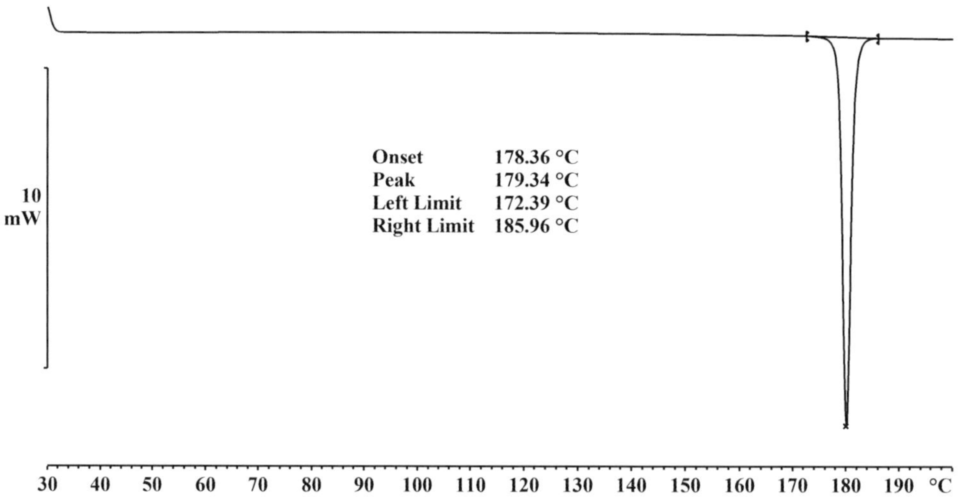

Onset 178.36 °C
Peak 179.34 °C
Left Limit 172.39 °C
Right Limit 185.96 °C
10 mW
30 40 50 60 70 80 90 100 110 120 130 140 150 160 170 180 190 °C

贝诺酯标准物质的差示扫描量热分析图谱（10°C/min 分析）

纯度分析实验

样品制备：3.339mg 样品置于 40μl 坩埚中

气体氛围：N_2 50ml/min

实验程序：166～185℃，0.5℃/min

Delta H + Corr	**151.65 J/g**
Delta H + Corr	**47.51 kJ/mol**
Left	**177.31 ℃**
Right	**180.44 ℃**

贝诺酯标准物质的 DSC 纯度分析图

DSC 纯度与 HPLC 纯度的分析对比表

标准物质批号	DSC 纯度（%）	HPLC 纯度（%）
100225-199601	99.9	100
100225-200502	99.8	99.9
100225-201303	99.7	99.8
100225-201704	99.9	100

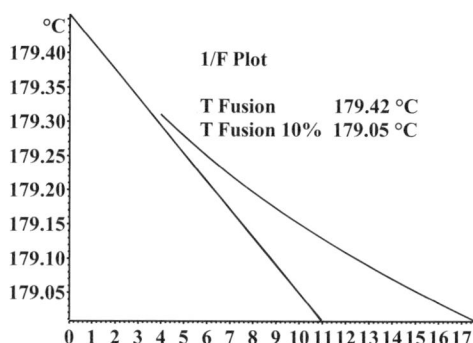

Lot.100225-199601

Lot.100225-200502

Lot.100225-201303

Lot.100225-201704

DSC 纯度拟合分析图

相关信息

- **中文化学名**：2-乙酰氧基苯甲酸-4-乙酰氨基苯酯
- **英文化学名**：2-（acetyloxy）benzoic acid-4-（acetylamino）phenyl ester
- **主要用途**：用于普通感冒或流行性感冒引起的发热，也用于缓解轻至中度疼痛，如头痛、关节痛、偏头痛、牙痛、肌肉痛、神经痛、痛经。
- **药典收录情况**：《中国药典》2020 年版，《英国药典》2023 年版
- **中国上市制剂**：贝诺酯胶囊，贝诺酯颗粒，贝诺酯片，贝诺酯散

棓丙酯

Propyl Gallate

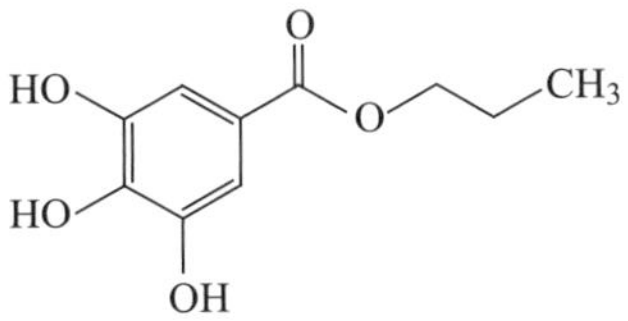

基本信息

分子式：$C_{10}H_{12}O_5$

分子量：212.20

CAS 号：121-79-9

性状：本品为白色或类白色结晶性粉末；无臭。

溶解性：本品在乙醇、乙醚中易溶，在热水中溶解，在水中微溶。

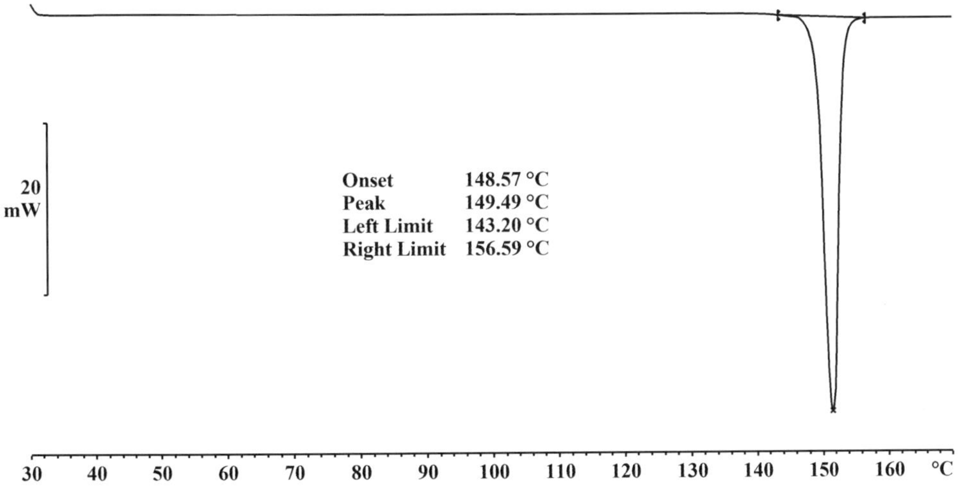
20
mW
Onset 148.57 °C
Peak 149.49 °C
Left Limit 143.20 °C
Right Limit 156.59 °C
30 40 50 60 70 80 90 100 110 120 130 140 150 160 °C

棓丙酯标准物质的差示扫描量热分析图谱（10°C/min 分析）

纯度分析实验

样品制备： 10.403mg 样品置于 40μl 坩埚中

气体氛围： N_2 50ml/min

实验程序： 140～155℃，0.5℃/min

Delta H + Corr	120.59 J/g	
Delta H + Corr	25.59 kJ/mol	
Left	146.97 ℃	
Right	150.15 ℃	

10 mW

140 141 142 143 144 145 146 147 148 149 150 151 152 153 154 ℃

梧丙酯标准物质的 DSC 纯度分析图

DSC 纯度与 HPLC 纯度的分析对比表

标准物质批号	DSC 纯度（%）	HPLC 纯度（%）
100407–200301	99.9	100
100407–201702	99.95	99.96

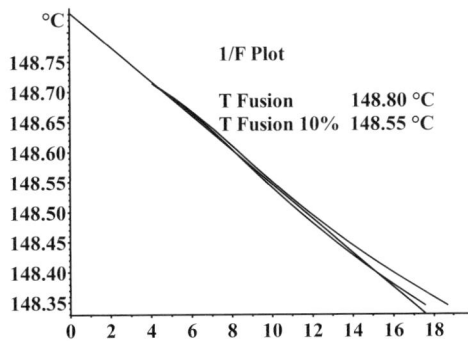

Lot.100407-200301   Lot.100407-201702

DSC 纯度拟合分析图

相关信息

- **中文化学名**：3,4,5-三羟基苯甲酸丙酯
- **英文化学名**：3,4,5-trihydroxybenzoic acid propyl ester
- **主要用途**：用于预防与治疗脑血栓、冠心病以及外科手术的并发症——血栓性深静脉炎等。
- **药典收录情况**：《中国药典》2020 年版，《美国药典》43 版，《欧洲药典》11.3 版，《英国药典》2023 年版
- **中国上市制剂**：梧丙酯注射液，梧丙酯氯化钠注射液，梧丙酯葡萄糖注射液

苯甲酸

Benzoic Acid

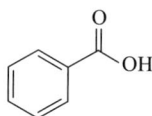

基本信息

分子式：$C_7H_6O_2$

分子量：122.12

CAS 号：65-85-0

性状：本品为白色有丝光的鳞片或针状结晶或结晶性粉末；质轻；无臭或微臭；在热空气中微有挥发性；水溶液显酸性。

溶解性：本品在乙醇、三氯甲烷或乙醚中易溶，在沸水中溶解，在水中微溶。

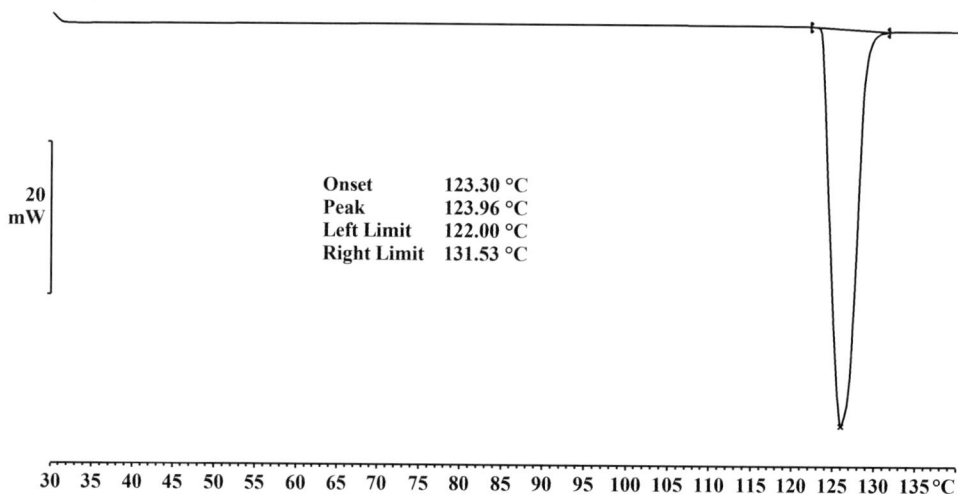

Onset	123.30 °C
Peak	123.96 °C
Left Limit	122.00 °C
Right Limit	131.53 °C

20 mW

30　35　40　45　50　55　60　65　70　75　80　85　90　95　100　105　110　115　120　125　130　135°C

苯甲酸标准物质的差示扫描量热分析图谱（10℃/min 分析）

纯度分析实验

样品制备： 9.777mg 样品置于 40μl 坩埚中

气体氛围： N₂ 50ml/min

实验程序： 110 ~ 130℃，0.5℃/min

Delta H + Corr	163.81 J/g
Delta H + Corr	20.00 kJ/mol
Left	122.71 ℃
Right	124.67 ℃

苯甲酸标准物质的 DSC 纯度分析图

DSC 纯度与 HPLC 纯度的分析对比表

标准物质批号	DSC 纯度（%）	HPLC 纯度（%）
100419–200301	99.98	100
100419–201302	99.99	100
100419–201703	99.99	100

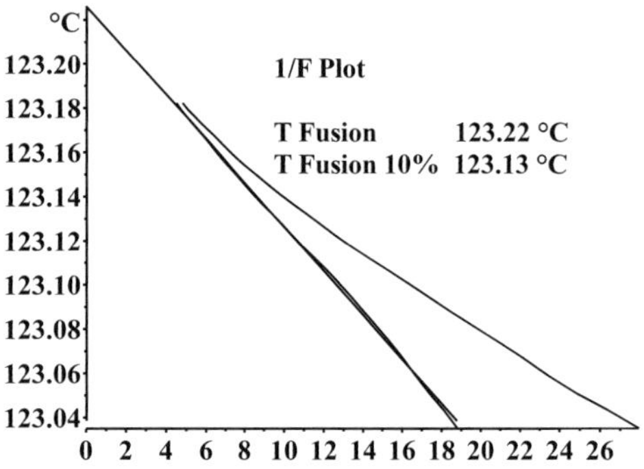

Lot.100419-200301

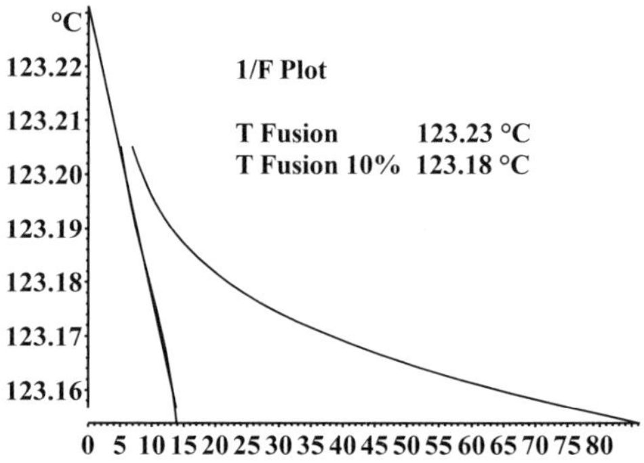

Lot.100419-201302

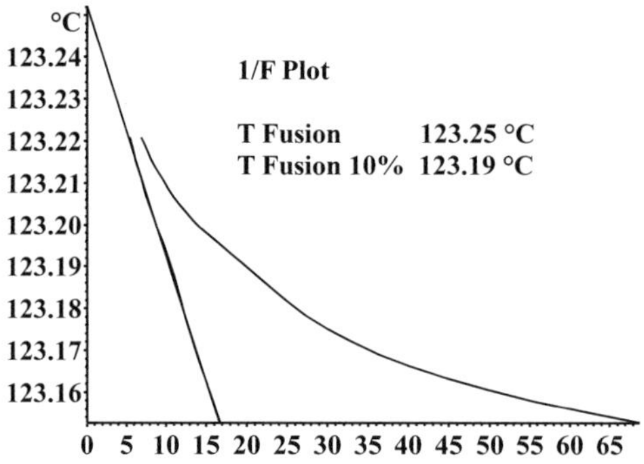

100419-201703

DSC 纯度拟合分析图

相关信息

- **主要用途**：用于抑制真菌、细菌生长，治疗癣类皮肤疾病。
- **药典收录情况**：《中国药典》2020 年版，《美国药典》43 版，《欧洲药典》11.2 版，《英国药典》2023 年版，《日本药局方》18 版
- **中国上市制剂**：尚无"苯甲酸"主药制剂

苯酰甲硝唑

Metronidazole Benzoate

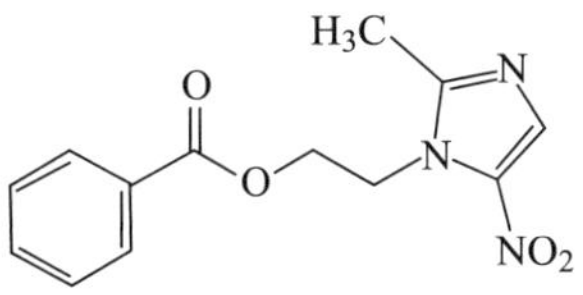

H3C
N
O
O
N
NO2

基本信息

分子式：$C_{13}H_{13}N_3O_4$

分子量：275.26

CAS 号：13182-89-3

性状：本品为类白色或微黄色结晶性粉末或片。

溶解性：本品在三氯甲烷或丙酮中易溶，在乙醇中微溶，在水中几乎不溶。

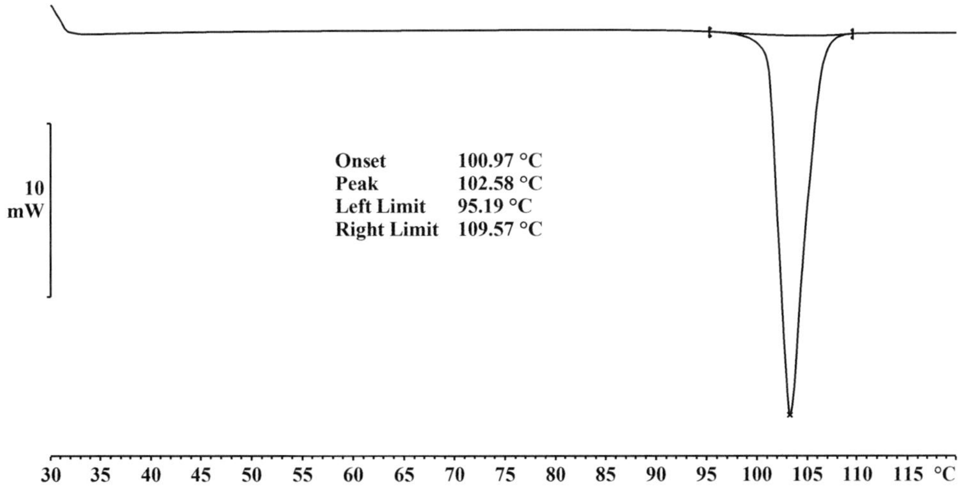

10
mW
Onset 100.97 °C
Peak 102.58 °C
Left Limit 95.19 °C
Right Limit 109.57 °C
30 35 40 45 50 55 60 65 70 75 80 85 90 95 100 105 110 115 °C

苯酰甲硝唑（苯甲酸甲硝唑）标准物质的差示扫描量热分析图谱（**10°C/min** 分析）

纯度分析实验

样品制备： 8.691mg 样品置于 40μl 坩埚中

气体氛围： N_2 50ml/min

实验程序： 88 ~ 108℃，0.5℃/min

Delta H + Corr	118.66 J/g
Delta H + Corr	32.66 kJ/mol
Left	99.00 ℃
Right	102.05 ℃

苯酰甲硝唑（苯甲酸甲硝唑）标准物质的 DSC 纯度分析图

DSC 纯度与 HPLC 纯度的分析对比表

标准物质批号	DSC 纯度（％）	HPLC 纯度（％）
100734-200401	99.9	100

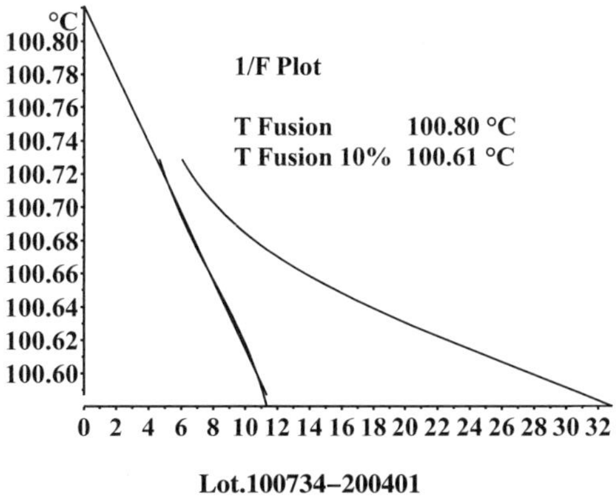

Lot.100734-200401

DSC 纯度拟合分析图

相关信息

- **中文化学名**：1–（2–苯甲酸乙酯）–2–甲基–5–硝基咪唑

- **英文化学名**：2–（2-methyl-5-nitro-1*H*-imidazol-1-yl）ethyl benzoate

- **主要用途**：本品又称苯甲酸甲硝唑。用于抗菌，抗寄生虫，抗滴虫等。

- **药典收录情况**：《美国药典》43 版，《欧洲药典》11.3 版，《英国药典》2023 年版

- **中国上市制剂**：苯酰甲硝唑分散片，苯酰甲硝唑干混悬剂

苯佐卡因

Benzocaine

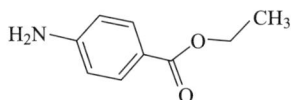

基本信息

分子式：$C_9H_{11}NO_2$

分子量：165.19

CAS 号：94-09-7

性状：本品为白色结晶性粉末；无臭；遇光色渐变黄。

溶解性：本品在乙醇、三氯甲烷或乙醚中易溶，在脂肪油中略溶，在水中极微溶。

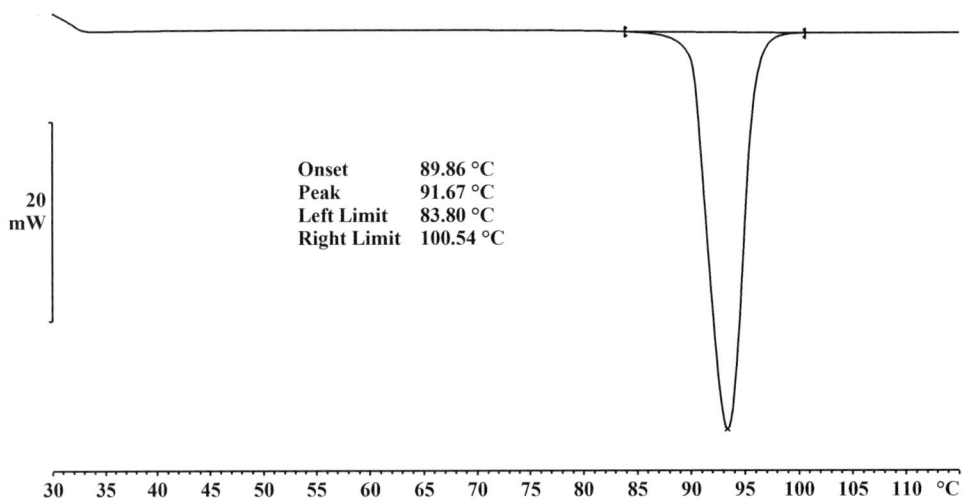

Onset　　　　89.86 °C
Peak　　　　 91.67 °C
Left Limit　　83.80 °C
Right Limit　 100.54 °C

20 mW

苯佐卡因标准物质的差示扫描量热分析图谱（10°C/min 分析）

纯度分析实验

样品制备： 6.735mg 样品置于 40μl 坩埚中

气体氛围： N_2 50ml/min

实验程序： 75~100℃，0.5℃/min

Delta H + Corr	**135.67 J/g**
Delta H + Corr	**22.41 kJ/mol**
Left	**88.31 ℃**
Right	**91.90 ℃**

苯佐卡因标准物质的 DSC 纯度分析图

DSC 纯度与 HPLC 纯度的分析对比表

标准物质批号	DSC 纯度（％）	HPLC 纯度（％）
100454–201602	99.9	100

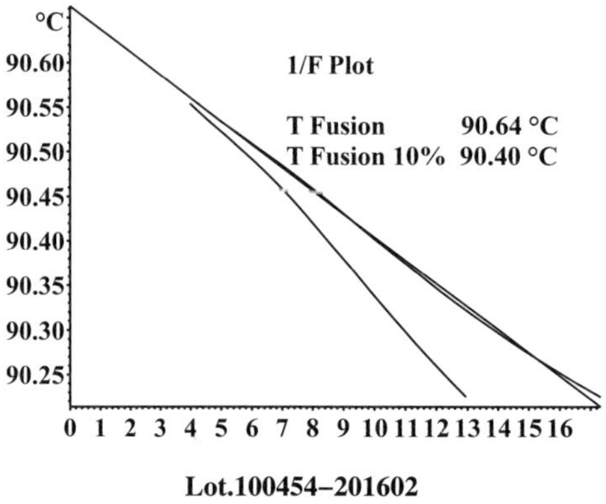

Lot.100454-201602

DSC 纯度拟合分析图

相关信息

- **中文化学名：** 对氨基苯甲酸乙酯

- **英文化学名：** 4-（ethoxycarbonyl）phenylamine

- **主要用途：** 用于暂时减轻较小面积的晒伤、刀伤、擦伤、烧伤、昆虫咬伤或较轻的皮肤刺激等引起的痛和痒。

- **药典收录情况：**《中国药典》2020 年版,《美国药典》43 版,《欧洲药典》11.2 版,《英国药典》2023 年版

- **中国上市制剂：** 苯佐卡因凝胶,苯佐卡因软膏,苯佐卡因片,苯佐卡因含片

扁桃酸

Mandelic Acid

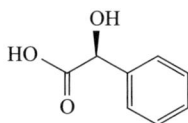

基本信息

分子式：$C_8H_8O_3$

分子量：152.15

CAS 号：90-64-2

性状：本品为白色结晶或结晶性粉末；无味或稍带芳香气味；遇光色渐变黑并分解。

溶解性：本品在水、乙醚或乙醇中易溶。

Onset   120.21 °C
Peak   122.09 °C
Left Limit   117.04 °C
Right Limit 128.66 °C

20 mW

30 35 40 45 50 55 60 65 70 75 80 85 90 95 100 105 110 115 120 125 130 135°C

扁桃酸标准物质的差示扫描量热分析图谱（10°C/min 分析）

纯度分析实验

样品制备： 6.705mg 样品置于 40μl 坩埚中

气体氛围： N_2 50ml/min

实验程序： 110~125℃，0.5℃/min

Delta H + Corr	189.05 J/g
Delta H + Corr	28.76 kJ/mol
Left	118.37 ℃
Right	121.76 ℃

扁桃酸标准物质的 DSC 纯度分析图

DSC 纯度与 HPLC 纯度的分析对比表

标准物质批号	DSC 纯度（%）	HPLC 纯度（%）
100980–200701	99.9	99.8

```
°C
120.40
120.35                1/F Plot
120.30                T Fusion        120.42 °C
120.25                T Fusion 10%  119.99 °C
120.20
120.15
120.10
120.05
120.00
119.95
        0  2  4  6  8  10  12  14  16  18  20  22  24
```

Lot.100980–200701

DSC 纯度拟合分析图

相关信息

- **中文化学名**：α–羟基苯乙酸
- **英文化学名**：α–hydroxybenzeneacetic acid
- **主要用途**：为头孢羟唑、血管扩张药环扁桃酸酯、滴眼药羟苄唑、匹莫林等的中间体，也可作防腐剂。
- **药典收录情况**：《美国药典》2021 年版，《英国药典》2023 年版
- **中国上市制剂**：尚无"扁桃酸"主药制剂

丙谷胺

Proglumide

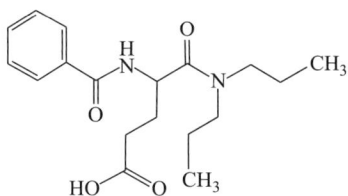

基本信息

分子式：$C_{18}H_{26}N_2O_4$

分子量：334.42

CAS 号：6620-60-6

性状：本品为白色结晶性粉末；无臭，味略苦。

溶解性：本品在乙醇或三氯甲烷中易溶，在水中极微溶解；在氢氧化钠试液中溶解。

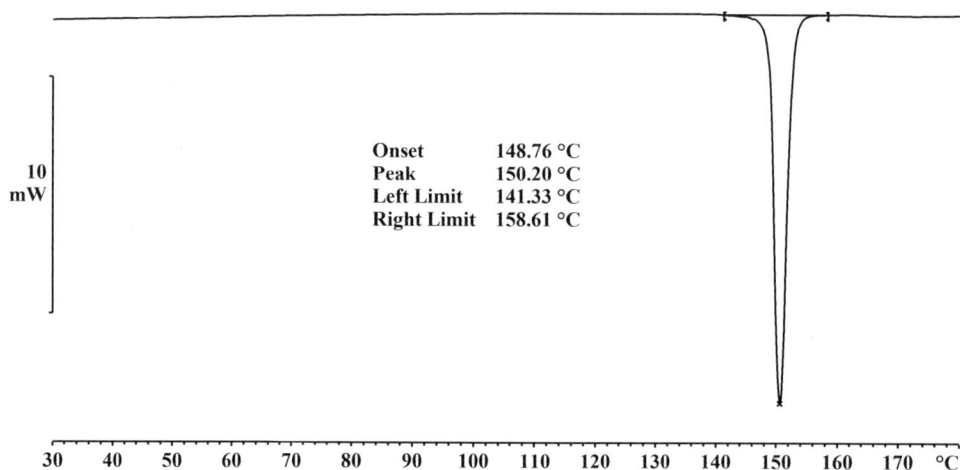

Onset	148.76 °C
Peak	150.20 °C
Left Limit	141.33 °C
Right Limit	158.61 °C

丙谷胺标准物质的差示扫描量热分析图谱（10°C/min 分析）

纯度分析实验

样品制备： 2.951mg 样品置于 40μl 坩埚中

气体氛围： N_2 50ml/min

实验程序： 135～155℃，0.5℃/min

Delta H + Corr	130.40 J/g
Delta H + Corr	43.61 kJ/mol
Left	146.56 °C
Right	150.76 °C

2 mW

136 138 140 142 144 146 148 150 152 154 °C

丙谷胺标准物质的 DSC 纯度分析图

DSC 纯度与 HPLC 纯度的分析对比表

标准物质批号	DSC 纯度（%）	HPLC 纯度（%）
100176–201104	99.7	99.9

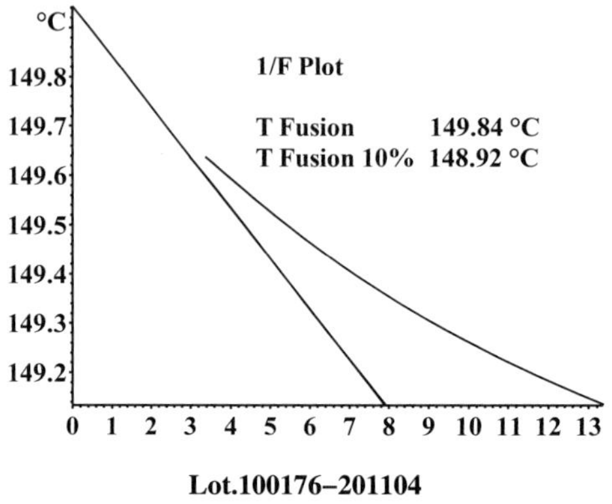

Lot.100176–201104

DSC 纯度拟合分析图

相关信息

- **中文化学名**：（±）-4-苯甲酰胺基-*N*,*N*-丙基戊酰胺酸
- **英文化学名**：DL-4-benzamido-*N*,*N*-dipropylglutaramic acid
- **主要用途**：用于治疗胃溃疡、十二指肠溃疡、胃炎等，对消化性溃疡临床症状的改善、溃疡的愈合有较好效果。
- **药典收录情况**：《中国药典》2020 年版，《日本药局方》18 版
- **中国上市制剂**：丙谷胺片，丙谷胺胶囊

丙酸睾酮

Testosterone Propionate

基本信息

分子式：$C_{22}H_{32}O_3$

分子量：344.49

CAS 号：57-85-2

性状：本品为白色结晶或类白色结晶性粉末；无臭。

溶解性：本品在三氯甲烷中极易溶解，在甲醇、乙醇或乙醚中易溶，在乙酸乙酯中溶解，在植物油中略溶，在水中不溶。

Onset	121.26 °C
Peak	122.38 °C
Left Limit	113.51 °C
Right Limit	127.80 °C

20 mW

30　35　40　45　50　55　60　65　70　75　80　85　90　95　100　105　110　115　120　125　130　135°C

丙酸睾酮标准物质的差示扫描量热分析图谱（10°C/min 分析）

纯度分析实验

样品制备： 6.704mg 样品置于 40μl 坩埚中

气体氛围： N_2 50ml/min

实验程序： 108 ~ 128℃，0.5℃/min

Delta H + Corr	66.09 J/g
Delta H + Corr	22.77 kJ/mol
Left	116.49 °C
Right	122.63 °C

丙酸睾酮标准物质的 DSC 纯度分析图

DSC 纯度与 HPLC 纯度的分析对比表

标准物质批号	DSC 纯度（%）	HPLC 纯度（%）
100008–201206	99.7	99.8

```
°C
121.8                1/F Plot
121.7
121.6        T Fusion        121.76 °C
121.5        T Fusion 10%   120.31 °C
121.4
121.3
121.2
121.1
121.0
120.9
    0  1  2  3  4  5  6  7  8  9
```

Lot.100008–201206

DSC 纯度拟合分析图

相关信息

- **中文化学名**：17β-羟基雄甾-4-烯-3-酮丙酸酯

- **英文化学名**：17β-hydroxyandrost-4-en-3-one propionate

- **主要用途**：用于无睾症、隐睾症，男性性功能减退症；妇科用于月经过多、子宫肌瘤；此外，还可用于老年骨质疏松以及再生障碍性贫血等。

- **药典收录情况**：《中国药典》2020 年版，《美国药典》43 版，《欧洲药典》11.3 版，《英国药典》2023 年版，《日本药局方》18 版

- **中国上市制剂**：丙酸睾酮注射液

布洛芬

Ibuprofen

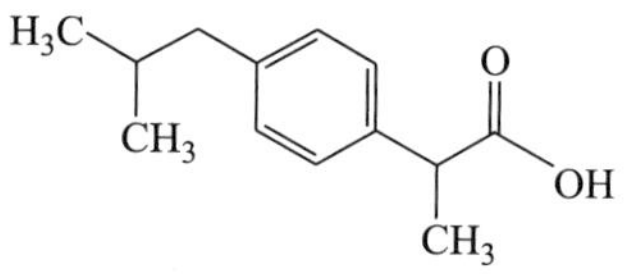

基本信息

分子式：$C_{13}H_{18}O_2$

分子量：206.28

CAS 号：15687-27-1

性状：本品为白色结晶性粉末；稍有特异臭。

溶解性：本品在乙醇、丙酮、三氯甲烷或乙醚、氢氧化钠或碳酸钠试液中易溶，在水中几乎不溶。

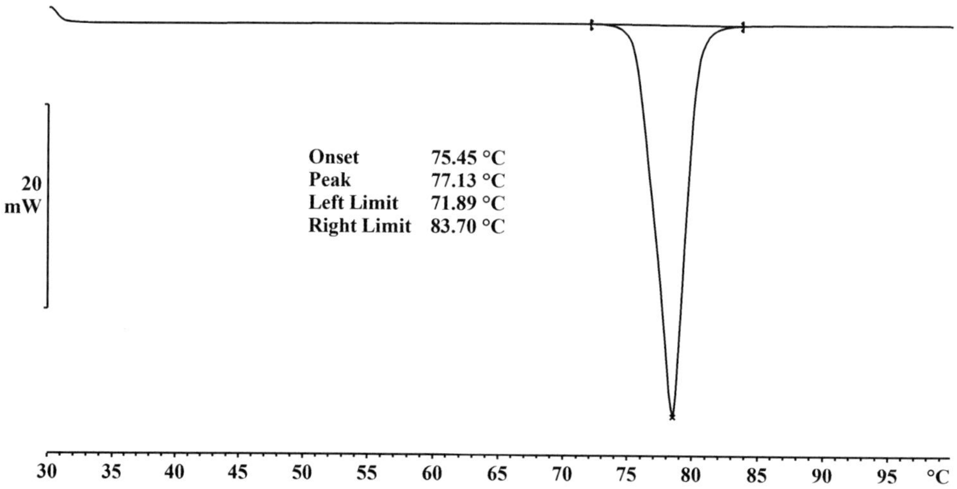

20
mW
Onset 75.45 °C
Peak 77.13 °C
Left Limit 71.89 °C
Right Limit 83.70 °C
30 35 40 45 50 55 60 65 70 75 80 85 90 95 °C

布洛芬标准物质的差示扫描量热分析图谱（10°C/min 分析）

纯度分析实验

样品制备： 6.936mg 样品置于 40μl 坩埚中

气体氛围： N_2 50ml/min

实验程序： 60 ~ 85℃，0.5℃/min

Delta H + Corr	153.77 J/g
Delta H + Corr	31.72 kJ/mol
Left	74.92 ℃
Right	77.65 ℃

布洛芬标准物质的 DSC 纯度分析图

DSC 纯度与 HPLC 纯度的分析对比表

标准物质批号	DSC 纯度（%）	HPLC 纯度（%）
100179–201406	99.8	99.5
100179–201707	99.7	99.9
100179–202308	99.9	99.9

Lot.100179-201406

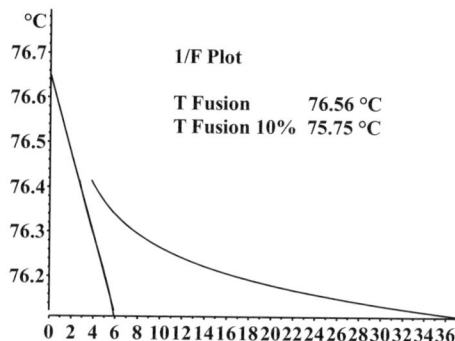

Lot.100179-201707

Lot.100179-202308

DSC 纯度拟合分析图

相关信息

- **中文化学名：**α-甲基-4-（2-甲基丙基）苯乙酸

- **英文化学名：**α-methyl-4-（2-methylpropyl）benzene acetic acid

- **主要用途：**用于缓解疼痛、发烧和炎症，包括痛经、偏头痛和类风湿关节炎，也可用于关闭早产婴儿的动脉导管。

- **药典收录情况：**《中国药典》2020 年版，《美国药典》43 版，《欧洲药典》11.2 版，《英国药典》2023 年版，《日本药局方》18 版

- **中国上市制剂：**布洛芬片，布洛芬颗粒，布洛芬混悬液，布洛芬缓释胶囊，布洛芬搽剂，布洛芬注射液，布洛芬干混悬剂，布洛芬咀嚼片，布洛芬糖浆，布洛芬口服溶液，布洛芬栓

布美他尼

Bumetanide

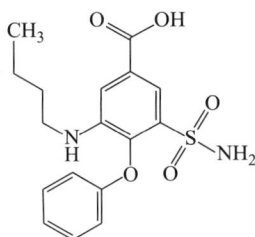

基本信息

分子式：$C_{17}H_{20}N_2O_5S$

分子量：364.42

CAS 号：28395-03-1

性状：本品为白色的结晶或结晶性粉末；无臭，味微苦。

溶解性：本品在乙醇中溶解，在三氯甲烷中极微溶解，在水中不溶。

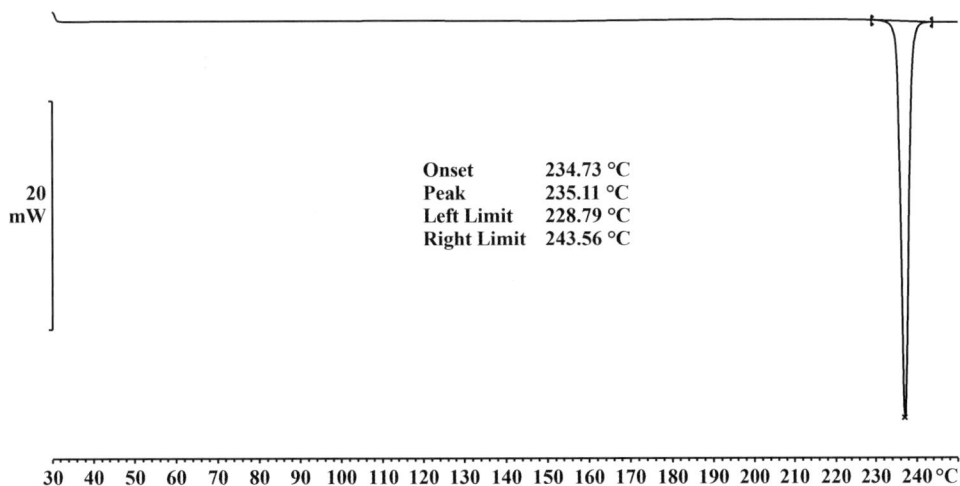

Onset	234.73 °C
Peak	235.11 °C
Left Limit	228.79 °C
Right Limit	243.56 °C

20 mW

30 40 50 60 70 80 90 100 110 120 130 140 150 160 170 180 190 200 210 220 230 240 °C

布美他尼标准物质的差示扫描量热分析图谱（10°C/min 分析）

纯度分析实验

样品制备： 4.546mg 样品置于 40μl 坩埚中

气体氛围： N_2 50ml/min

实验程序： 222 ~ 242℃，0.5℃/min

Delta H + Corr	136.77 J/g
Delta H + Corr	49.84 kJ/mol
Left	231.58 °C
Right	235.89 °C

布美他尼标准物质的 DSC 纯度分析图

DSC 纯度与 HPLC 纯度的分析对比表

标准物质批号	DSC 纯度（%）	HPLC 纯度（%）
100173–201002	99.7	99.4

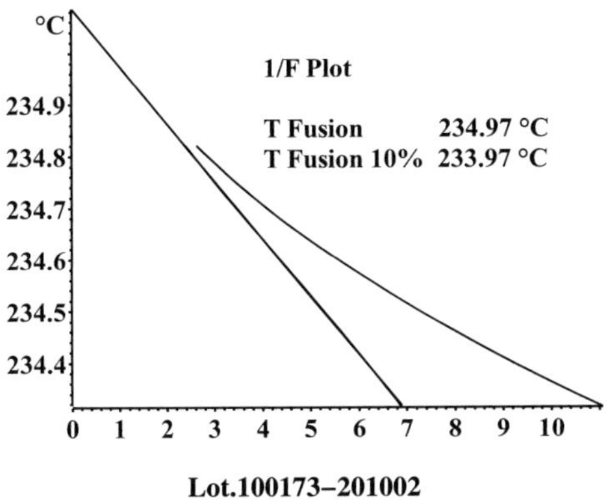

Lot.100173-201002

DSC 纯度拟合分析图

相关信息

- **中文化学名**：3-丁氨基-4-苯氧基-5-磺酰基苯甲酸
- **英文化学名**：3-（butylamino）-4-phenoxy-5-sulfamoyl benzoic acid
- **主要用途**：用于治疗心力衰竭、肝病、肾脏病水肿。主要用于各种顽固性水肿及急性肺水肿。对急、慢性肾功能衰竭病人尤为适宜。
- **药典收录情况**：《中国药典》2020 年版，《美国药典》2024 年版，《欧洲药典》11.2 版，《英国药典》2023 年版，《日本药局方》18 版
- **中国上市制剂**：布美他尼片，布美他尼注射液

长春西汀

Vinpocetine

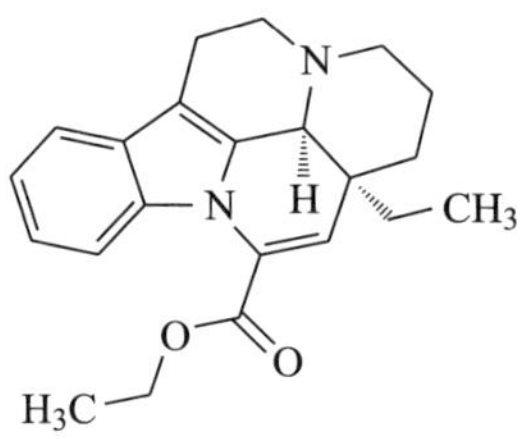
N
N
H
CH3
O
O
H3C

基本信息

分子式：$C_{22}H_{26}N_2O_2$

分子量：350.45

CAS 号：42971-09-5

性状：本品为白色或淡黄色结晶性粉末。

溶解性：本品在二氯甲烷中溶解，在无水乙醇中微溶，在水中几乎不溶。

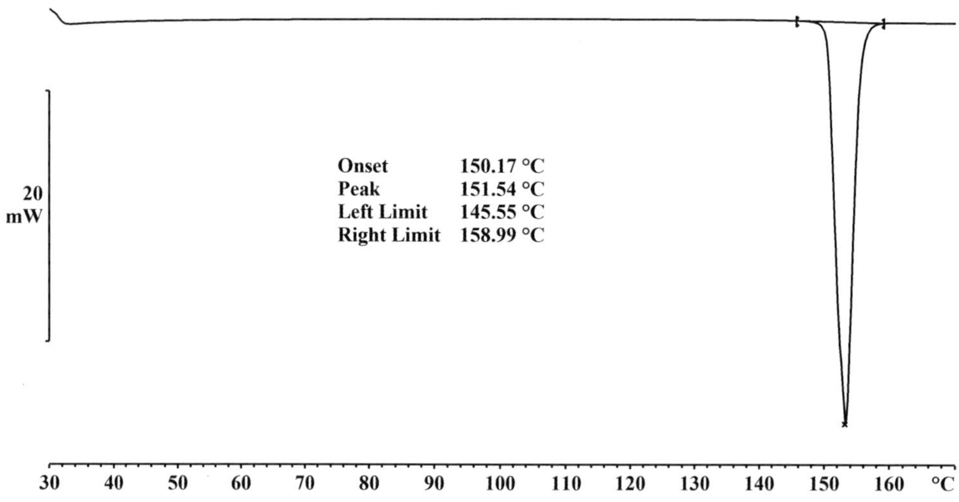
Onset 150.17 °C
Peak 151.54 °C
Left Limit 145.55 °C
Right Limit 158.99 °C
20
mW
30 40 50 60 70 80 90 100 110 120 130 140 150 160 °C

长春西汀标准物质的差示扫描量热分析图谱（10°C/min 分析）

纯度分析实验

样品制备： 5.547mg 样品置于 40μl 坩埚中

气体氛围： N$_2$ 50ml/min

实验程序： 138~158℃，0.5℃/min

Delta H + Corr	114.22 J/g	
Delta H + Corr	40.03 kJ/mol	
Left	149.10 ℃	
Right	151.99 ℃	

长春西汀标准物质的 DSC 纯度分析图

DSC 纯度与 HPLC 纯度的分析对比表

标准物质批号	DSC 纯度（%）	HPLC 纯度（%）
100947–201102	99.9	99.4
100947–201203	99.7	99.4
100947–201804	99.9	99.8

Lot.100947–201102

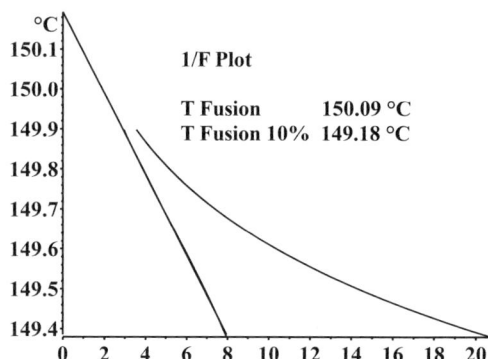

Lot.100947–201203

Lot.100947–201804

DSC 纯度拟合分析图

相关信息

- **中文化学名**：乙基阿朴长春胺–22–酸乙酯

- **英文化学名**：ethyl(13a*S*,13b*S*)–13a–ethyl–2,3,5,6,13a,13b–hexahydro–1*H*–indolo［3,2,1–*de* ］pyrido［3,2,1–*ij* ］［1,5 ］naphthyridine–12–carboxylate

- **主要用途**：用于头昏、头痛、记忆障碍、行动障碍、失语症、高血压性脑病等，还用于大脑血液循环障碍而引起的精神性或神经性症状。

- **药典收录情况**：《美国药典》2021 年版，《欧洲药典》11.3 版，《英国药典》2023年版

- **中国上市制剂**：长春西汀片，长春西汀注射液，长春西汀氯化钠注射液，长春西汀葡萄糖注射液

70

醋酸环丙孕酮

Cyproterone Acetate

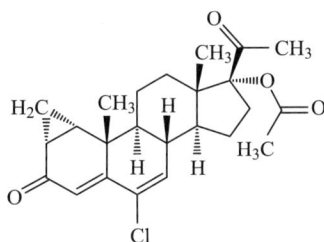

基本信息

分子式：$C_{24}H_{29}ClO_4$

分子量：416.94

CAS 号：427–51–0

性状：本品为白色或类白色结晶性粉末。

溶解性：本品在二氯甲烷中极易溶，在丙酮中易溶，在甲醇中溶解，在无水乙醇中略溶，在水中几乎不溶。

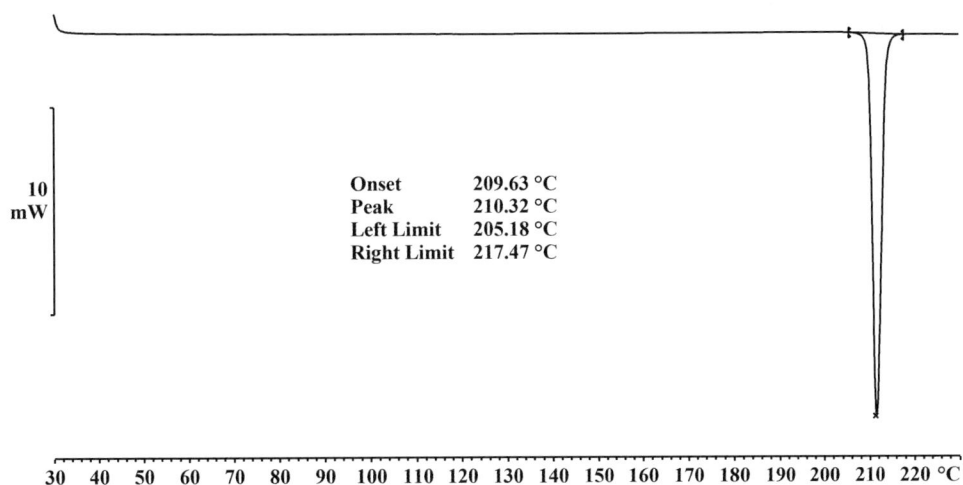

Onset	209.63 °C
Peak	210.32 °C
Left Limit	205.18 °C
Right Limit	217.47 °C

醋酸环丙孕酮标准物质的差示扫描量热分析图谱（10℃/min 分析）

纯度分析实验

样品制备：5.372mg 样品置于 40μl 坩埚中

气体氛围：N$_2$ 50ml/min

实验程序：200～215℃，0.5℃/min

Delta H + Corr	60.25 J/g
Delta H + Corr	25.12 kJ/mol
Left	207.94 ℃
Right	210.94 ℃

2 mW

醋酸环丙孕酮标准物质的 **DSC** 纯度分析图

DSC 纯度与 HPLC 纯度的分析对比表

标准物质批号	DSC 纯度（％）	HPLC 纯度（％）
100536-201602	99.9	99.7

Lot.100536–201602

DSC 纯度拟合分析图

相关信息

- **中文化学名**：6-氯-1α,2α-亚甲基-4,6-孕甾二烯-17α-羟基-3,20-二酮-17-醋酸酯

- **英文化学名**：6-chloro-3,20-dioxo-1β,2β-dihydro-3H-cyclopropa[1,2]pregna-1,4,6-trien-17-yl acetate

- **主要用途**：用于不能手术的前列腺癌；女性重度雄性化体征，如非常严重的多毛症、雄激素依赖性严重脱发等（常伴有重度痤疮）。

- **药典收录情况**：《中国药典》2020 年版第一增补本，《欧洲药典》11.2 版，《英国药典》2023 年版

- **中国上市制剂**：醋酸环丙孕酮片

醋酸甲地孕酮

Megestrol Acetate

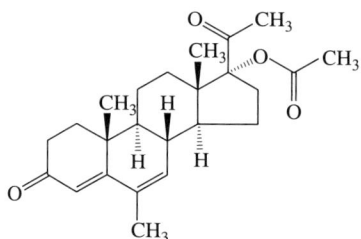

基本信息

分子式：$C_{24}H_{32}O_4$

分子量：384.52

CAS 号：595-33-5

性状：本品为白色或类白色的结晶性粉末；无臭，无味。

溶解性：本品在三氯甲烷中易溶，在丙酮或乙酸乙酯中溶解，在乙醇中略溶，在乙醚中微溶，在水中不溶。

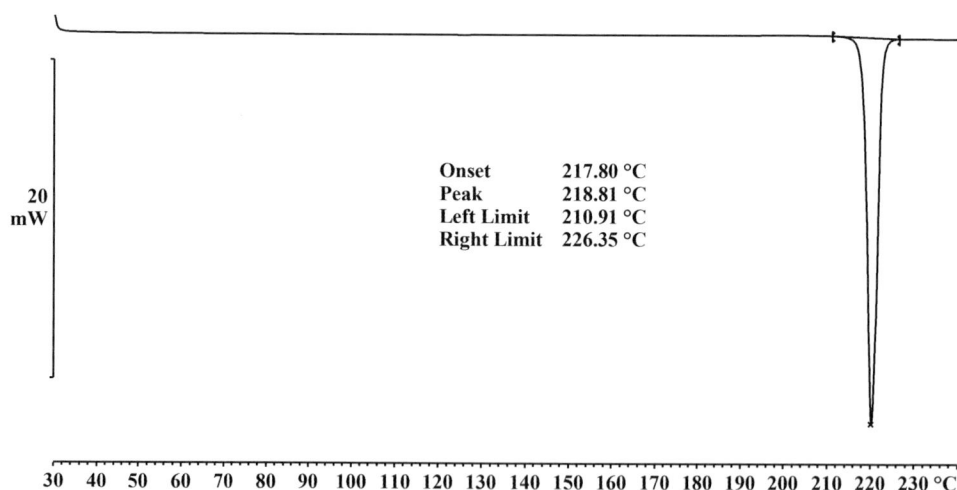

Onset	217.80 °C
Peak	218.81 °C
Left Limit	210.91 °C
Right Limit	226.35 °C

20 mW

30 40 50 60 70 80 90 100 110 120 130 140 150 160 170 180 190 200 210 220 230 °C

醋酸甲地孕酮标准物质的差示扫描量热分析图谱（10°C/min 分析）

纯度分析实验

样品制备： 7.188mg 样品置于 40μl 坩埚中

气体氛围： N_2 50ml/min

实验程序： 205～223℃，0.5℃/min

Delta H + Corr	90.62 J/g
Delta H + Corr	34.84 kJ/mol
Left	215.08 ℃
Right	219.55 ℃

醋酸甲地孕酮标准物质的 DSC 纯度分析图

DSC 纯度与 HPLC 纯度的分析对比表

标准物质批号	DSC 纯度（%）	HPLC 纯度（%）
100171–200102	99.8	99.9
100171–200503	99.2	99.4

| Lot.100171-200102 | Lot.100171-200503 |

DSC 纯度拟合分析图

相关信息

- **中文化学名**：6-甲基-17α-羟基孕甾-4,6-二烯-3,20-二酮-17-醋酸酯

- **英文化学名**：17-hydroxy-6-methylpregna-4,6-diene-3,20-dione acetate

- **主要用途**：用于治疗月经不调、功能性子宫出血、子宫内膜异位症、晚期乳腺癌和子宫内膜腺癌；亦可作为复方短效口服避孕药的孕激素成分。

- **药典收录情况**：《中国药典》2020 年版，《美国药典》43 版，《欧洲药典》11.3 版，《英国药典》2023 年版

- **中国上市制剂**：醋酸甲地孕酮胶囊，醋酸甲地孕酮片，醋酸甲地孕酮分散片

醋酸甲萘氢醌

Menadiol Diacetate

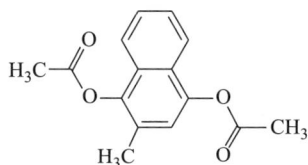

基本信息

分子式：$C_{15}H_{14}O_4$

分子量：258.27

CAS 号：573-20-6

性状：本品为白色或类白色结晶性粉末；无臭或微有醋酸的臭味。

溶解性：本品在甲醇或乙醇中微溶，在水中几乎不溶。

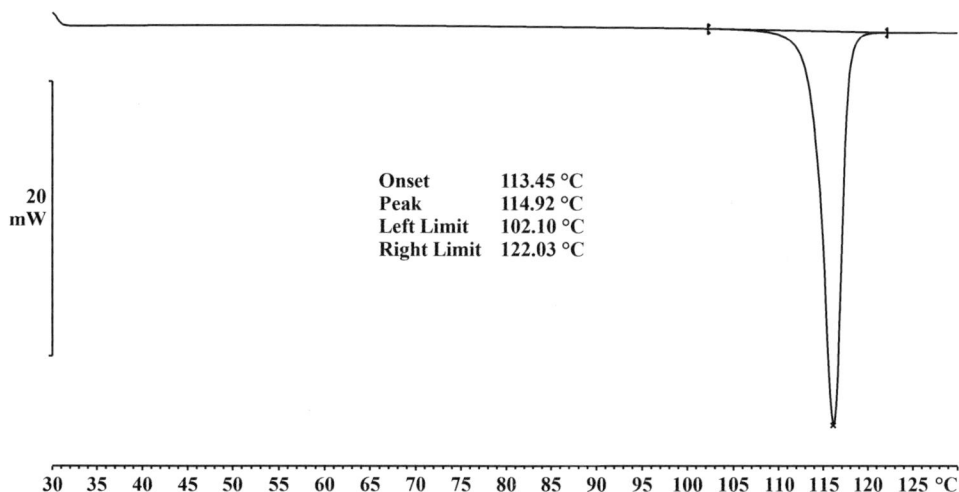

Onset	113.45 °C
Peak	114.92 °C
Left Limit	102.10 °C
Right Limit	122.03 °C

醋酸甲萘氢醌标准物质的差示扫描量热分析图谱（10°C/min 分析）

纯度分析实验

样品制备： 2.856mg 样品置于 40μl 坩埚中

气体氛围： N_2 50ml/min

实验程序： 100～120℃，0.5℃/min

Delta H + Corr	102.95 J/g
Delta H + Corr	26.59 kJ/mol
Left	110.02 ℃
Right	114.32 ℃

醋酸甲萘氢醌标准物质的 DSC 纯度分析图

DSC 纯度与 HPLC 纯度的分析对比表

标准物质批号	DSC 纯度（%）	HPLC 纯度（%）
100228-199802	99.8	100
100228-201003	99.8	100
100228-202104	99.7	99.7

1/F Plot

T Fusion　　　113.58 ℃
T Fusion 10%　112.85 ℃

Lot.100228−199802

1/F Plot

T Fusion　　　113.58 ℃
T Fusion 10%　112.91 ℃

Lot.100228−201003

1/F Plot

T Fusion　　　113.36 ℃
T Fusion 10%　112.01 ℃

Lot.100228−202104

DSC 纯度拟合分析图

相关信息

- **中文化学名**：2−甲基−1,4−萘二酚双醋酸酯
- **英文化学名**：1,4-diacetoxy-2-methylnaphthalene
- **主要用途**：用于防治维生素 K 缺乏及低凝血酶原血症所引起的出血，梗阻性黄疸，肝胆疾病引起的出血，早产儿及新生儿出血。
- **药典收录情况**：《中国药典》2020 年版
- **中国上市制剂**：醋酸甲萘氢醌片

对甲苯磺酰胺

p–Toluenesulfonamide

基本信息

分子式：$C_7H_9NO_2S$

分子量：171.22

CAS 号：70–55–3

性状：本品为白色片状或叶状结晶。

溶解性：本品在乙醇中溶解，在水和乙醚中难溶。

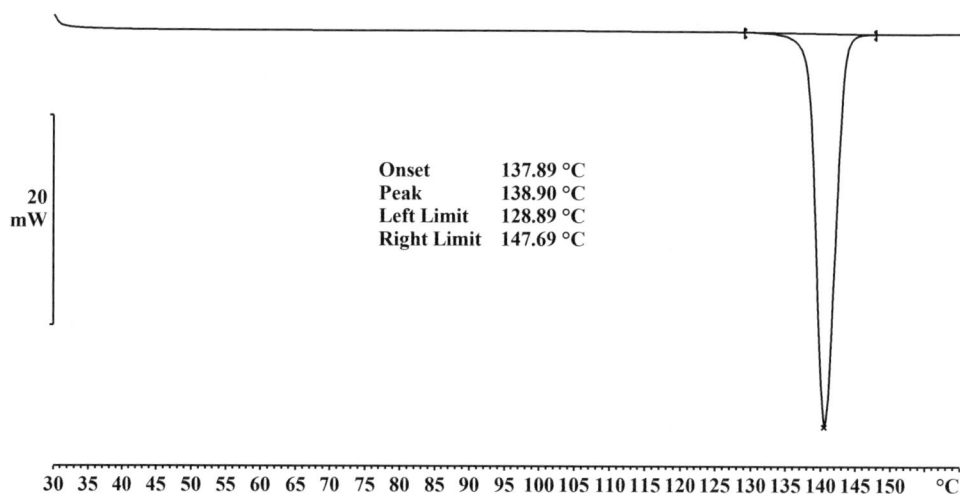

Onset	137.89 ℃
Peak	138.90 ℃
Left Limit	128.89 ℃
Right Limit	147.69 ℃

20 mW

30 35 40 45 50 55 60 65 70 75 80 85 90 95 100 105 110 115 120 125 130 135 140 145 150 ℃

对甲苯磺酰胺标准物质的差示扫描量热分析图谱（10℃/min 分析）

纯度分析实验

样品制备： 8.258mg 样品置于 40μl 坩埚中

气体氛围： N_2 50ml/min

实验程序： 125 ~ 145℃，0.5℃/min

Delta H + Corr	143.66 J/g	
Delta H + Corr	24.60 kJ/mol	
Left	135.60 ℃	
Right	139.69 ℃	

10 mW

对甲苯磺酰胺标准物质的 DSC 纯度分析图

DSC 纯度与 HPLC 纯度的分析对比表

标准物质批号	DSC 纯度（%）	GC 纯度（%）
100131–201102	99.99	99.97
100131–201603	99.97	99.6
100131–201804	99.8	99.9
100131–202205	99.9	99.9

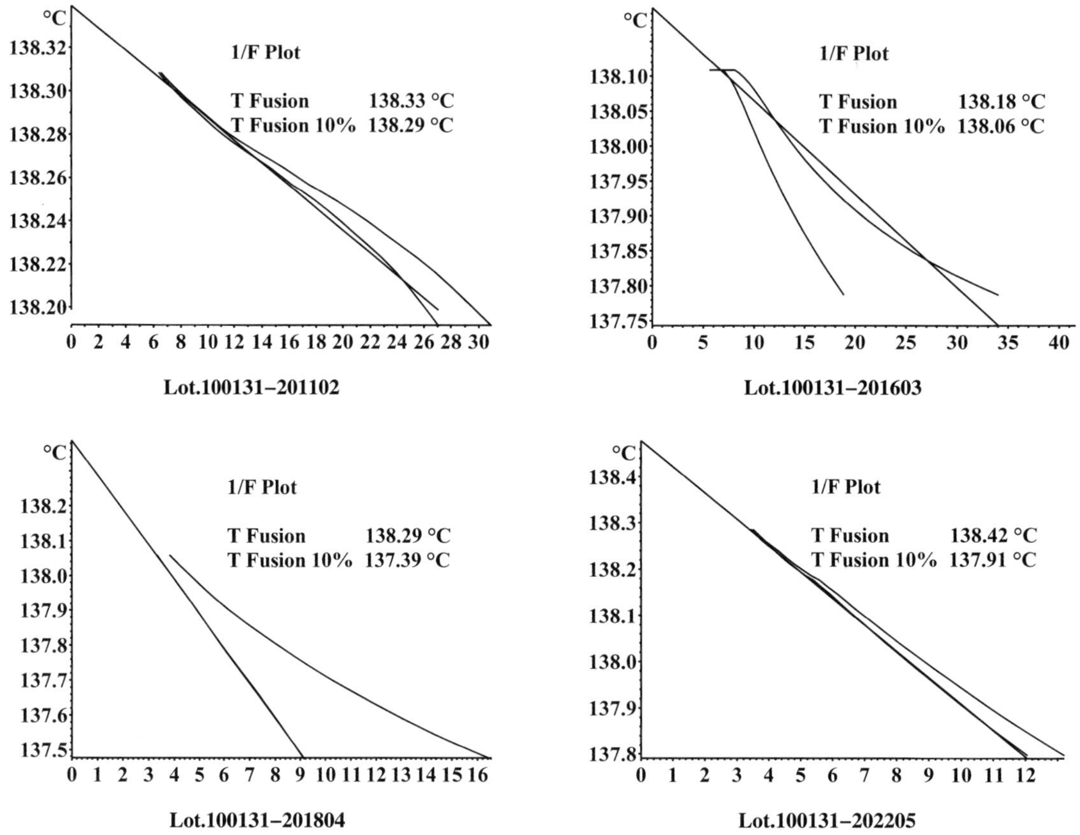

Lot.100131–201102

Lot.100131–201603

Lot.100131–201804

Lot.100131–202205

DSC 纯度拟合分析图

相关信息

- **中文化学名**：4–甲苯磺酰胺
- **英文化学名**：4-toluene sulfonamide
- **主要用途**：用于合成氯胺–T、荧光染料、增塑剂、合成树脂、涂料、消毒剂及木材加工光亮剂等。
- **药典收录情况**：《中国药典》2020 年版，《美国药典》43 版 S1，《欧洲药典》11.3 版，《英国药典》2023 年版
- **中国上市制剂**：尚无"对甲苯磺酰胺"主药制剂

对羟基苯乙酰胺

p-Hydroxyphenyl Acetamide

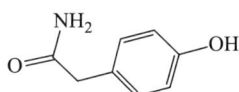

基本信息

分子式：$C_8H_9NO_2$

分子量：151.16

CAS 号：17194-82-0

性状：本品为白色或微黄色结晶粉末。

溶解性：本品在水中溶解。

Onset	176.34 °C	
Peak	176.81 °C	
Left Limit	166.92 °C	
Right Limit	185.45 °C	

对羟基苯乙酰胺标准物质的差示扫描量热分析图谱（10℃/min 分析）

纯度分析实验

样品制备： 3.704mg 样品置于 40μl 坩埚中

气体氛围： N_2 50ml/min

实验程序： 163 ~ 183℃，0.5℃/min

Delta H + Corr	218.79 J/g
Delta H + Corr	33.07 kJ/mol
Left	174.74 °C
Right	178.05 °C

5 mW

164   166   168   170   172   174   176   178   180   182 °C

对羟基苯乙酰胺标准物质的 DSC 纯度分析图

DSC 纯度与 HPLC 纯度的分析对比表

标准物质批号	DSC 纯度（%）	HPLC 纯度（%）
100132-199702	99.95	100

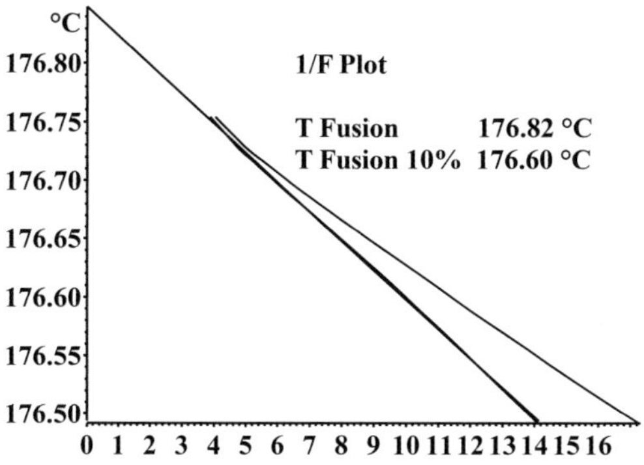

Lot.100132–199702

DSC 纯度拟合分析图

相关信息

- **中文化学名**：4–羟基苯乙酰胺
- **英文化学名**：4–hydroxyphenylacetamide
- **主要用途**：用于维生素 C 等药物的合成，也可作为膳食补充剂。在化妆品中，对羟基苯乙酰胺常用于美白和抗氧化产品，能够有效保护皮肤免受自由基的损伤。
- **药典收录情况**：《中国药典》《美国药典》《欧洲药典》《英国药典》和《日本药局方》均未收录
- **中国上市制剂**：尚无“对羟基苯乙酰胺”主药制剂

对乙酰氨基酚

Paracetamol

HO—⟨benzene ring⟩—N(H)—C(=O)—CH₃

基本信息

分子式：$C_8H_9NO_2$

分子量：151.16

CAS 号：103-90-2

性状：本品为白色结晶或结晶性粉末；无臭。

溶解性：本品在热水或乙醇中易溶，在丙酮中溶解，在水中略溶。

Onset	169.58 °C
Peak	169.96 °C
Left Limit	163.66 °C
Right Limit	179.35 °C

20 mW

30 40 50 60 70 80 90 100 110 120 130 140 150 160 170 180 °C

对乙酰氨基酚标准物质的差示扫描量热分析图谱（10°C/min 分析）

纯度分析实验

样品制备： 7.599mg 样品置于 40μl 坩埚中

气体氛围： N$_2$ 50ml/min

实验程序： 163～180℃，0.5℃/min

Delta H + Corr	184.22 J/g
Delta H + Corr	27.85 kJ/mol
Left	167.43 ℃
Right	171.40 ℃

对乙酰氨基酚标准物质的 DSC 纯度分析图

DSC 纯度与 HPLC 纯度的分析对比表

标准物质批号	DSC 纯度（%）	HPLC 纯度（%）
100018–201409	99.99	99.98
100018–201610	99.9	99.99
100018–202111	99.9	99.99
100018–202312	99.99	99.99

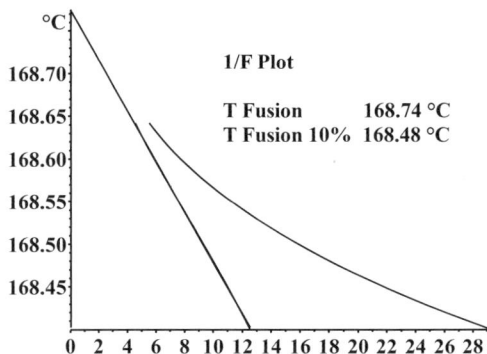

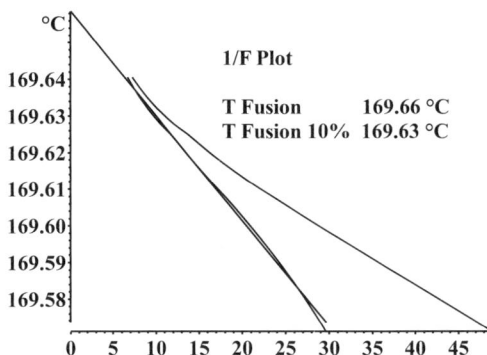

DSC 纯度拟合分析图

相关信息

- **中文化学名**：4′-羟基乙酰苯胺

- **英文化学名**：*N*-（4-hydroxyphenyl）acetamide

- **主要用途**：用于感冒发热、关节痛、神经痛及偏头痛、癌性疼痛及手术后止痛。还可用于对阿司匹林过敏、不耐受或不适于应用阿司匹林的患者（水痘、血友病以及其他出血性疾病等）。

- **药典收录情况**：《中国药典》2020 年版，《欧洲药典》11.3 版，《英国药典》2023 年版

- **中国上市制剂**：对乙酰氨基酚片

多潘立酮

Domperidone

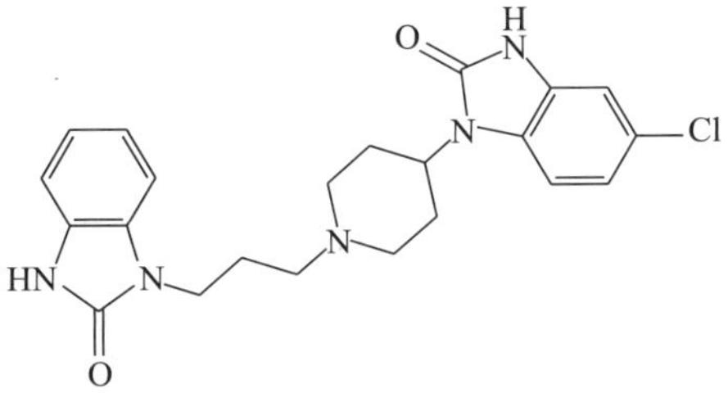

基本信息

分子式：$C_{22}H_{24}ClN_5O_2$

分子量：425.91

CAS 号：57808-66-9

性状：本品为白色或类白色结晶性粉末，无臭，无味。

溶解性：本品在甲醇中极微溶解，在水中几乎不溶，在冰醋酸中易溶。

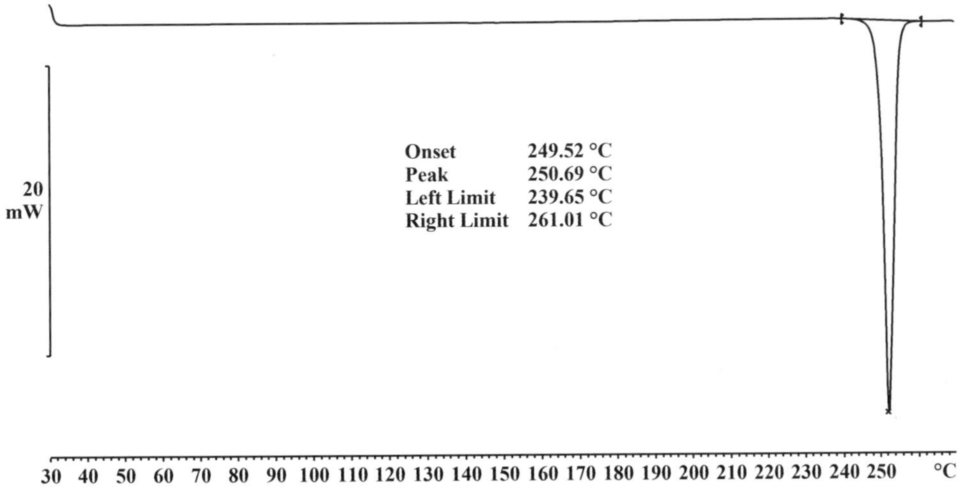

Onset 249.52 °C
Peak 250.69 °C
Left Limit 239.65 °C
Right Limit 261.01 °C
20 mW
30 40 50 60 70 80 90 100 110 120 130 140 150 160 170 180 190 200 210 220 230 240 250 °C

多潘立酮标准物质的差示扫描量热分析图谱（10°C/min 分析）

纯度分析实验

样品制备： 4.264mg 样品置于 40μl 坩埚中

气体氛围： N_2 50ml/min

实验程序： 230 ~ 260℃，0.5℃/min

Delta H + Corr	139.26 J/g
Delta H + Corr	59.31 kJ/mol
Left	245.81 ℃
Right	251.92 ℃

2 mW

230 232 234 236 238 240 242 244 246 248 250 252 254 256 258 °C

多潘立酮标准物质的 DSC 纯度分析图

DSC 纯度与 HPLC 纯度的分析对比表

标准物质批号	DSC 纯度（%）	HPLC 纯度（%）
100304–200502	99.9	99.8
100304–201103	99.5	99.7
100304–202004	99.4	99.6

Lot.100304−200502

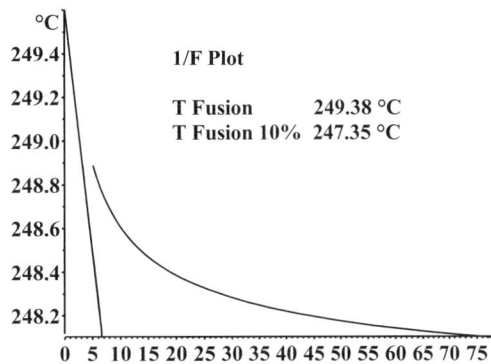

Lot.100304−201103

Lot.100304−202004

DSC 纯度拟合分析图

相关信息

- **中文化学名**：5-氯-1-[1-[3-（2-氧-1-苯并咪唑啉基）丙基]-4-哌啶基]-2-苯并咪唑啉酮

- **英文化学名**：5-chloro-1-[1-[3-（2-oxo-1-benzimidazolinyl）propyl]-4-piperidyl]-2-benzimidazolinone

- **主要用途**：用于消化不良、腹胀、嗳气、恶心、呕吐、腹部胀痛。

- **药典收录情况**：《中国药典》2020 年版，《欧洲药典》11.2 版，《英国药典》2023 年版，《日本药局方》18 版

- **中国上市制剂**：多潘立酮片，多潘立酮分散片，多潘立酮胶囊，多潘立酮混悬液，多潘立酮口腔崩解片

非洛地平

Felodipine

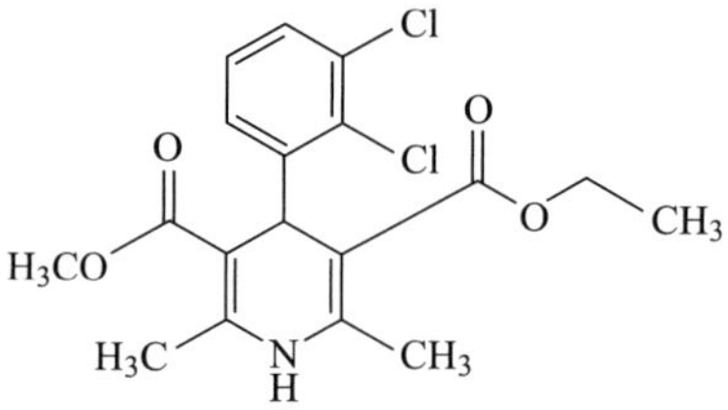
Cl
O
Cl
O
O
CH3
H3CO
H3C
N
H
CH3

基本信息

分子式：$C_{18}H_{19}C_{l2}NO_4$

分子量：384.25

CAS 号：72509-76-3

性状：本品为白色至淡黄色结晶或结晶性粉末；无臭；无味；遇光不稳定。

溶解性：本品在丙酮、甲醇或乙醇中易溶，在水中几乎不溶。

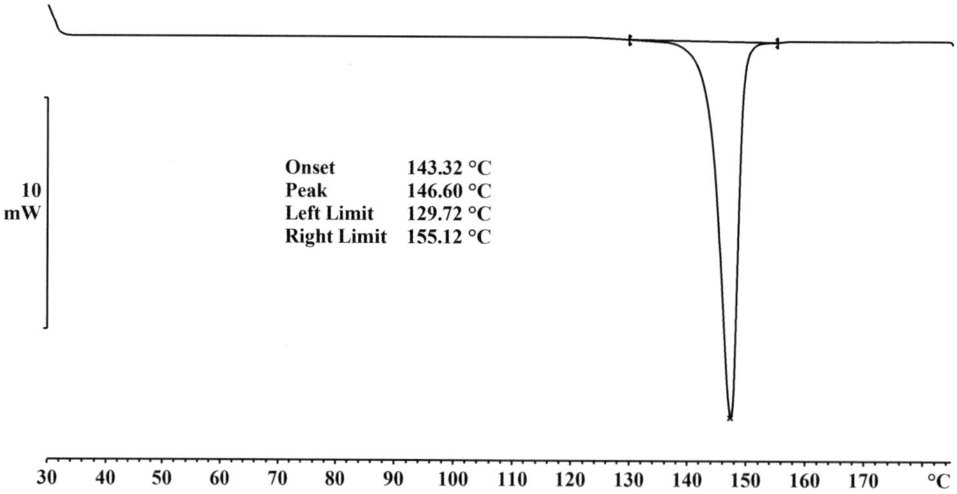
10
mW
Onset 143.32 °C
Peak 146.60 °C
Left Limit 129.72 °C
Right Limit 155.12 °C
30 40 50 60 70 80 90 100 110 120 130 140 150 160 170 °C

非洛地平标准物质的差示扫描量热分析图谱（10°C/min 分析）

纯度分析实验

样品制备： 4.880mg 样品置于 40μl 坩埚中

气体氛围： N_2 50ml/min

实验程序： 120 ~ 160℃，0.5℃/min

Delta H + Corr	**90.36 J/g**
Delta H + Corr	**34.72 kJ/mol**
Left	**137.85 ℃**
Right	**145.75 ℃**

非洛地平标准物质的 DSC 纯度分析图

DSC 纯度与 HPLC 纯度的分析对比表

标准物质批号	DSC 纯度（%）	HPLC 纯度（%）
100717–201002	99.6	99.9
100717–201403	99.2	99.7
100717–201904	99.3	99.7

Lot.100717-201002

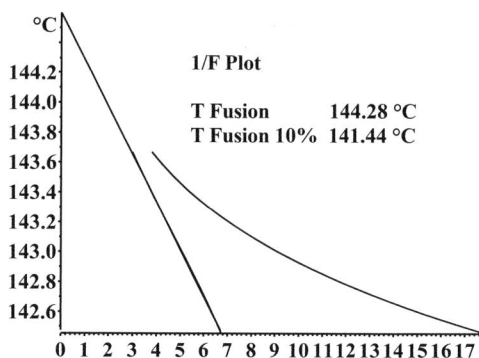

Lot.100717-201403

Lot.100717-201904

DSC 纯度拟合分析图

相关信息

- **中文化学名**：（±）-2,6-二甲基-4-（2,3-二氯苯基）-1,4-二氢-3,5-吡啶二甲酸甲酯乙酯

- **英文化学名**：（±）-ethylmethyl-4-（2,3-dichlorophenyl）-1,4-dihydro-2,6-dimethyl-3,5-pyridinedicar-boxylate

- **主要用途**：用于降低血压，同时还有抗心绞痛的作用。

- **药典收录情况**：《中国药典》2020 年版，《美国药典》2021 年版，《欧洲药典》11.2 版，《英国药典》2023 年版，《日本药局方》18 版

- **中国上市制剂**：非洛地平片，非洛地平缓释片，非洛地平缓释胶囊

酚磺乙胺

Etamsylate

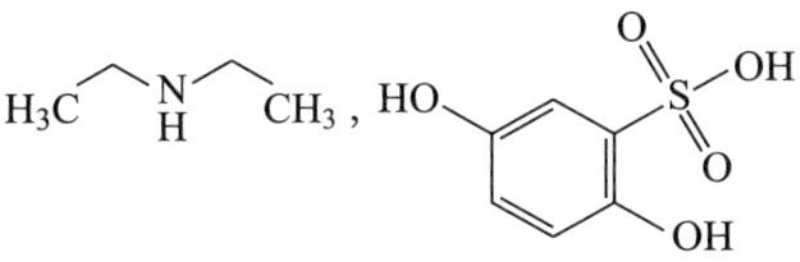

基本信息

分子式：$C_{10}H_{17}NO_5S$

分子量：263.31

CAS 号：2624-44-4

性状：本品为白色结晶或结晶性粉末；无臭；遇光易变质。

溶解性：本品在水中易溶，在乙醇中溶解，在丙酮中微溶，在三氯甲烷或乙醚中不溶。

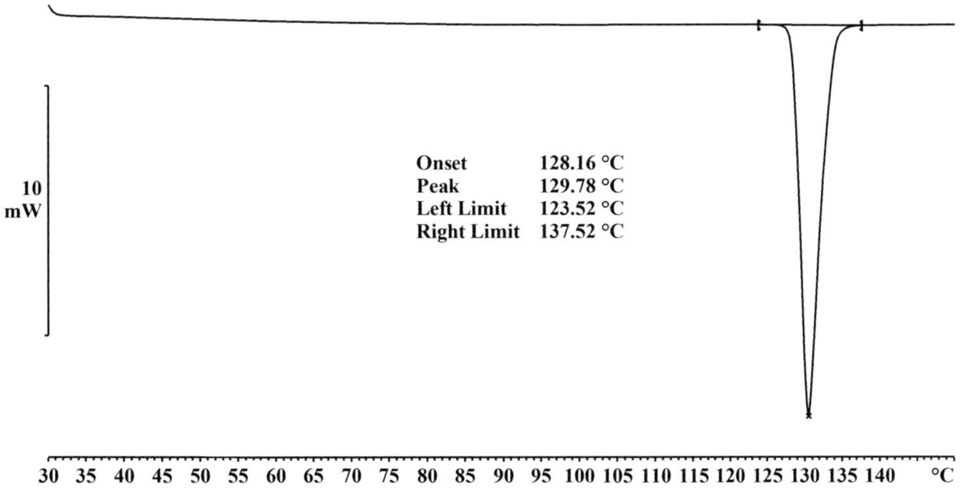

10
mW
Onset 128.16 °C
Peak 129.78 °C
Left Limit 123.52 °C
Right Limit 137.52 °C
30 35 40 45 50 55 60 65 70 75 80 85 90 95 100 105 110 115 120 125 130 135 140 °C

酚磺乙胺标准物质的差示扫描量热分析图谱（10°C/min 分析）

纯度分析实验

样品制备： 8.159mg 样品置于 40μl 坩埚中

气体氛围： N_2 50ml/min

实验程序： 115 ~ 135℃，0.5℃/min

Delta H + Corr	138.63 J/g
Delta H + Corr	36.50 kJ/mol
Left	126.55 ℃
Right	131.23 ℃

酚磺乙胺标准物质的 DSC 纯度分析图

DSC 纯度与 HPLC 纯度的分析对比表

标准物质批号	DSC 纯度（%）	HPLC 纯度（%）
100134–199302	99.98	99.8
100134–201103	99.8	99.6
100134–202104	99.98	99.95

Lot.100134-199302

Lot.100134-201103

Lot.100134-202104

DSC 纯度拟合分析图

相关信息

- **中文化学名：** 2,5-二羟基苯磺酸二乙胺盐
- **英文化学名：** diethylammonium-2,5-dihydroxybenzenesulphonate
- **主要用途：** 用于防止各种手术前后的出血；血小板减少或血小板功能不全、血管脆弱引起的出血，如脑出血、眼底出血、经血过多、胃肠道出血、胆道出血等。此外，还用于低体重的新生儿心、脑室出血的预防和治疗。
- **药典收录情况：**《中国药典》2020 年版，《欧洲药典》11.2 版，《英国药典》2023 年版
- **中国上市制剂：** 酚磺乙胺注射液，酚磺乙胺片

格列本脲杂质 I

Glibenclamide Impurity I

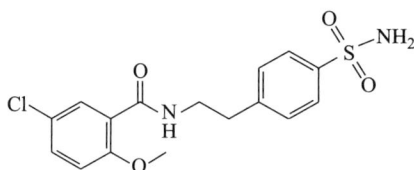

基本信息

分子式：$C_{16}H_{17}ClN_2O_4S$

分子量：368.84

CAS 号：16673-34-0

性状：本品为白色结晶性粉末。

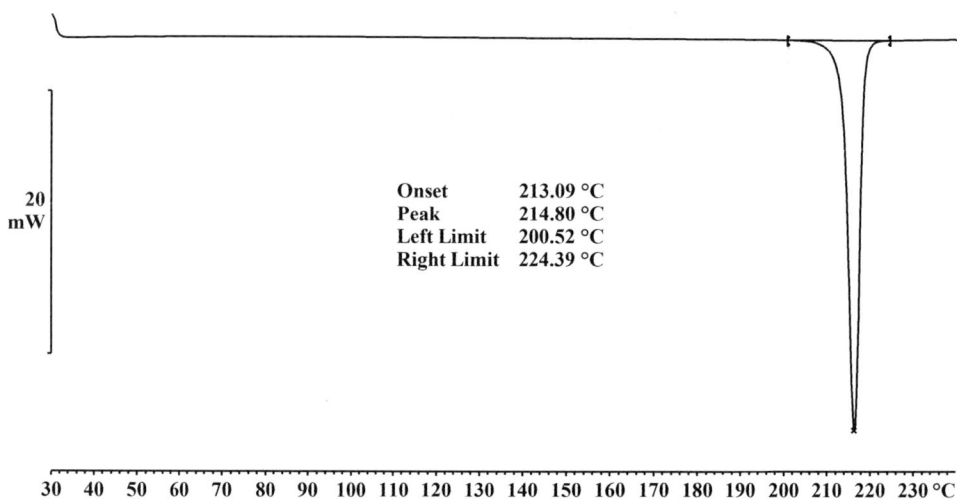

Onset	213.09 °C
Peak	214.80 °C
Left Limit	200.52 °C
Right Limit	224.39 °C

20 mW

30 40 50 60 70 80 90 100 110 120 130 140 150 160 170 180 190 200 210 220 230 °C

格列本脲杂质 I 标准物质的差示扫描量热分析图谱（10°C/min 分析）

纯度分析实验

样品制备： 2.700mg 样品置于 40μl 坩埚中

气体氛围： N_2 50ml/min

实验程序： 203 ~ 216℃，0.5℃/min

Delta H + Corr	125.50 J/g
Delta H + Corr	46.29 kJ/mol
Left	212.54 ℃
Right	215.99 ℃

格列本脲杂质 I 标准物质的 DSC 纯度分析图

DSC 纯度与 HPLC 纯度的分析对比表

标准物质批号	DSC 纯度（%）	HPLC 纯度（%）
100149-200102	99.9	99.9

Lot.100149–200102

DSC 纯度拟合分析图

相关信息

- **中文化学名**：4–［2–（5–氯–2–甲氧基苯甲酰氨基）乙基］苯磺酰胺

- **英文化学名**：5–chloro–2–methoxy–*N*–［2–（4–sulfamoylphenyl）ethyl］–benzamide

- **主要用途**：其主要活性成分（API）格列本脲对浅表真菌及某些深部真菌有抗菌作用。临床主要供外用，治疗皮肤霉菌病，如手足癣、体癣及耳道、阴道霉菌病等。

- **药典收录情况（API）**：《中国药典》2020 年版，《欧洲药典》11.2 版，《英国药典》2023 年版，《日本药局方》18 版

- **中国上市制剂（API）**：格列本脲片

格列齐特

Gliclazide

基本信息

分子式：$C_{15}H_{21}N_3O_3S$

分子量：323.41

CAS 号：21187-98-4

性状：本品为白色结晶或结晶性粉末；无臭。

溶解性：本品在三氯甲烷中溶解，在甲醇中略溶，在乙醇中微溶，在水中不溶。

Onset	170.66 °C
Peak	171.55 °C
Left Limit	163.60 °C
Right Limit	179.98 °C

20 mW

30　40　50　60　70　80　90　100　110　120　130　140　150　160　170　180　°C

格列齐特标准物质的差示扫描量热分析图谱（10°C/min 分析）

纯度分析实验

样品制备： 2.818mg 样品置于 40μl 坩埚中

气体氛围： N_2 50ml/min

实验程序： 148 ~ 170℃，0.5℃/min

Delta H + Corr	128.14 J/g	
Delta H + Corr	41.44 kJ/mol	
Left	158.20 ℃	
Right	164.98 ℃	

格列齐特标准物质的 DSC 纯度分析图

DSC 纯度与 HPLC 纯度的分析对比表

标准物质批号	DSC 纯度（%）	HPLC 纯度（%）
100269–200402	99.4	99.9
100269–200603	99.6	99.98
100269–201004	99.4	99.9
100269–201505	99.5	99.9
100269–201906	99.5	99.96
100269–202107	99.5	99.9

1/F Plot

T Fusion 163.98 °C
T Fusion 10% 162.25 °C

Lot.100269-200402

1/F Plot

T Fusion 162.56 °C
T Fusion 10% 160.55 °C

Lot.100269-200603

1/F Plot

T Fusion 163.59 °C
T Fusion 10% 161.64 °C

Lot.100269-201004

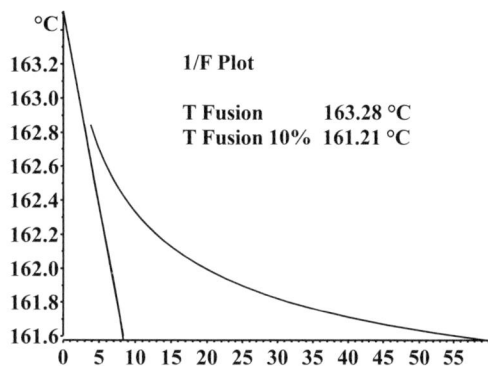

1/F Plot

T Fusion 163.28 °C
T Fusion 10% 161.21 °C

Lot.100269-201505

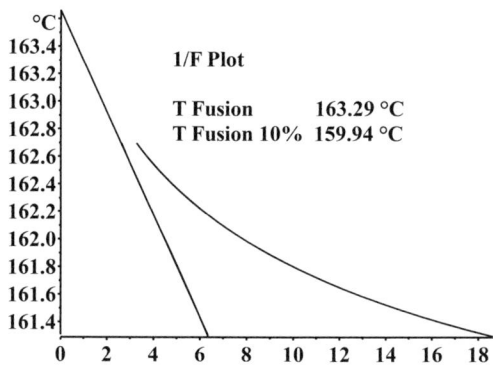

1/F Plot

T Fusion 163.29 °C
T Fusion 10% 159.94 °C

Lot.100269-201906

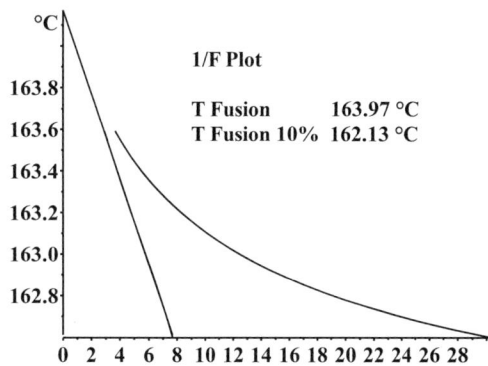

1/F Plot

T Fusion 163.97 °C
T Fusion 10% 162.13 °C

Lot.100269-202107

DSC 纯度拟合分析图

相关信息

- 中文化学名：1-（3-氮杂双环［3.3.0］辛基）-3-对甲苯磺酰脲

- **英文化学名**：1-（3-azabicyclo［3.3.0］oct-3-yl）-3-（*p*-tolylsulfonyl）urea
- **主要用途**：用于成年后发病、单用饮食控制无效的，且无酮症倾向的轻、中型糖尿病。还能改善糖尿病人眼底病变以及代谢、血管功能的紊乱。
- **药典收录情况**：《中国药典》2020 年版，《欧洲药典》11.2 版,《英国药典》2023 年版，《日本药局方》18 版
- **中国上市制剂**：格列齐特片，格列齐特缓释片，格列齐特胶囊，格列齐特缓释胶囊

呱西替柳

Guacetisal

基本信息

分子式：$C_{16}H_{14}O_5$

分子量：286.28

CAS 号：55482-89-8

性状：本品为白色结晶性粉末；几乎无臭；无味。

溶解性：本品在三氯甲烷或苯中易溶，在热乙醇或无水乙醚中溶解，在水中不溶。

Onset	74.00 °C
Peak	77.07 °C
Left Limit	69.23 °C
Right Limit	83.86 °C

20 mW

30 32 34 36 38 40 42 44 46 48 50 52 54 56 58 60 62 64 66 68 70 72 74 76 78 80 82 84 86　°C

呱西替柳标准物质的差示扫描量热分析图谱（10°C/min 分析）

纯度分析实验

样品制备： 4.749mg 样品置于 40μl 坩埚中

气体氛围： N_2 50ml/min

实验程序： 60 ~ 80℃，0.5℃/min

Delta H + Corr	110.76 J/g
Delta H + Corr	31.71 kJ/mol
Left	71.22 °C
Right	75.38 °C

呱西替柳标准物质的 DSC 纯度分析图

DSC 纯度与 HPLC 纯度的分析对比表

标准物质批号	DSC 纯度（%）	HPLC 纯度（%）
100959–200801	99.8	99.8
100959–202102	99.8	99.9

DSC 纯度拟合分析图

相关信息

- **中文化学名**：2-乙酰氧基苯甲酸（2-甲氧基）苯酯

- **英文化学名**：2-(acetyloxy)benzoic acid 2-methoxyphenyl ester

- **主要用途**：用于感冒、急性支气管炎及慢性支气管炎急性发作等引起的头痛、发热、咳嗽、多痰等。

- **药典收录情况**：《中国药典》《美国药典》《欧洲药典》《英国药典》和《日本药局方》均未收录

- **中国上市制剂**：呱西替柳片，呱西替柳胶囊，呱西替柳干混悬剂

黄体酮

Progesterone

基本信息

分子式：$C_{21}H_{30}O_2$

分子量：314.47

CAS 号：57-83-0

性状：本品为白色或类白色的结晶性粉末；无臭，无味。

溶解性：本品在三氯甲烷中极易溶解，在乙醇、乙醚或植物油中溶解，在水中不溶。

Onset	**129.93 °C**
Peak	**131.38 °C**
Left Limit	**125.10 °C**
Right Limit	**138.24 °C**

20 mW

30 35 40 45 50 55 60 65 70 75 80 85 90 95 100 105 110 115 120 125 130 135 140   °C

黄体酮标准物质的差示扫描量热分析图谱（10℃/min 分析）

纯度分析实验

样品制备： 6.475mg 样品置于 40μl 坩埚中

气体氛围： N_2 50ml/min

实验程序： 118 ~ 138℃，0.5℃/min

Delta H + Corr	91.90 J/g
Delta H + Corr	28.90 kJ/mol
Left	127.98 ℃
Right	131.84 ℃

黄体酮标准物质的 DSC 纯度分析图

DSC 纯度与 HPLC 纯度的分析对比表

标准物质批号	DSC 纯度（%）	HPLC 纯度（%）
100027-201208	99.8	99.4
100027-202111	99.8	99.7

Lot.100027-201208

1/F Plot

T Fusion 129.65 ℃
T Fusion 10% 128.62 ℃

Lot.100027-202111

1/F Plot

T Fusion 130.67 ℃
T Fusion 10% 129.81 ℃

DSC 纯度拟合分析图

相关信息

- **中文化学名**：孕甾-4-烯-3,20-二酮
- **英文化学名**：pregn-4-ene-3,20-dione
- **主要用途**：用于先兆流产和习惯性流产、经前期紧张综合征、无排卵性功能失调性子宫出血和无排卵型闭经，还可与雌激素联合使用治疗围绝经期综合征。
- **药典收录情况**：《中国药典》2020 年版，《美国药典》43 版，《欧洲药典》11.3 版，《英国药典》2023 年版，《日本药局方》18 版
- **中国上市制剂**：黄体酮注射液，黄体酮栓，黄体酮软胶囊

磺胺二甲嘧啶

Sulfamethazine

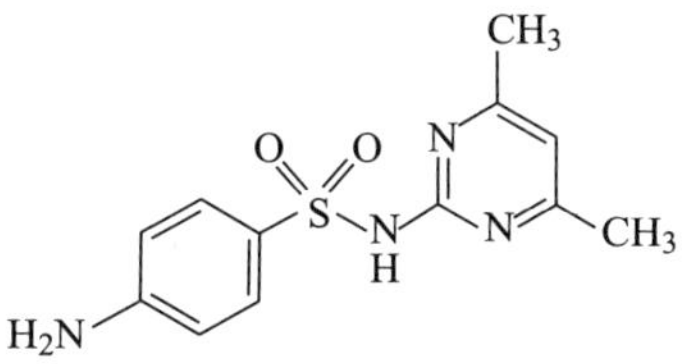

基本信息

分子式：$C_{12}H_{14}N_4O_2S$

分子量：278.33

CAS 号：57-68-1

性状：本品为白色或微黄色结晶或粉末；无臭；味微苦；遇光色渐变深。

溶解性：本品在水和乙醇中微溶，在丙酮中溶解。

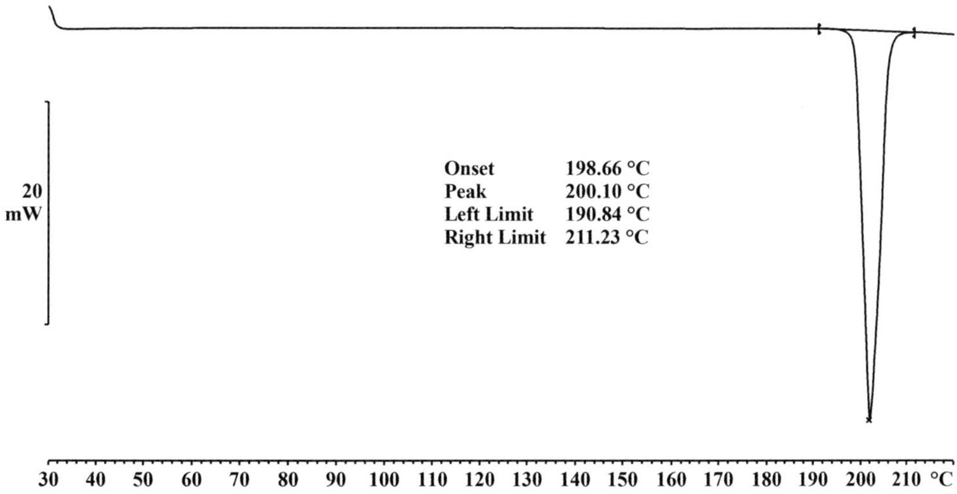

Onset 198.66 °C
Peak 200.10 °C
Left Limit 190.84 °C
Right Limit 211.23 °C
20 mW
30 40 50 60 70 80 90 100 110 120 130 140 150 160 170 180 190 200 210 °C

磺胺二甲嘧啶标准物质的差示扫描量热分析图谱（10°C/min 分析）

纯度分析实验

样品制备： 5.737mg 样品置于 40μl 坩埚中

气体氛围： N_2 50ml/min

实验程序： 185 ~ 205℃，0.5℃/min

Delta H + Corr	**124.74 J/g**
Delta H + Corr	**34.72 kJ/mol**
Left	**196.06 °C**
Right	**199.64 °C**

5 mW

186 188 190 192 194 196 198 200 202 204 °C

磺胺二甲嘧啶标准物质的 DSC 纯度分析图

DSC 纯度与 HPLC 纯度的分析对比表

标准物质批号	DSC 纯度（%）	HPLC 纯度（%）
100098–200504	99.9	99.9

DSC 纯度拟合分析图

相关信息

- **中文化学名**：*N*–（4,6-二甲基–2–嘧啶基）–4–氨基苯磺酰胺
- **英文化学名**：4-amino-*N*-（4,6-dimethyl-2-pyrimidinyl）benzenesulfonamide
- **主要用途**：用于防治葡萄球菌及溶血性链球菌等的感染，对溶血性链球菌及胸膜炎球菌等细菌有抑制作用，主要治疗禽霍乱、禽伤寒、鸡球虫病等。
- **药典收录情况**：《欧洲药典》11.3 版，《英国药典》2023 年版
- **中国上市制剂**：磺胺二甲嘧啶注射液

磺胺甲噁唑

Sulfamethoxazole

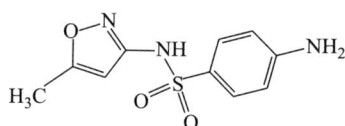

基本信息

分子式：$C_{10}H_{11}N_3O_3S$

分子量：253.28

CAS 号：723-46-6

性状：本品为白色结晶性粉末；无臭，味微苦。

溶解性：本品在水中几乎不溶；在稀盐酸、氢氧化钠试液或氨试液中易溶。

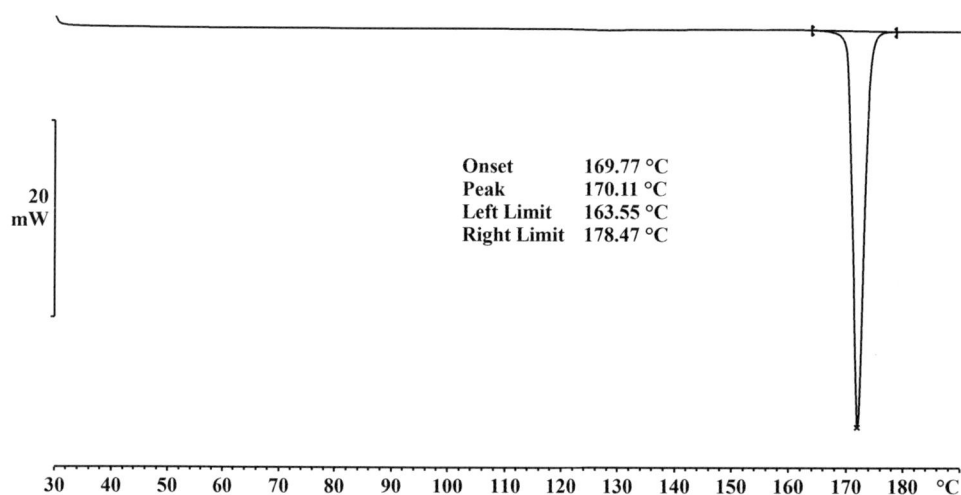

Onset	169.77 ℃
Peak	170.11 ℃
Left Limit	163.55 ℃
Right Limit	178.47 ℃

磺胺甲噁唑标准物质的差示扫描量热分析图谱（10℃/min 分析）

纯度分析实验

样品制备： 4.169mg 样品置于 40μl 坩埚中

气体氛围： N₂ 50ml/min

实验程序： 158～175℃，0.5℃/min

Delta H + Corr	132.12 J/g	
Delta H + Corr	33.46 kJ/mol	
Left	168.13 ℃	
Right	171.04 ℃	

磺胺甲噁唑标准物质的 DSC 纯度分析图

DSC 纯度与 HPLC 纯度的分析对比表

标准物质批号	DSC 纯度（%）	HPLC 纯度（%）
100025-199503	99.9	100
100025-200904	99.9	99.8
100025-201105	99.9	99.8
100025-201906	99.9	99.95

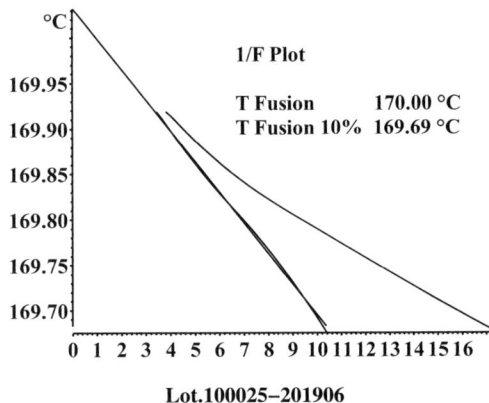

DSC 纯度拟合分析图

相关信息

- **中文化学名**：N-（5-甲基-3-异噁唑基）-4-氨基苯磺酰胺
- **英文化学名**：4-amino-N-（5-methyl-3-isoxazolyl）benzene sulfonamide
- **主要用途**：用于敏感菌引起的尿路感染、呼吸系统感染、肠道感染、胆道感染及局部软组织或创面感染等。
- **药典收录情况**：《中国药典》2020 年版，《美国药典》43 版，《欧洲药典》11.3 版，《英国药典》2023 年版，《日本药局方》18 版
- **中国上市制剂**：磺胺甲噁唑片，磺胺甲噁唑颗粒，磺胺甲噁唑混悬液，磺胺甲噁唑注射液

116

吉非罗齐

Gemfibrozil

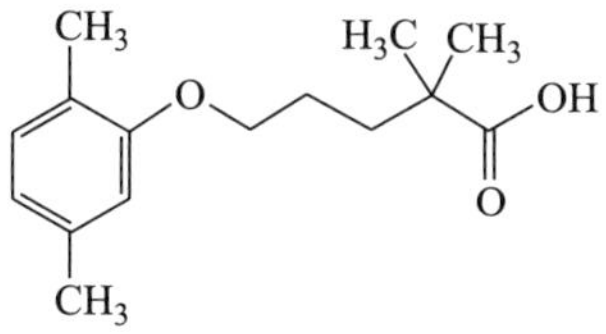
CH3
H3C CH3
O
OH
O
CH3

基本信息

分子式：$C_{15}H_{22}O_3$

分子量：250.34

CAS 号：25812-30-0

性状：本品为白色结晶性粉末；无臭。

溶解性：本品在三氯甲烷中极易溶，在甲醇、乙醇、丙酮或己烷、氢氧化钠试液中易溶，在水中不溶。

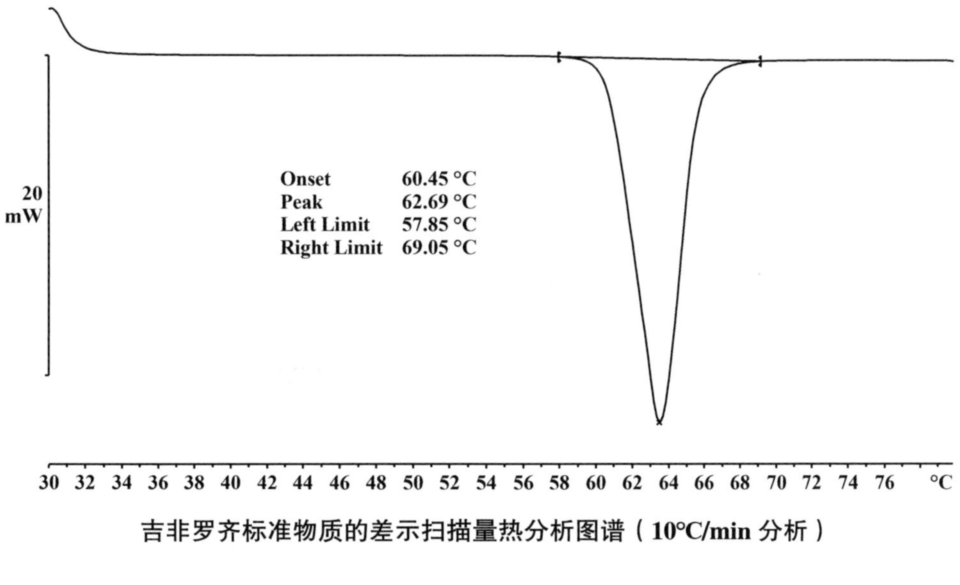
Onset 60.45 °C
Peak 62.69 °C
Left Limit 57.85 °C
Right Limit 69.05 °C
20
mW
30 32 34 36 38 40 42 44 46 48 50 52 54 56 58 60 62 64 66 68 70 72 74 76 °C

吉非罗齐标准物质的差示扫描量热分析图谱（10°C/min 分析）

纯度分析实验

样品制备： 4.270mg 样品置于 40μl 坩埚中

气体氛围： N_2 50ml/min

实验程序： 40 ~ 70℃，0.5℃/min

Delta H + Corr	119.89 J/g	
Delta H + Corr	30.01 kJ/mol	
Left	57.08 ℃	
Right	61.31 ℃	

吉非罗齐标准物质的 DSC 纯度分析图

DSC 纯度与 HPLC 纯度的分析对比表

标准物质批号	DSC 纯度（%）	HPLC 纯度（%）
100284-200602	99.8	99.9
100284-201803	99.7	99.98

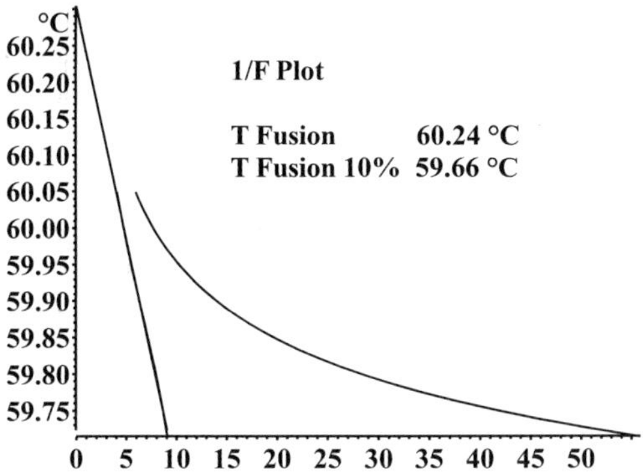

Lot.100284-200602

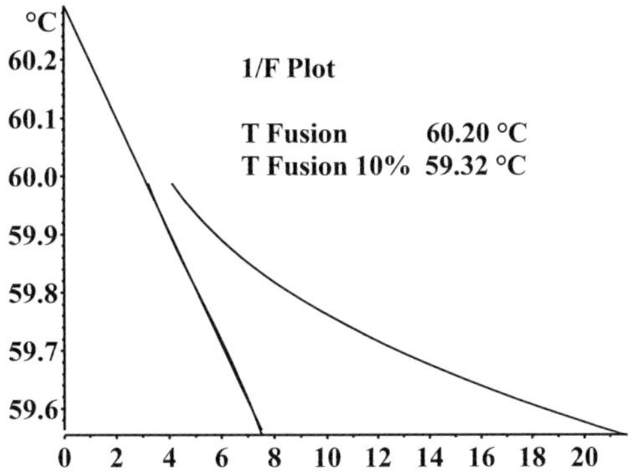

Lot.100284-201803

DSC 纯度拟合分析图

相关信息

- **中文化学名：**2,2-二甲基-5-(2,5-二甲苯基氧基)-戊酸
- **英文化学名：**2,2-dimethyl-5-(2,5-xylyloxy)valeric acid
- **主要用途：**用于高脂血症。适用于严重Ⅳ或Ⅴ型高脂蛋白血症，以及冠心病危险性大且饮食控制、减重、其他血脂调节药物等治疗无效者。也适用于Ⅱb型高脂蛋白血症。
- **药典收录情况：**《中国药典》2020年版，《美国药典》43版，《欧洲药典》11.2版，《英国药典》2023年版
- **中国上市制剂：**吉非罗齐片，吉非罗齐胶囊

己烯雌酚

Diethylstilbestrol

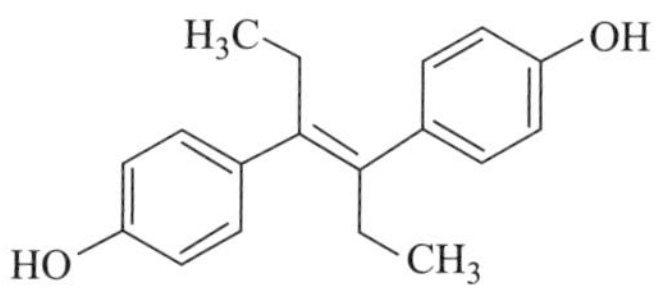

基本信息

分子式：$C_{18}H_{20}O_2$

分子量：268.36

CAS 号：56-53-1

性状：本品为无色结晶或白色结晶性粉末，几乎无臭。

溶解性：本品在甲醇中易溶，在稀氢氧化钠溶液、乙醇、乙醚或脂肪油中溶解，在三氯甲烷中微溶，在水中几乎不溶。

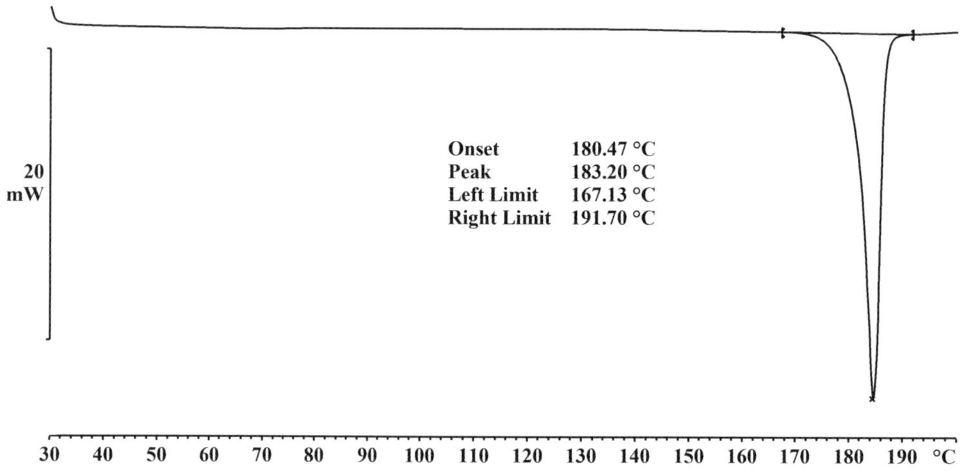
20
mW
Onset 180.47 °C
Peak 183.20 °C
Left Limit 167.13 °C
Right Limit 191.70 °C
30 40 50 60 70 80 90 100 110 120 130 140 150 160 170 180 190 °C

己烯雌酚标准物质的差示扫描量热分析图谱（10°C/min 分析）

纯度分析实验

样品制备： 2.600mg 样品置于 40μl 坩埚中

气体氛围： N_2 50ml/min

实验程序： 160～174℃，0.5℃/min

Delta H + Corr	103.74 J/g
Delta H + Corr	27.84 kJ/mol
Left	166.13 ℃
Right	170.43 ℃

己烯雌酚标准物质的 DSC 纯度分析图

DSC 纯度与 HPLC 纯度的分析对比表

标准物质批号	DSC 纯度（%）	HPLC 纯度（%）
100033-200607	99.7	99.9
100033-202109	99.6	99.9

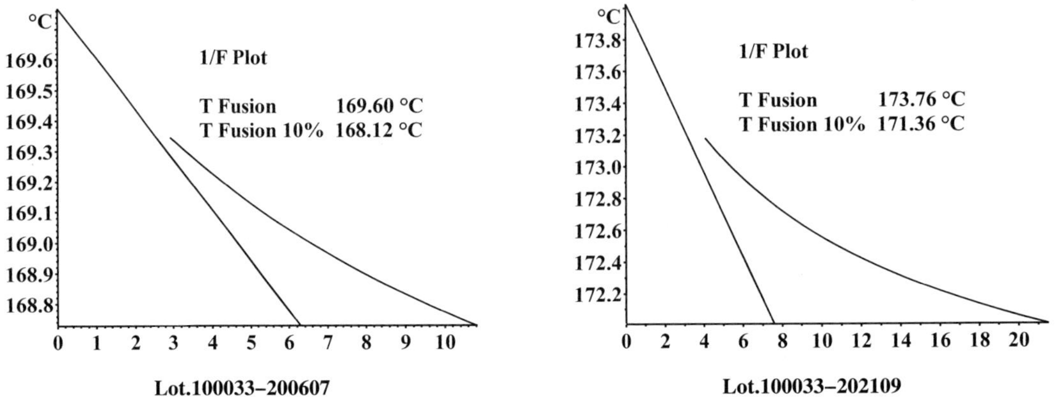

DSC 纯度拟合分析图

相关信息

- **中文化学名**：（*E*）-4,4′-（1,2-二乙基-1,2-亚乙烯基）双苯酚

- **英文化学名**：4,4′-［（1*E*）-1,2-diethyl-1,2-ethenediyl］bisphenol

- **主要用途**：用于雌激素低下症及激素平衡失调引起的功能性出血、闭经，还可用于死胎引产前，以提高子宫肌层对催产素的敏感性。

- **药典收录情况**：《中国药典》2020 年版，《美国药典》43 版，《欧洲药典》11.2 版，《英国药典》2023 年版

- **中国上市制剂**：己烯雌酚片，己烯雌酚注射液

甲基斑蝥胺

Methylcantharidinimide

基本信息

分子式：$C_{11}H_{15}NO_3$

分子量：209.24

CAS 号：76970-78-0

性状：本品为白色针状结晶，无臭。

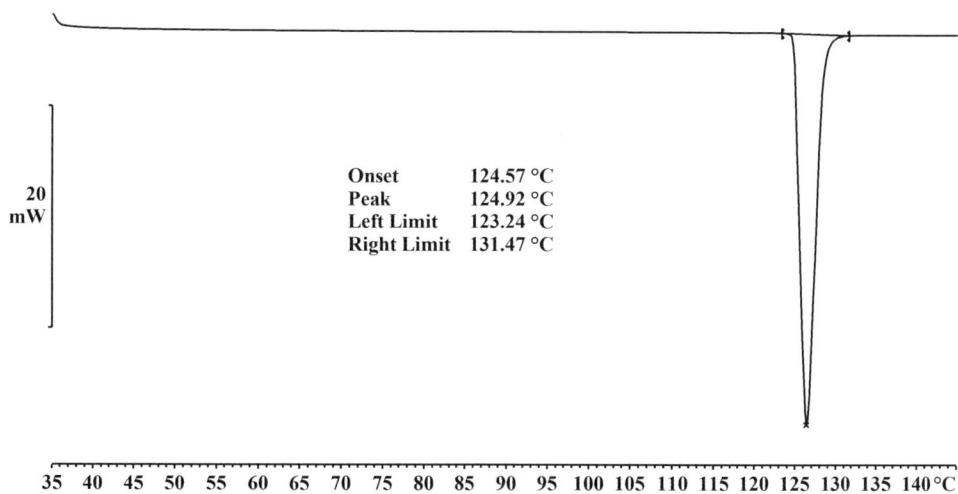

Onset	124.57 °C
Peak	124.92 °C
Left Limit	123.24 °C
Right Limit	131.47 °C

甲基斑蝥胺标准物质的差示扫描量热分析图谱（10°C/min 分析）

纯度分析实验

样品制备： 5.006mg 样品置于 40μl 坩埚中

气体氛围： N_2 50ml/min

实验程序： 115～130℃，0.5℃/min

Delta H + Corr	97.47 J/g
Delta H + Corr	20.40 kJ/mol
Left	123.76 ℃
Right	125.62 ℃

甲基斑蝥胺标准物质的 DSC 纯度分析图

DSC 纯度与 HPLC 纯度的分析对比表

标准物质批号	DSC 纯度（%）	HPLC 纯度（%）
100465-202002	99.98	100

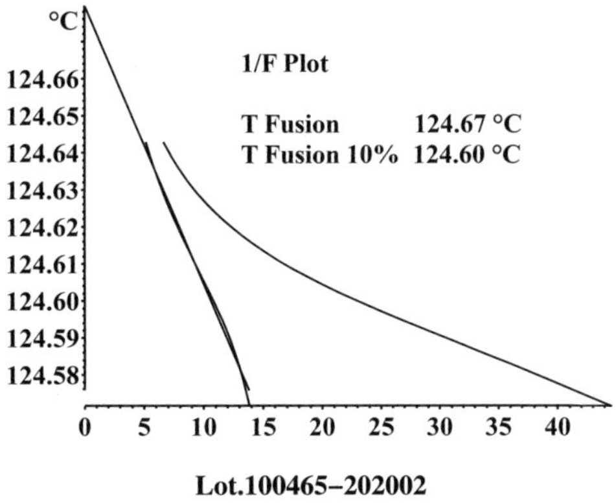

°C

124.66
124.65
124.64
124.63
124.62
124.61
124.60
124.59
124.58

1/F Plot

T Fusion   124.67 °C
T Fusion 10% 124.60 °C

0   5   10   15   20   25   30   35   40

Lot.100465–202002

DSC 纯度拟合分析图

相关信息

- **主要用途**：用于治疗原发性肝癌。
- **药典收录情况**：《中国药典》《美国药典》《欧洲药典》《英国药典》和《日本药局方》均未收录
- **中国上市制剂**：甲基斑蝥胺片

甲硫酸新斯的明

Neostigmine Methylsulfate

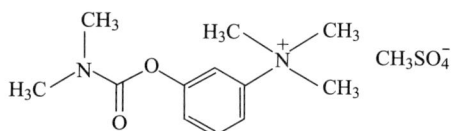

基本信息

分子式：$C_{13}H_{22}N_2O_6S$

分子量：334.39

CAS 号：51–60–5

性状：本品为白色结晶性粉末；无臭；味苦；有引湿性。

溶解性：本品在水中极易溶，在乙醇中易溶。

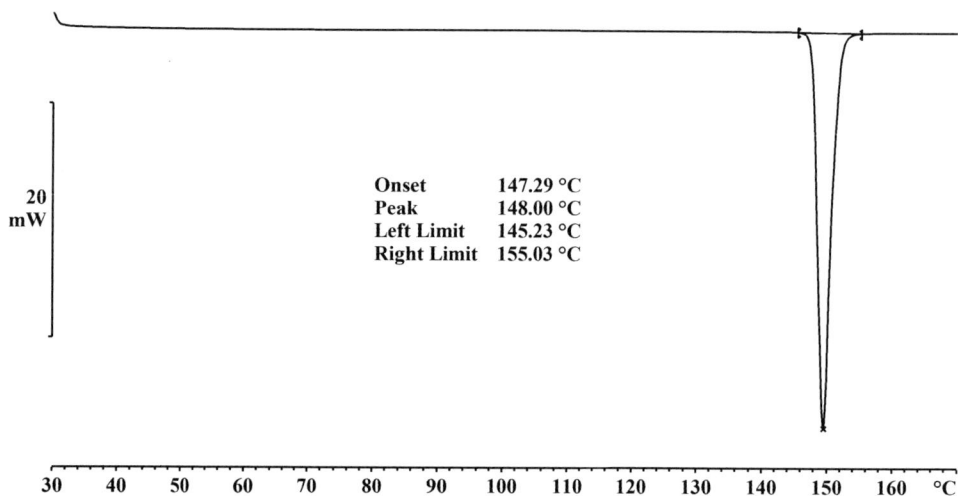

Onset	147.29 °C
Peak	148.00 °C
Left Limit	145.23 °C
Right Limit	155.03 °C

甲硫酸新斯的明标准物质的差示扫描量热分析图谱（10°C/min 分析）

纯度分析实验

样品制备： 8.949mg 样品置于 40μl 坩埚中

气体氛围： N_2 50ml/min

实验程序： 135～155℃，0.5℃/min

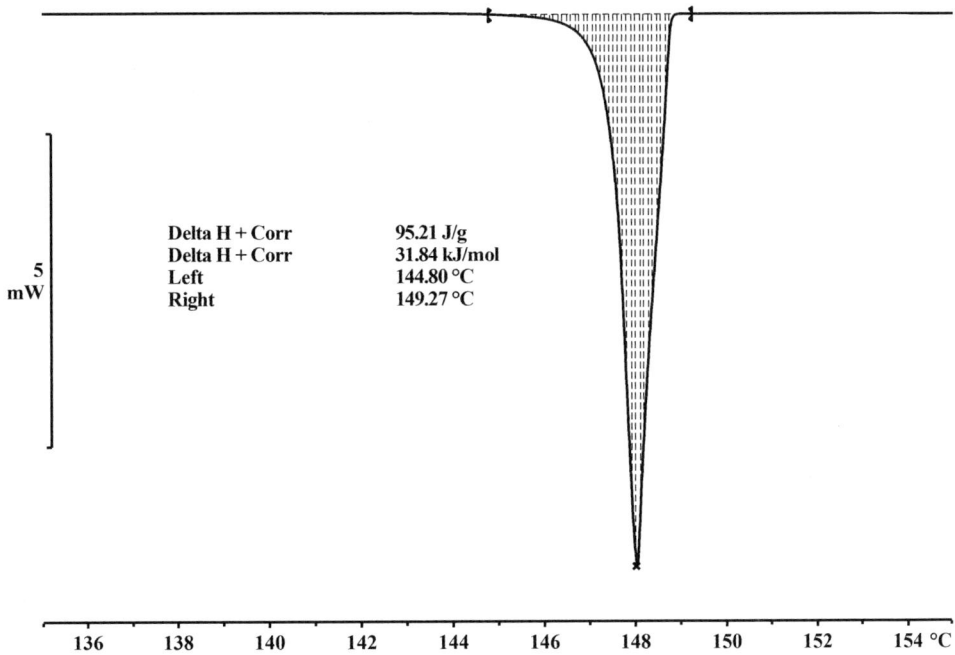

	Delta H + Corr	95.21 J/g
	Delta H + Corr	31.84 kJ/mol
	Left	144.80 ℃
	Right	149.27 ℃

甲硫酸新斯的明标准物质的 DSC 纯度分析图

DSC 纯度与 HPLC 纯度的分析对比表

标准物质批号	DSC 纯度（%）	HPLC 纯度（%）
100550–200401	99.9	100
100550–202202	99.8	99.9

T Fusion　　　147.67 ℃
T Fusion 10%　147.29 ℃

Lot.100550-200401

T Fusion　　　147.78 ℃
T Fusion 10%　147.04 ℃

Lot.100550-202202

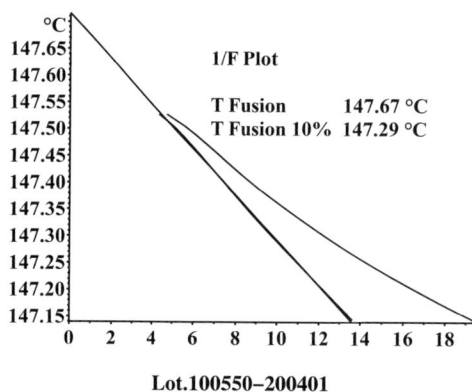

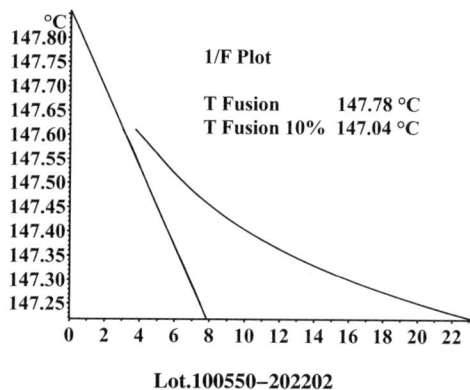

DSC 纯度拟合分析图

相关信息

- **中文化学名**：N,N,N-三甲基-3-[（二甲氨基）甲酰氧基]苯铵硫酸单甲酯盐
- **英文化学名**：3-[（dimethylcarbamoyl）oxy]-N,N,N-trimethylanilinium methyl sulphate
- **主要用途**：用于手术结束时拮抗非去极化肌肉松弛药的残留肌松作用；用于重症肌无力，手术后功能性肠胀气及尿潴留等。
- **药典收录情况**：《中国药典》2020 年版，《美国药典》43 版，《日本药局方》18 版
- **中国上市制剂**：甲硫酸新斯的明注射液

甲巯咪唑

Thiamazole

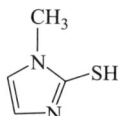

基本信息

分子式：$C_4H_6N_2S$

分子量：114.16

CAS 号：60-56-0

性状：本品为白色至淡黄色结晶性粉末；微有特臭。

溶解性：本品在水、乙醇或三氯甲烷中易溶，在乙醚中微溶。

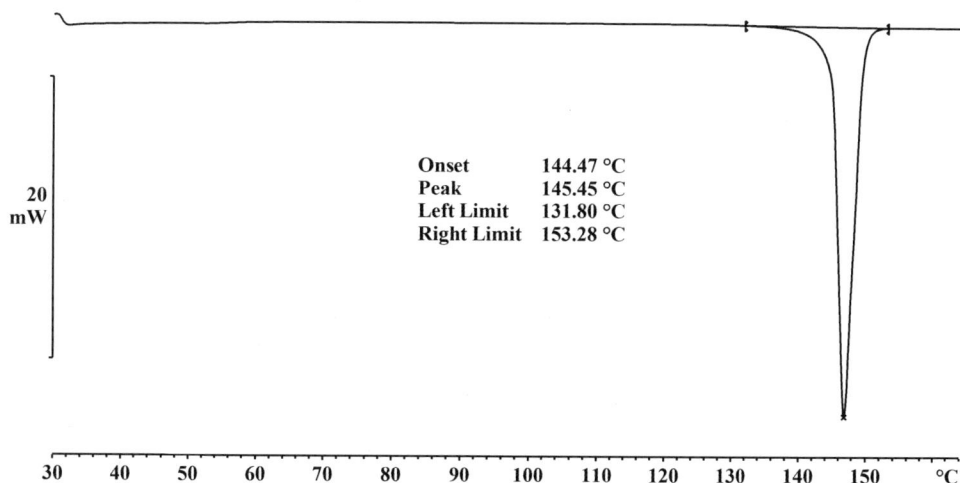

Onset　　　 144.47 ℃
Peak　　　　145.45 ℃
Left Limit　 131.80 ℃
Right Limit　153.28 ℃

20 mW

甲巯咪唑标准物质的差示扫描量热分析图谱（10℃/min 分析）

纯度分析实验

样品制备：8.711mg 样品置于 40μl 坩埚中

气体氛围：N$_2$ 50ml/min

实验程序：130 ~ 155℃，0.5℃/min

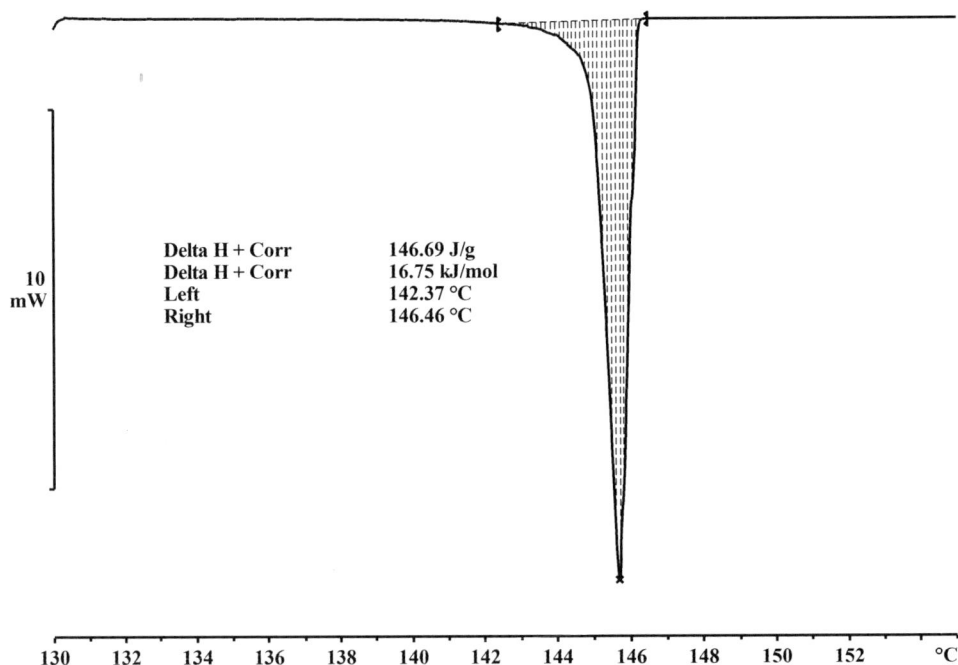

Delta H + Corr		146.69 J/g
Delta H + Corr		16.75 kJ/mol
Left		142.37 ℃
Right		146.46 ℃

甲巯咪唑标准物质的 DSC 纯度分析图

DSC 纯度与 HPLC 纯度的分析对比表

标准物质批号	DSC 纯度（%）	HPLC 纯度（%）
100030-201805	99.98	100

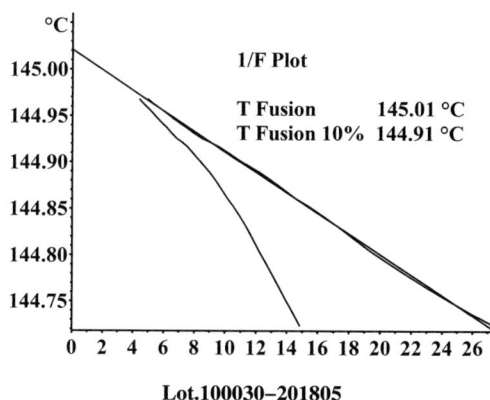

DSC 纯度拟合分析图

相关信息

- **中文化学名**：1-甲基咪唑-2-硫醇

- **英文化学名**：1-methyl-2*H*-imidazole-2-thione

- **主要用途**：用于甲状腺功能亢进症轻症和不适宜手术或放射性碘治疗者，如儿童、青少年及手术后复发而不适于放射性碘治疗者。也可作为放射性碘治疗时的辅助治疗。

- **药典收录情况**：《中国药典》2020 年版，《欧洲药典》11.3 版，《英国药典》2023 年版，《日本药局方》18 版

- **中国上市制剂**：甲巯咪唑片，甲巯咪唑肠溶片，甲巯咪唑乳膏

甲硝唑

Metronidazole

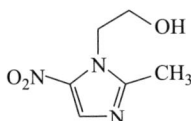

基本信息

分子式：$C_6H_9N_3O_3$

分子量：171.15

CAS 号：443-48-1

性状：本品为白色至微黄色结晶或结晶性粉末；有微臭。

溶解性：本品在乙醇中略溶，在水中微溶，在乙醚中极微溶。

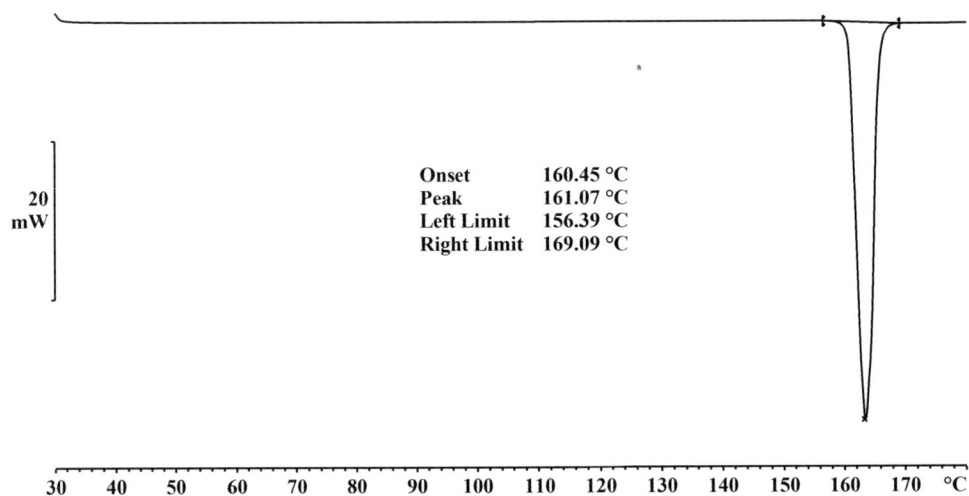

Onset	160.45 °C
Peak	161.07 °C
Left Limit	156.39 °C
Right Limit	169.09 °C

甲硝唑标准物质的差示扫描量热分析图谱（10℃/min 分析）

纯度分析实验

样品制备：5.401mg 样品置于 40μl 坩埚中

气体氛围：N_2 50ml/min

实验程序：145～163℃，0.5℃/min

Delta H + Corr	**190.16 J/g**
Delta H + Corr	**32.55 kJ/mol**
Left	**157.90 ℃**
Right	**161.38 ℃**

5 mW

145 146 147 148 149 150 151 152 153 154 155 156 157 158 159 160 161 162 ℃

甲硝唑标准物质的 DSC 纯度分析图

DSC 纯度与 HPLC 纯度的分析对比表

标准物质批号	DSC 纯度（%）	HPLC 纯度（%）
100191–200606	99.96	99.96
100191–201507	99.95	100
100191–201808	99.96	100

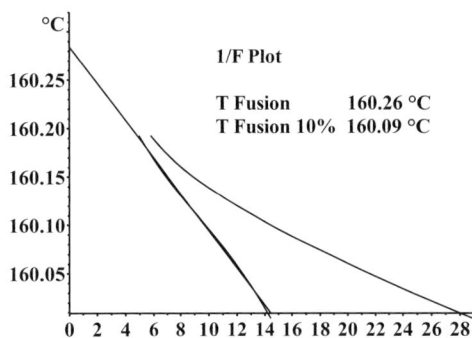

Lot.100191-200606

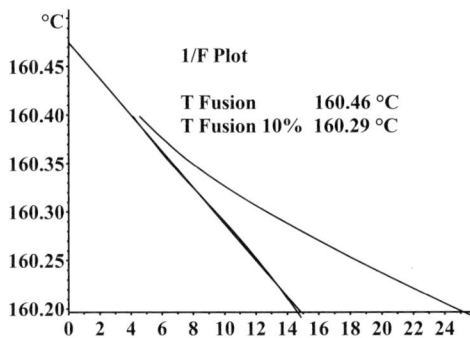

Lot.100191-201507

Lot.100191-201808

DSC 纯度拟合分析图

相关信息

- **中文化学名**：2-甲基-5-硝基咪唑-1-乙醇

- **英文化学名**：2-methyl-5-nitro-1H-imidazole-1-ethanol

- **主要用途**：用于治疗或预防厌氧菌引起的系统或局部感染，如腹腔、消化道、女性生殖系统、下呼吸道、皮肤及软组织、口腔、骨和关节等部位的厌氧菌感染；对败血症、心内膜炎、脑膜感染以及使用抗生素引起的结肠炎也有效，治疗破伤风常与破伤风抗毒素（TAT）联用。

- **药典收录情况**：《中国药典》2020 年版，《美国药典》43 版，《欧洲药典》11.3 版，《英国药典》2023 年版，《日本药局方》18 版

- **中国上市制剂**：甲硝唑片，甲硝唑注射液，甲硝唑氯化钠注射液，甲硝唑葡萄糖注射液，甲硝唑凝胶

甲硝唑杂质 A

Metronidazole Impurity A

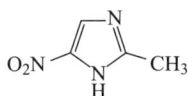

基本信息

分子式：$C_4H_5N_3O_2$

分子量：127.10

CAS 号：696-23-1

性状：本品为白色粉末。

溶解性：本品在乙醇中微溶，在稀酸、稀碱中易溶。

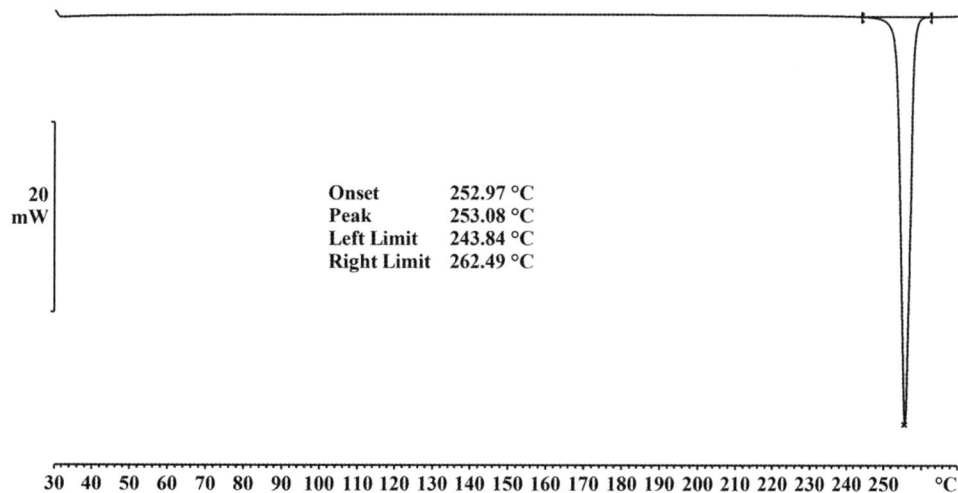

Onset	252.97 °C
Peak	253.08 °C
Left Limit	243.84 °C
Right Limit	262.49 °C

20 mW

30 40 50 60 70 80 90 100 110 120 130 140 150 160 170 180 190 200 210 220 230 240 250 °C

甲硝唑杂质 A 标准物质的差示扫描量热分析图谱（10℃/min 分析）

纯度分析实验

样品制备： 3.423mg 样品置于 40μl 坩埚中

气体氛围： N_2 50ml/min

实验程序： 240 ~ 260℃，0.5℃/min

Delta H + Corr	**205.48 J/g**
Delta H + Corr	**26.12 kJ/mol**
Left	**250.42 ℃**
Right	**254.40 ℃**

甲硝唑杂质 A 标准物质的 DSC 纯度分析图

DSC 纯度与 HPLC 纯度的分析对比表

标准物质批号	DSC 纯度（%）	HPLC 纯度（%）
100512–201603	99.9	99.9
100512–201804	99.9	99.9
100512–202005	99.9	99.9

Lot.100512–201603

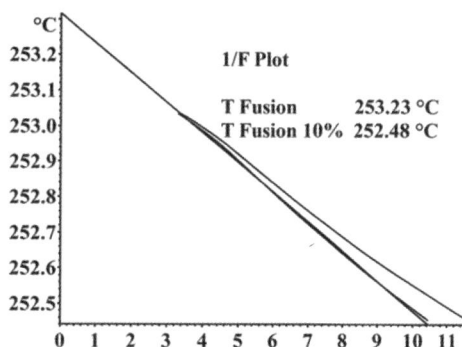

Lot.100512–201804

Lot.100512–202005

DSC 纯度拟合分析图

相关信息

- **中文化学名：** 2-甲基-5-硝基咪唑
- **英文化学名：** 2-methyl-5-nitroimidazole

其主要活性成分（API）的用途、药典收录情况、国内上市制剂参见"甲硝唑"。

甲氧苄啶

Trimethoprim

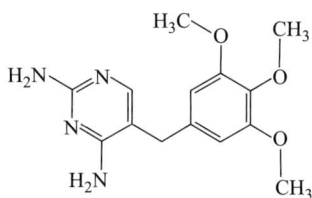

基本信息

分子式：$C_{14}H_{18}N_4O_3$

分子量：290.32

CAS 号：738-70-5

性状：本品为白色或类白色结晶性粉末；无臭，味苦。

溶解性：本品在乙醇或丙酮中微溶，在水中几乎不溶；在冰醋酸中易溶。

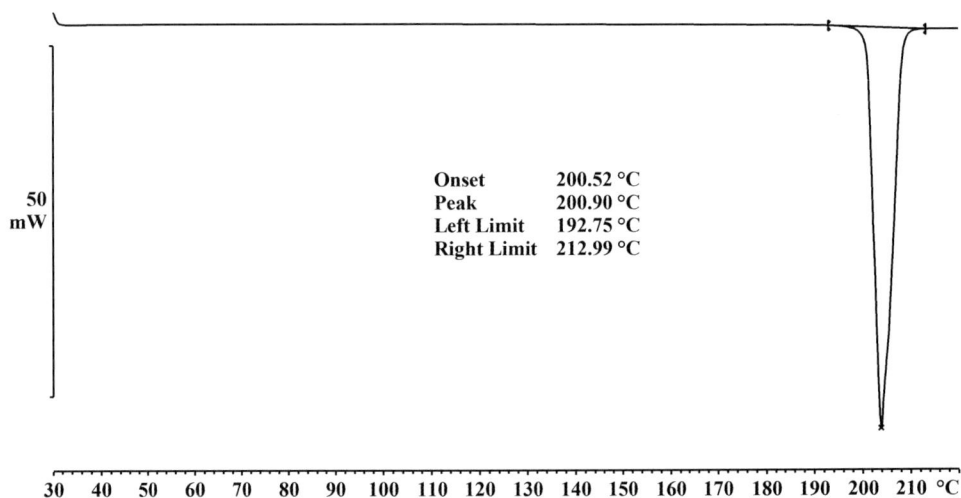

Onset	200.52 °C
Peak	200.90 °C
Left Limit	192.75 °C
Right Limit	212.99 °C

甲氧苄啶标准物质的差示扫描量热分析图谱（10°C/min 分析）

纯度分析实验

样品制备： 3.792mg 样品置于 40μl 坩埚中

气体氛围： N_2 50ml/min

实验程序： 188～205℃，0.5℃/min

Delta H + Corr	167.11 J/g
Delta H + Corr	48.52 kJ/mol
Left	198.99 ℃
Right	201.93 ℃

甲氧苄啶标准物质的 DSC 纯度分析图

DSC 纯度与 HPLC 纯度的分析对比表

标准物质批号	DSC 纯度（%）	HPLC 纯度（%）
100031-200304	99.98	99.8
100031-202207	99.98	99.9

°C
200.70
200.68
200.66
200.64
200.62
200.60
200.58

1/F Plot

T Fusion   200.72 °C
T Fusion 10% 200.69 °C

0 5 10 15 20 25 30 35 40

Lot.100031-200304

°C
200.74
200.72
200.70
200.68
200.66
200.64
200.62
200.60

1/F Plot

T Fusion   200.76 °C
T Fusion 10% 200.72 °C

0 2 4 6 8 10 12 14 16 18 20 22 24 26 28 30 32 34 36

Lot.100031-202207

DSC 纯度拟合分析图

相关信息

- **中文化学名**：5-[（3,4,5-三甲氧基苯基）-甲基]-2,4-嘧啶二胺

- **英文化学名**：5-[（3,4,5-trimethoxyphenyl）methyl]-2,4-pyrimidine diamine

- **主要用途**：用于呼吸道感染、泌尿道感染、肠道感染等病症，可用于治疗敏感菌所致的败血症、脑膜炎、中耳炎、伤寒、志贺菌病（菌痢）等。

- **药典收录情况**：《中国药典》2020 年版，《美国药典》43 版，《欧洲药典》11.3 版，《英国药典》2023 年版

- **中国上市制剂**：甲氧苄啶片，甲氧苄啶胶囊，甲氧苄啶颗粒

间氨基酚

m-Aminophenol

HO—〈benzene ring〉—NH$_2$

基本信息

分子式：C$_6$H$_7$NO

分子量：109.13

CAS 号：591-27-5

性状：本品为淡黄棕色结晶。

溶解性：本品溶于热水，乙醇，醚；微溶于苯；极微溶于石油醚。

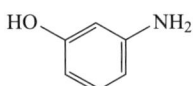

Onset	122.58 °C
Peak	124.75 °C
Left Limit	118.05 °C
Right Limit	133.73 °C

50 mW

30　35　40　45　50　55　60　65　70　75　80　85　90　95　100　105　110　115　120　125　130　135　140°C

间氨基酚标准物质的差示扫描量热分析图谱（10℃/min 分析）

纯度分析实验

样品制备： 7.786mg 样品置于 40μl 坩埚中

气体氛围： N_2 50ml/min

实验程序： 110 ~ 130℃，0.5℃/min

Delta H + Corr	242.69 J/g
Delta H + Corr	26.49 kJ/mol
Left	120.31 ℃
Right	124.17 ℃

10 mW

110　112　114　116　118　120　122　124　126　128　℃

间氨基酚标准物质的 DSC 纯度分析图

DSC 纯度与 HPLC 纯度的分析对比表

标准物质批号	DSC 纯度（%）	HPLC 纯度（%）
101160–201902	99.9	99.8

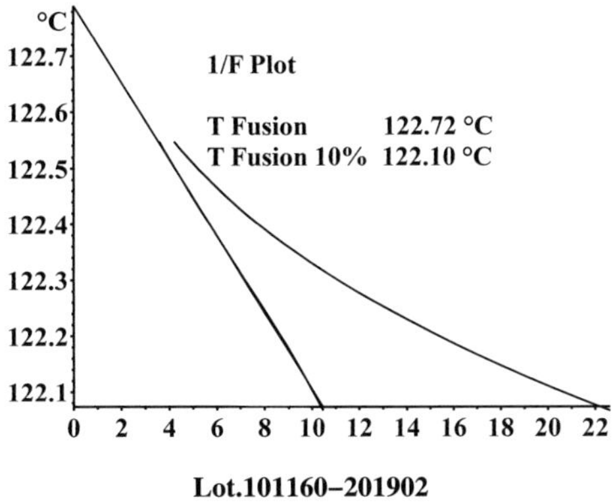
°C
122.7
122.6
122.5
122.4
122.3
122.2
122.1
0 2 4 6 8 10 12 14 16 18 20 22
1/F Plot
T Fusion 122.72 °C
T Fusion 10% 122.10 °C
Lot.101160-201902

DSC 纯度拟合分析图

相关信息

- **主要用途：**用于合成其主要活性成分（API）抗结核药对氨基水杨酸钠。
- **药典收录情况（API）：**《中国药典》2020 年版，《美国药典》43 版，《欧洲药典》10.0 版，《英国药典》2023 年版
- **中国上市制剂（API）：**对氨基水杨酸钠肠溶片，对氨基水杨酸钠片，注射用对氨基水杨酸钠

卡托普利

Captopril

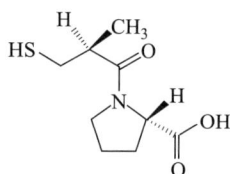

基本信息

分子式：$C_9H_{15}NO_3S$

分子量：217.28

CAS 号：62571-86-2

性状：本品为白色或类白色结晶性粉末；有类似蒜的特臭。

溶解性：本品在甲醇、乙醇或三氯甲烷中易溶，在水中溶解。

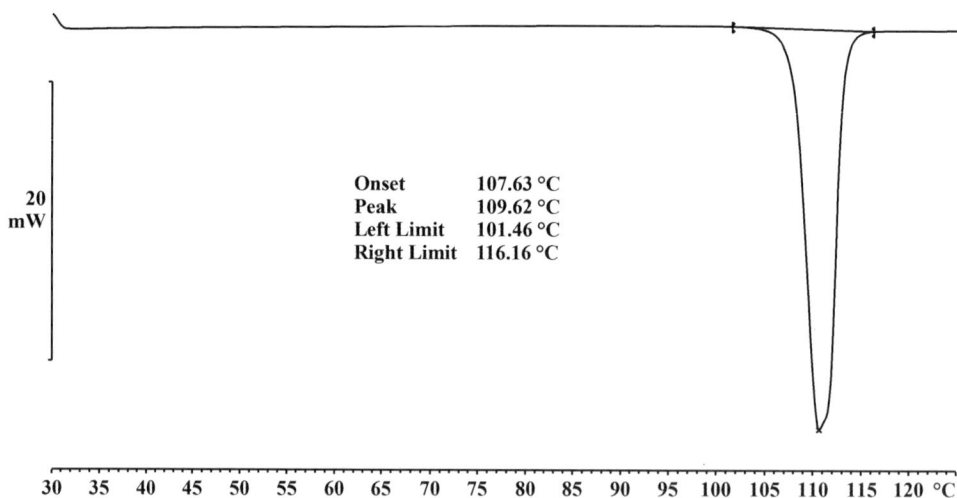

Onset	107.63 °C
Peak	109.62 °C
Left Limit	101.46 °C
Right Limit	116.16 °C

卡托普利标准物质的差示扫描量热分析图谱（10℃/min 分析）

纯度分析实验

样品制备： 5.080mg 样品置于 40μl 坩埚中

气体氛围： N$_2$ 50ml/min

实验程序： 95～115℃，0.5℃/min

Delta H + Corr	133.13 J/g
Delta H + Corr	28.93 kJ/mol
Left	104.84 ℃
Right	109.12 ℃

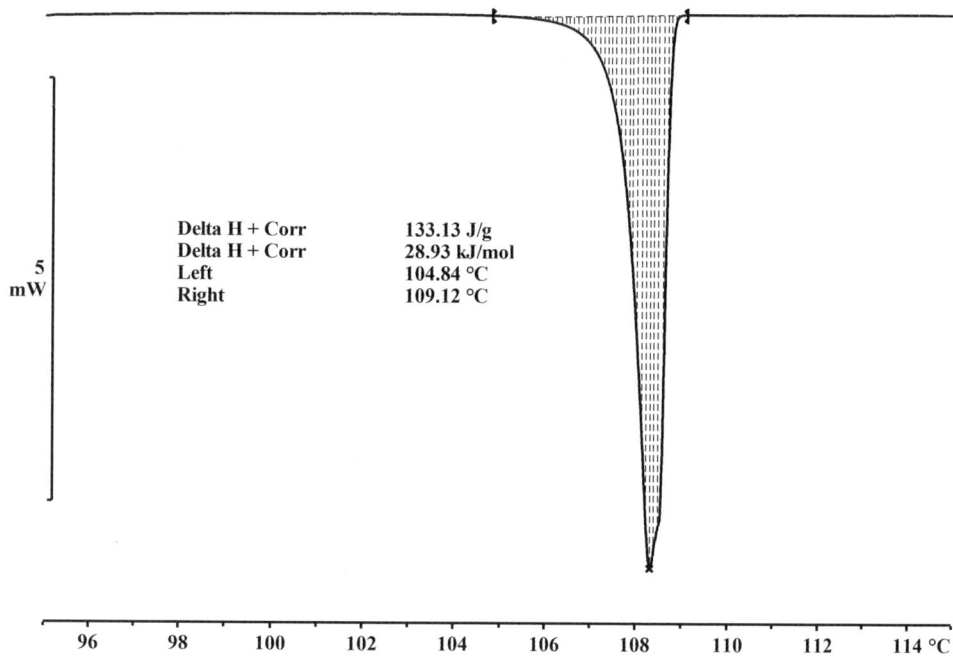

卡托普利标准物质的 DSC 纯度分析图

DSC 纯度与 HPLC 纯度的分析对比表

标准物质批号	DSC 纯度（%）	HPLC 纯度（%）
100318-200602	99.5	99.6
100318-201103	99.4	99.6
100318-201904	99.7	99.8
100318-202105	99.7	99.7

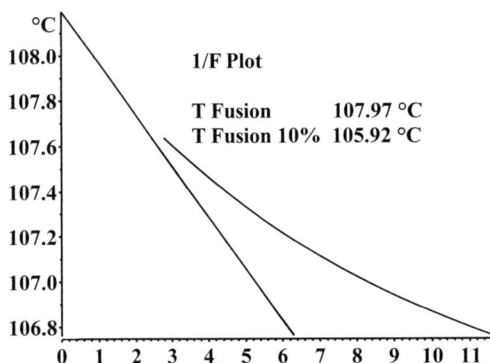

Lot.100318–200602

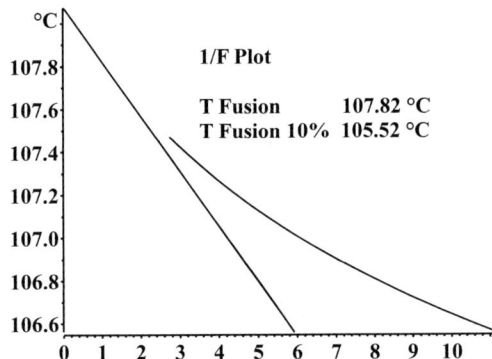

1/F Plot

T Fusion 107.97 °C
T Fusion 10% 105.92 °C

Lot.100318–201103

1/F Plot

T Fusion 107.82 °C
T Fusion 10% 105.52 °C

Lot.100318–201904

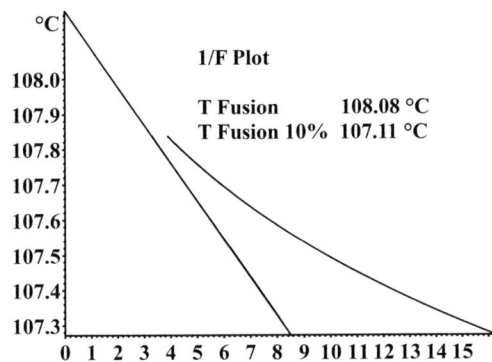

1/F Plot

T Fusion 108.08 °C
T Fusion 10% 107.11 °C

Lot.100318–202105

1/F Plot

T Fusion 108.08 °C
T Fusion 10% 107.11 °C

DSC 纯度拟合分析图

相关信息

- **中文化学名：**1–[（2*S*）–2–甲基–3–巯基–丙酰基]–L–脯氨酸

- **英文化学名：**1–[（2*S*）–3–mercapto–2–methyl–1–oxopropyl]–L–proline

- **主要用途：**用于高血压，可单独应用或与其他降压药合用；心力衰竭，可单独应用或与强心利尿药合用。

- **药典收录情况：**《中国药典》2020 年版，《美国药典》2022 年版，《欧洲药典》11.2 版，《英国药典》2023 年版，《日本药局方》18 版

- **中国上市制剂：**卡托普利片，卡托普利注射液，卡托普利滴丸

卡维地洛

Carvedilol

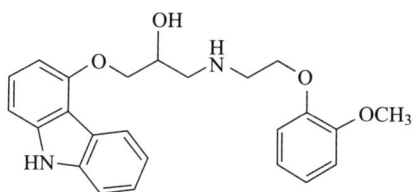

基本信息

分子式：$C_{24}H_{26}N_2O_4$

分子量：406.48

CAS 号：72956-09-3

性状：本品为白色或类白色结晶性粉末；无臭。

溶解性：本品在三氯甲烷中溶解，在甲醇或乙酸乙酯中略溶，在水中不溶，在冰醋酸中易溶。

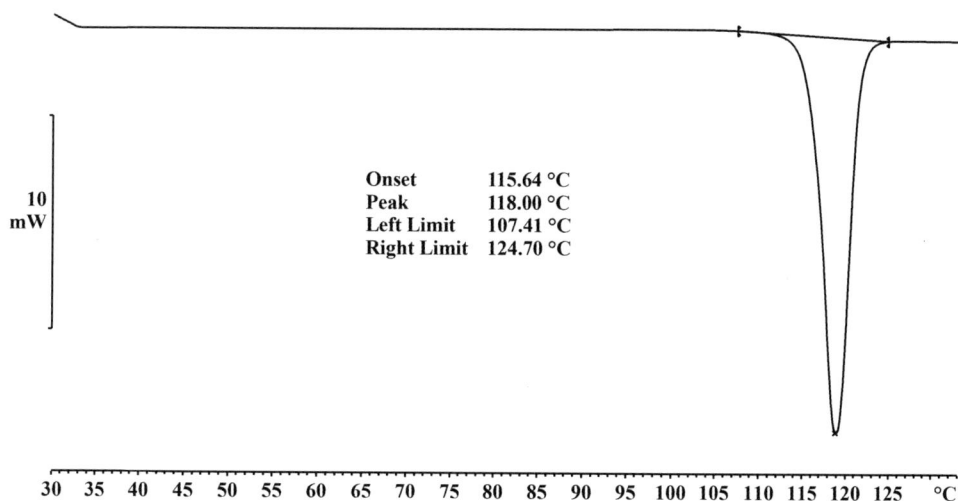

Onset	115.64 °C
Peak	118.00 °C
Left Limit	107.41 °C
Right Limit	124.70 °C

卡维地洛标准物质的差示扫描量热分析图谱（10°C/min 分析）

纯度分析实验

样品制备： 3.928mg 样品置于 40μl 坩埚中

气体氛围： N_2 50ml/min

实验程序： 100 ~ 125℃，0.5℃/min

Delta H + Corr	131.73 J/g
Delta H + Corr	53.55 kJ/mol
Left	112.13 °C
Right	117.16 °C

2 mW

100　102　104　106　108　110　112　114　116　118　120　122　　°C

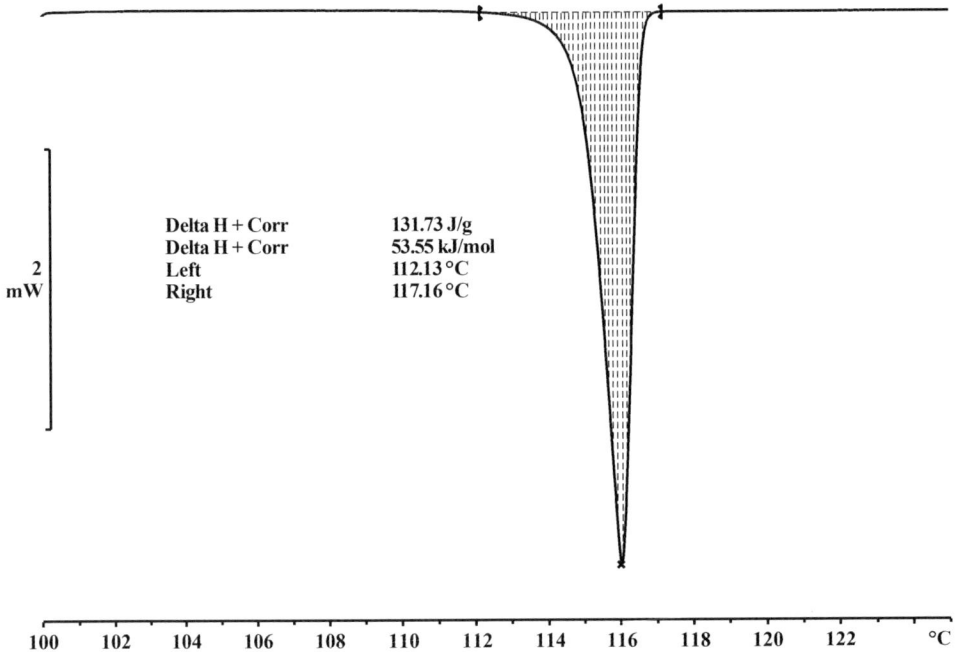

卡维地洛标准物质的 DSC 纯度分析图

DSC 纯度与 HPLC 纯度的分析对比表

标准物质批号	DSC 纯度（%）	HPLC 纯度（%）
100730–200401	99.6	99.9
100730–201602	99.5	99.9
100730–202303	99.5	99.9

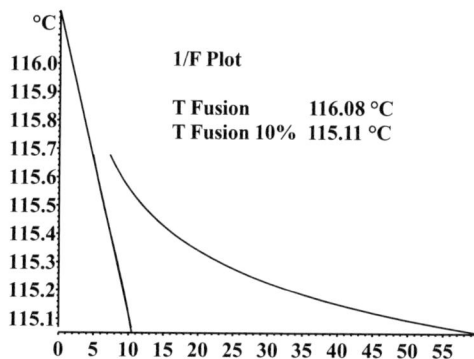

Lot.100730–200401

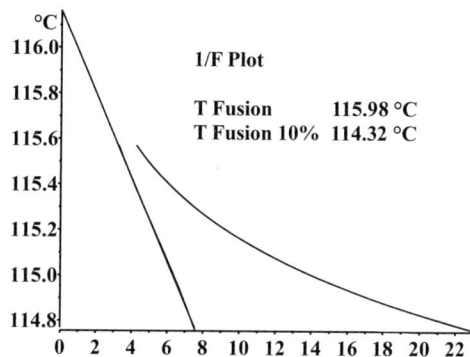

Lot.100730–201602

Lot.100730–202303

DSC 纯度拟合分析图

相关信息

- **中文化学名**：（±）-1-（9*H*-4-咔唑基氧基）-3-［2-（2-甲氧基苯氧基）乙氨基］-2-丙醇

- **英文化学名**：（±）-1-（9*H*-Carbazol-4-yloxy）-3-［［2-（2-methoxyphenoxy）ethyl］amino］-2-propanol

- **主要用途**：用于有症状的心力衰竭，也用于原发性高血压。

- **药典收录情况**：《中国药典》2020 年版，《美国药典》43 版，《欧洲药典》11.2 版，《英国药典》2023 年版，《日本药局方》18 版

- **中国上市制剂**：卡维地洛片，卡维地洛分散片，卡维地洛胶囊

克霉唑

Clotrimazole

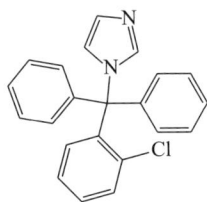

基本信息

分子式：$C_{22}H_{17}ClN_2$

分子量：344.84

CAS 号：23593-75-1

性状：本品为自色至微黄色的结晶性粉末；无臭，无味。

溶解性：本品在甲醇或三氯甲烷中易溶，在乙醇或丙酮中溶解，在水中几乎不溶。

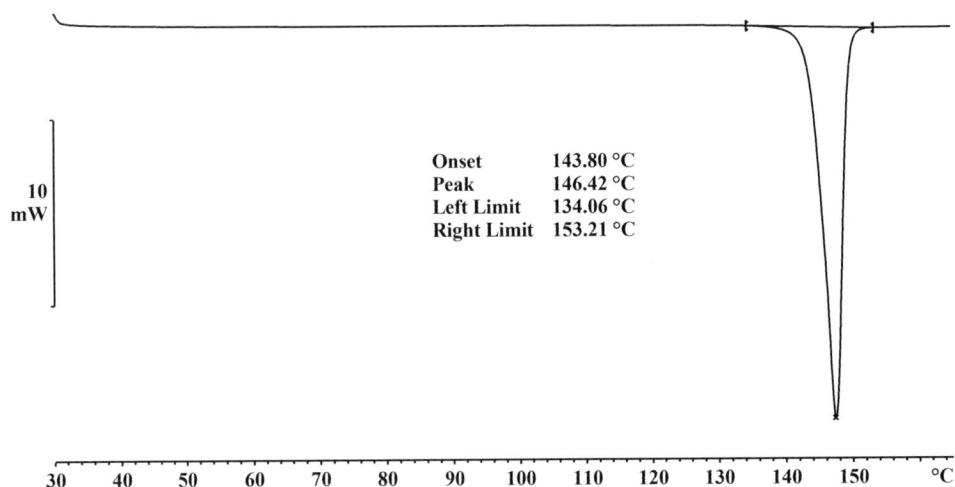

Onset	143.80 °C
Peak	146.42 °C
Left Limit	134.06 °C
Right Limit	153.21 °C

克霉唑标准物质的差示扫描量热分析图谱（10℃/min 分析）

纯度分析实验

样品制备： 6.795mg 样品置于 40μl 坩埚中

气体氛围： N_2 50ml/min

实验程序： 135 ~ 150℃，0.5℃/min

Delta H + Corr	97.74 J/g
Delta H + Corr	33.70 kJ/mol
Left	140.75 ℃
Right	145.81 ℃

克霉唑标准物质的 DSC 纯度分析图

DSC 纯度与 HPLC 纯度的分析对比表

标准物质批号	DSC 纯度（%）	HPLC 纯度（%）
100037-202008	99.4	99.6

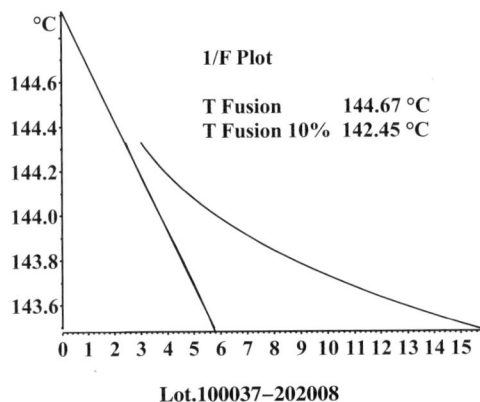

DSC 纯度拟合分析图

相关信息

- **中文化学名：** 1–[（2–氯苯基）二苯基甲基]–1*H*–咪唑

- **英文化学名：** 1–[（2–chlorophenyl）diphenylmethyl]–1*H*–imidazole

- **主要用途：** 用于治疗敏感菌所致的深部和浅部真菌病，如隐球菌脑膜炎、念珠菌肺炎、肠炎、组织胞浆菌病、体癣、手足癣等，其中治疗念珠菌病效果最好。

- **药典收录情况：**《中国药典》2020 年版，《美国药典》43 版，《欧洲药典》11.2 版，《英国药典》2023 年版，《日本药局方》18 版

- **中国上市制剂：** 克霉唑片，克霉唑阴道片，克霉唑阴道泡腾片，克霉唑阴道膨胀栓，克霉唑溶液，克霉唑乳膏，克霉唑栓

克霉唑杂质 I

Clotrimazole Impurity I

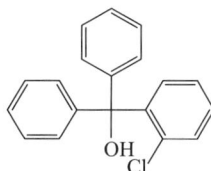

基本信息

分子式：$C_{19}H_{15}ClO$

分子量：294.77

CAS 号：66774-02-5

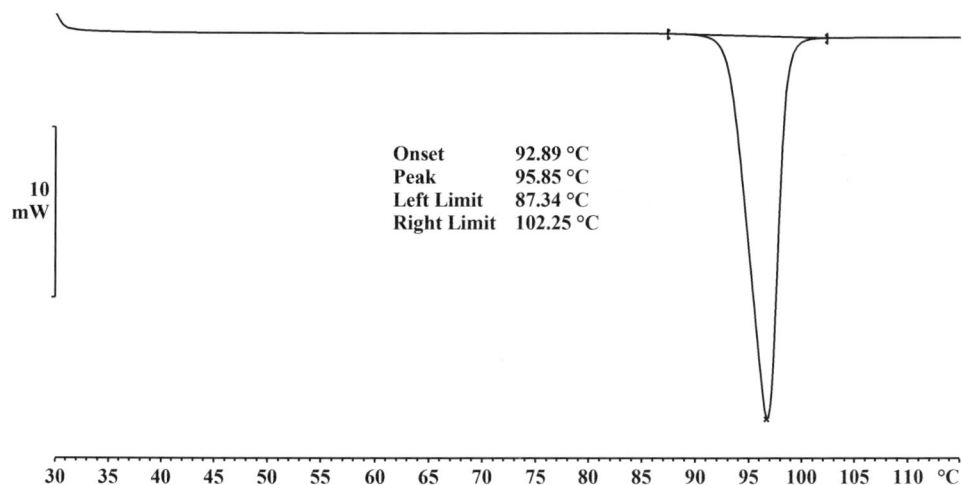

Onset	92.89 °C
Peak	95.85 °C
Left Limit	87.34 °C
Right Limit	102.25 °C

克霉唑杂质 I 标准物质的差示扫描量热分析图谱（10℃/min 分析）

纯度分析实验

样品制备： 4.593mg 样品置于 40μl 坩埚中

气体氛围： N_2 50ml/min

实验程序： 60～100℃，0.5℃/min

Delta H + Corr	90.26 J/g
Delta H + Corr	32.39 kJ/mol
Left	90.85 °C
Right	94.87 °C

克霉唑杂质 I 标准物质的 DSC 纯度分析图

DSC 纯度与 HPLC 纯度的分析对比表

标准物质批号	DSC 纯度（%）	HPLC 纯度（%）
100019-202306	99.5	99.9

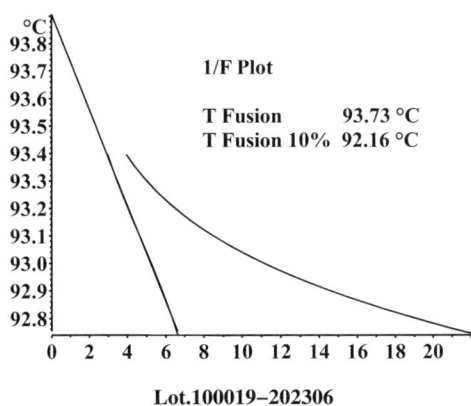

T Fusion 93.73 ℃
T Fusion 10% 92.16 ℃

1/F Plot

Lot.100019-202306

DSC 纯度拟合分析图

相关信息

- **中文化学名**：二苯基–（2-氯苯基）甲醇
- **英文化学名**：（2-chlorophenyl）-diphenyl methanol

其主要活性成分（API）的用途、药典收录情况、国内上市制剂参见"克霉唑"。

来曲唑

Letrozole

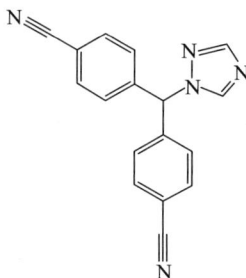

基本信息

分子式：$C_{17}H_{11}N_5$

分子量：285.3

CAS 号：112809-51-5

性状：本品为白色或类白色结晶性粉末；无臭。

溶解性：本品在三氯丙烷或丙酮中溶解，在甲醇中略溶，在水中几乎不溶。

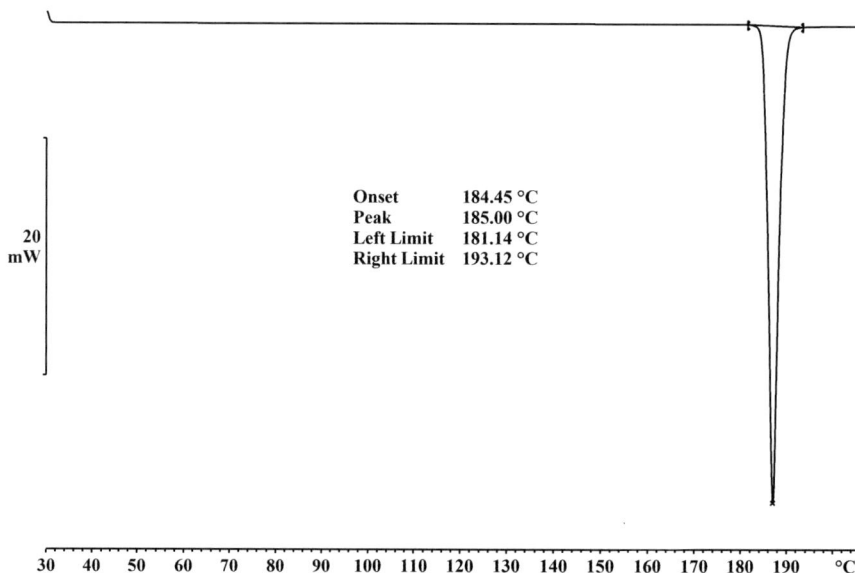

Onset	184.45 °C
Peak	185.00 °C
Left Limit	181.14 °C
Right Limit	193.12 °C

来曲唑标准物质的差示扫描量热分析图谱（10°C/min 分析）

纯度分析实验

样品制备： 6.609mg 样品置于 40μl 坩埚中

气体氛围： N_2 50ml/min

实验程序： 175~190℃，0.5℃/min

Delta H + Corr	117.33 J/g
Delta H + Corr	33.47 kJ/mol
Left	182.79 ℃
Right	185.80 ℃

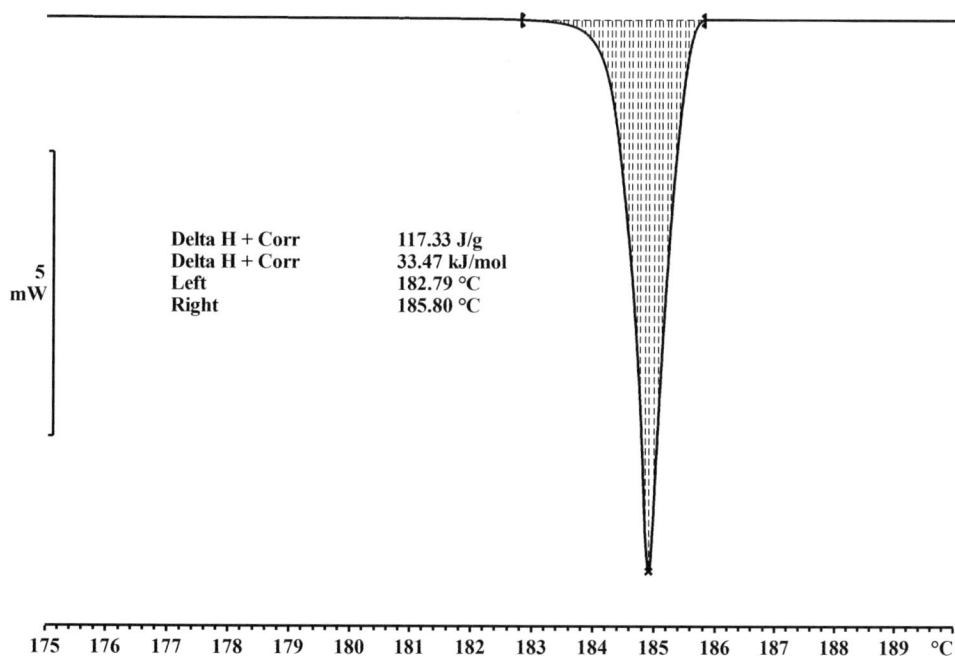

来曲唑标准物质的 DSC 纯度分析图

DSC 纯度与 HPLC 纯度的分析对比表

标准物质批号	DSC 纯度（%）	HPLC 纯度（%）
101045–201902	99.9	99.9

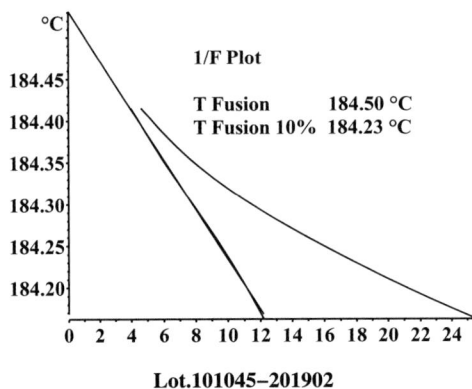

Lot.101045–201902

DSC 纯度拟合分析图

相关信息

- **中文化学名**：4,4′-(1H-1,2,4-三唑-1-基亚甲基)双苯腈
- **英文化学名**：4,4′-(1H-1,2,4-triazol-1-ylmethylene)bisbenzonitrile
- **主要用途**：用于治疗各种真菌感染病，如念珠菌感染、皮肤癣菌感染等。
- **药典收录情况**：《中国药典》2020 年版,《美国药典》43 版,《欧洲药典》11.3 版,
《英国药典》2023 年版
- **中国上市制剂**：来曲唑片

利多卡因

Lidocaine

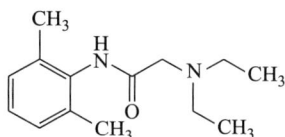

基本信息

分子式：$C_{14}H_{22}N_2O$

分子量：234.34

CAS 号：137–58–6

性状：本品为白色或类白色结晶性粉末。

溶解性：本品在水中几乎不溶，在乙醇（96%）和二氯甲烷中易溶。

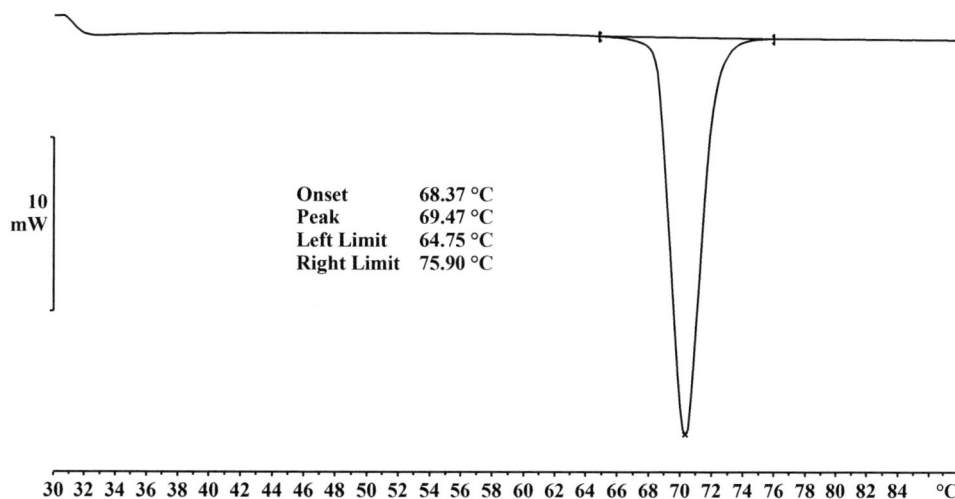

Onset	68.37 ℃
Peak	69.47 ℃
Left Limit	64.75 ℃
Right Limit	75.90 ℃

10 mW

30 32 34 36 38 40 42 44 46 48 50 52 54 56 58 60 62 64 66 68 70 72 74 76 78 80 82 84　℃

利多卡因标准物质的差示扫描量热分析图谱（10℃/min 分析）

纯度分析实验

样品制备： 6.001mg 样品置于 40μl 坩埚中

气体氛围： N_2 50ml/min

实验程序： 60 ~ 80℃，0.5℃/min

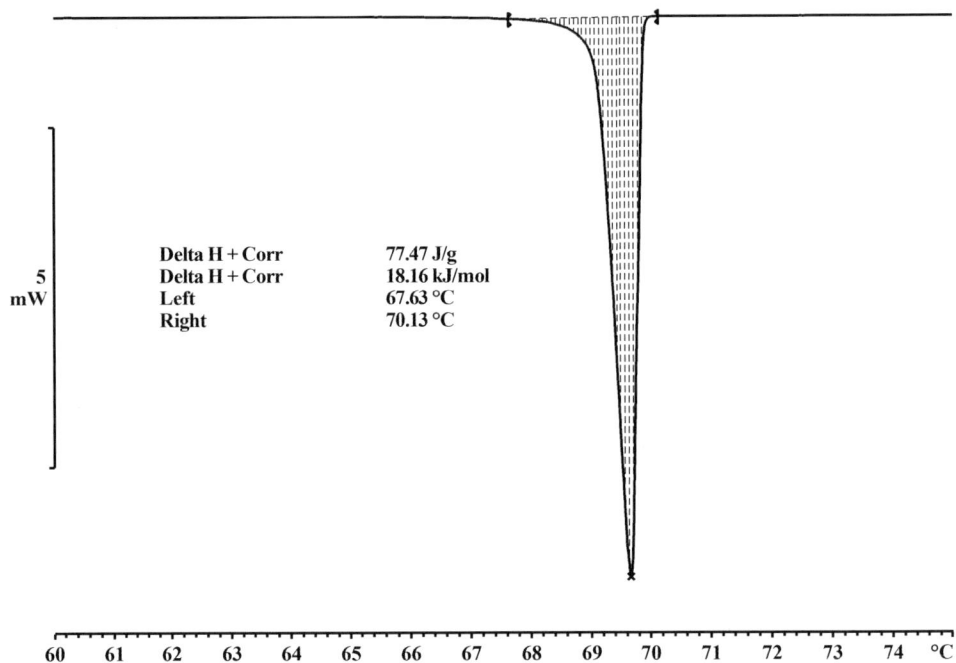

Delta H + Corr	77.47 J/g	
Delta H + Corr	18.16 kJ/mol	
Left	67.63 ℃	
Right	70.13 ℃	

5 mW

60 61 62 63 64 65 66 67 68 69 70 71 72 73 74 ℃

利多卡因标准物质的 DSC 纯度分析图

DSC 纯度与 HPLC 纯度的分析对比表

标准物质批号	DSC 纯度（%）	HPLC 纯度（%）
100342–200402	99.7	99.98
100342–202006	99.9	99.9

| Lot.100342-200402 | Lot.100342-202006 |

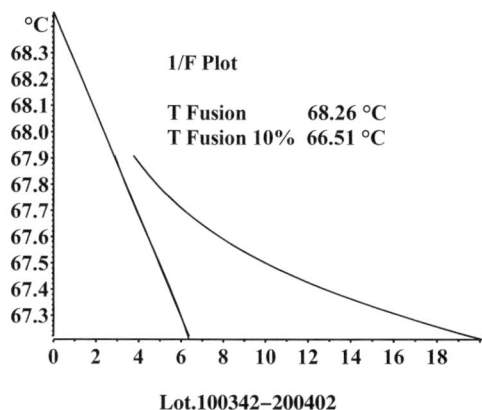

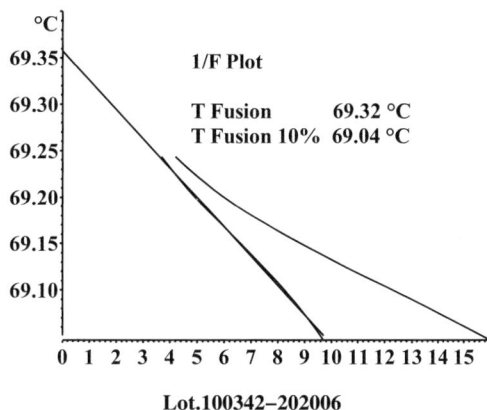

DSC 纯度拟合分析图

相关信息

- **中文化学名：** *N*-（2,6-二甲苯基）-2-（二乙氨基）乙酰胺

- **英文化学名：** 2-（diethylamino）-*N*-（2,6-dimethylphenyl）acetamide

- **主要用途：** 用于室性心律失常，特别适用于危急病例。也可用于心肌梗死急性期以防止心室纤颤的发生。对强心苷所致的室性早搏、室性心动过速及心室纤颤有效。

- **药典收录情况：**《美国药典》43 版，《欧洲药典》11.3 版，《英国药典》2023 年版，《日本药局方》18 版

- **中国上市制剂：** 利多卡因氯己定气雾剂

利鲁唑

Riluzole

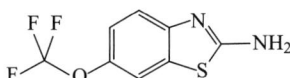

基本信息

分子式：$C_8H_5F_3N_2OS$

分子量：234.20

CAS 号：1744-22-5

性状：本品为白色至微黄色结晶或结晶性粉末；无臭。

溶解性：本品在甲醇、乙醇或三氯甲烷中易溶，在水中几乎不溶。

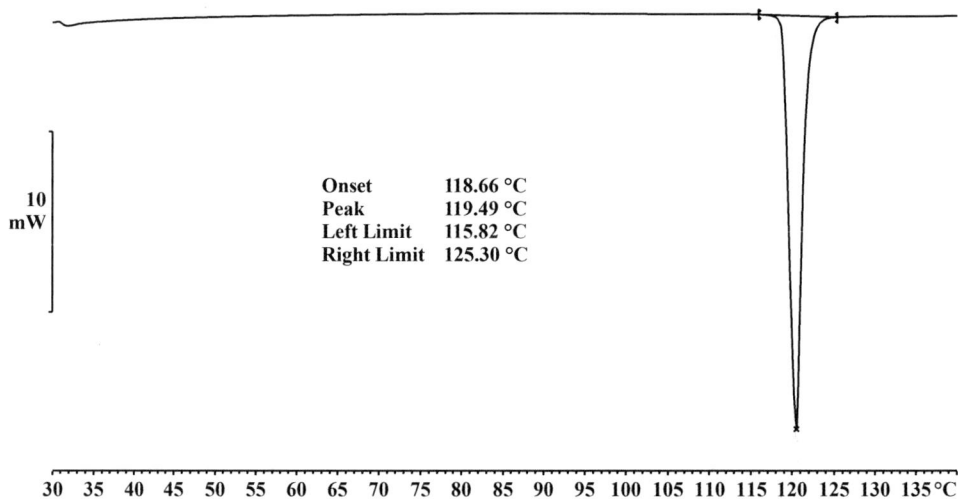

Onset	118.66 °C
Peak	119.49 °C
Left Limit	115.82 °C
Right Limit	125.30 °C

利鲁唑标准物质的差示扫描量热分析图谱（10℃/min 分析）

纯度分析实验

样品制备： 3.081mg 样品置于 40μl 坩埚中

气体氛围： N_2 50ml/min

实验程序： 105 ~ 125℃，0.5℃/min

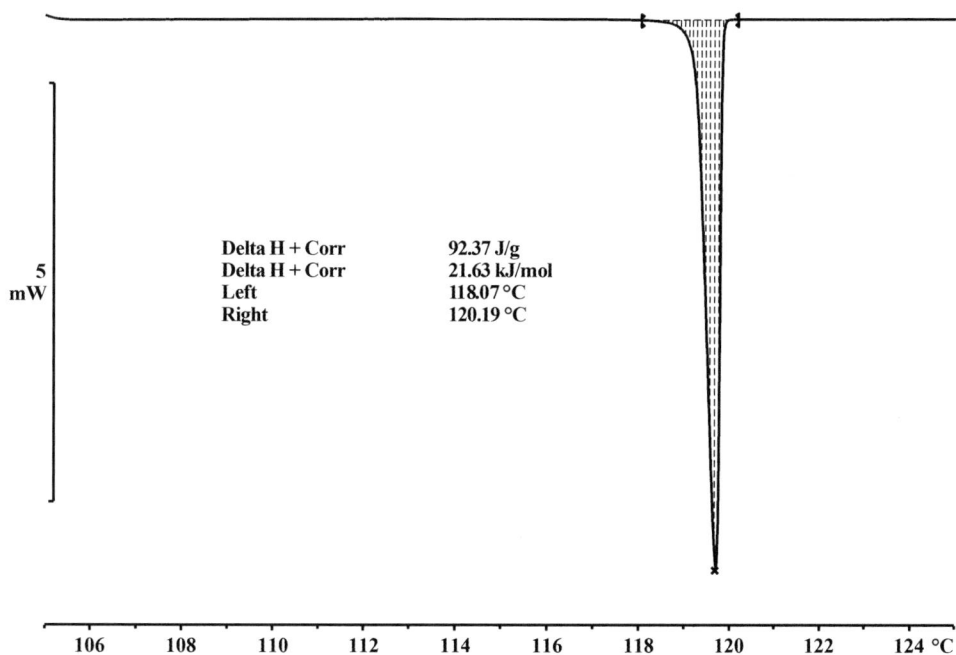

Delta H + Corr	92.37 J/g	
Delta H + Corr	21.63 kJ/mol	
Left	118.07 °C	
Right	120.19 °C	

利鲁唑标准物质的 DSC 纯度分析图

DSC 纯度与 HPLC 纯度的分析对比表

标准物质批号	DSC 纯度（%）	HPLC 纯度（%）
100684–202002	99.97	99.8

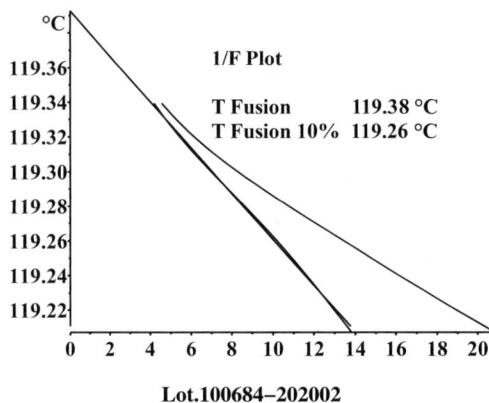

DSC 纯度拟合分析图

相关信息

- **中文化学名**：2-氨基-6-三氟甲氧基苯并噻唑

- **英文化学名**：2-amino-6-（trifluoromethoxy）benzothiazole

- **主要用途**：用于延长肌萎缩侧索硬化（ALS）患者的生命，或延长其发展至需要机械通气支持的时间。

- **药典收录情况**：《中国药典》2020 年版，《美国药典》43 版

- **中国上市制剂**：利鲁唑片，利鲁唑胶囊

利培酮

Risperidone

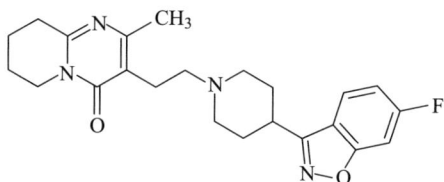

基本信息

分子式：$C_{23}H_{27}FN_4O_2$

分子量：410.49

CAS 号：106266-06-2

性状：本品为白色或类白色粉末或结晶性粉末。

溶解性：本品在甲醇中溶解，在乙醇、0.1mol/L 盐酸溶液中略溶，在水中几乎不溶。

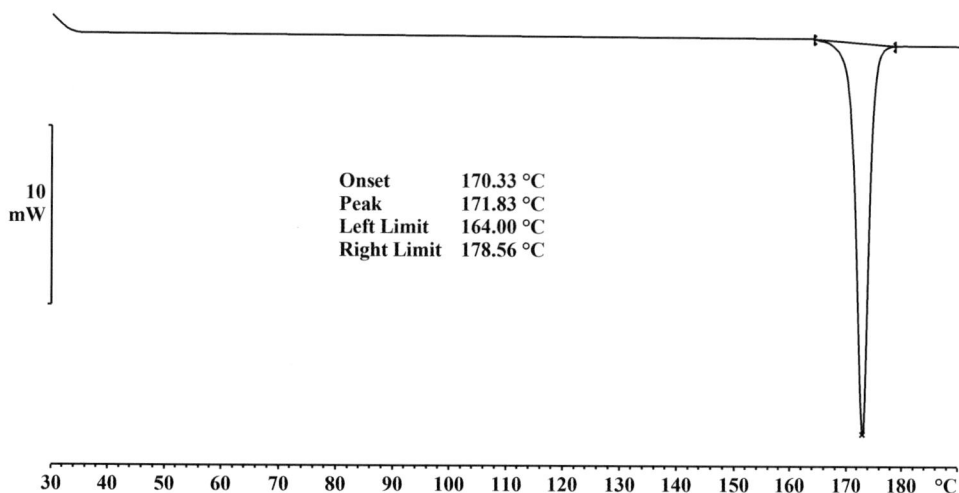

Onset	170.33 °C
Peak	171.83 °C
Left Limit	164.00 °C
Right Limit	178.56 °C

利培酮标准物质的差示扫描量热分析图谱（10°C/min 分析）

纯度分析实验

样品制备： 7.810mg 样品置于 40μl 坩埚中

气体氛围： N_2 50ml/min

实验程序： 156 ~ 180℃，0.5℃/min

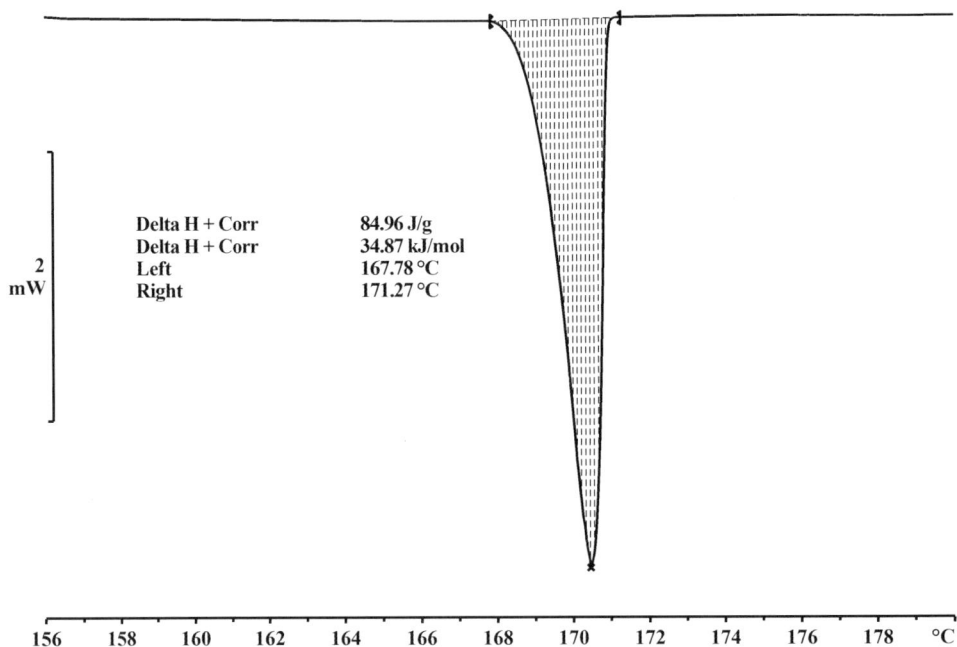

Delta H + Corr	84.96 J/g
Delta H + Corr	34.87 kJ/mol
Left	167.78 ℃
Right	171.27 ℃

利培酮标准物质的 DSC 纯度分析图

DSC 纯度与 HPLC 纯度的分析对比表

标准物质批号	DSC 纯度（%）	HPLC 纯度（%）
100570–201704	99.5	99.9

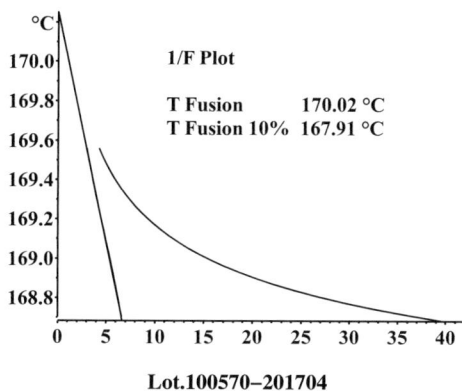

1/F Plot

T Fusion 170.02 ℃
T Fusion 10% 167.91 ℃

Lot.100570-201704

DSC 纯度拟合分析图

相关信息

- **中文化学名**：3-［2-［4-（6-氟-1,2-苯并异噁唑-3-基）-1-哌啶基］乙基］-6,7,8,9-四氢-2-甲基-4*H*-吡啶并［1,2-*α*］嘧啶-4-酮

- **英文化学名**：3-［2-［4-（6-fluoro-1,2-benzisoxazol-3-yl）piperidin-1-yl］ethyl］-2-methyl-6,7,8,9-tetrahydro-4*H*-pyrido［1,2-*α*］pyrimidin-4-one

- **主要用途**：用于治疗急性和慢性精神分裂症。

- **药典收录情况**：《中国药典》2020 年版,《美国药典》43 版,《欧洲药典》11.3 版,《英国药典》2023 年版,《日本药局方》18 版

- **中国上市制剂**：利培酮口服溶液,利培酮片,利培酮分散片,利培酮口崩片

联苯双酯

Bifendate

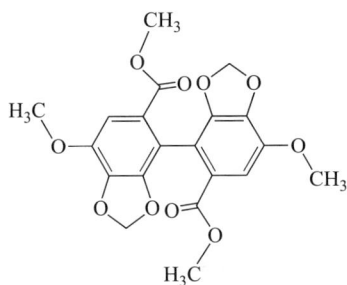

基本信息

分子式：$C_{20}H_{18}O_{10}$

分子量：418.35

CAS 号：73536-69-3

性状：本品为白色结晶性粉末；无臭，无味。

溶解性：本品在三氯甲烷中易溶，在乙醇或水中几乎不溶。

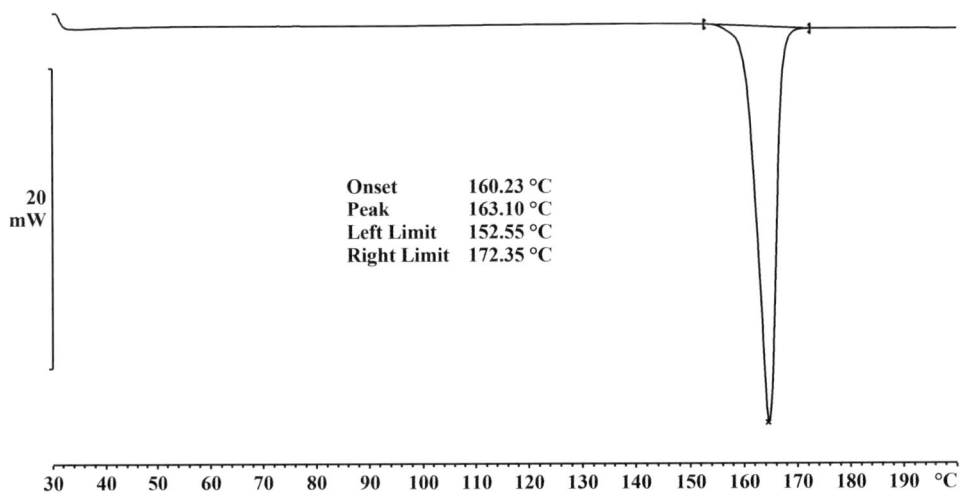

Onset	160.23 °C
Peak	163.10 °C
Left Limit	152.55 °C
Right Limit	172.35 °C

联苯双酯标准物质的差示扫描量热分析图谱（10°C/min 分析）

纯度分析实验

样品制备：3.710mg 样品置于 40μl 坩埚中

气体氛围：N_2 50ml/min

实验程序：167～184℃，0.5℃/min

Delta H + Corr	75.84 J/g
Delta H + Corr	31.73 kJ/mol
Left	177.08 °C
Right	180.92 °C

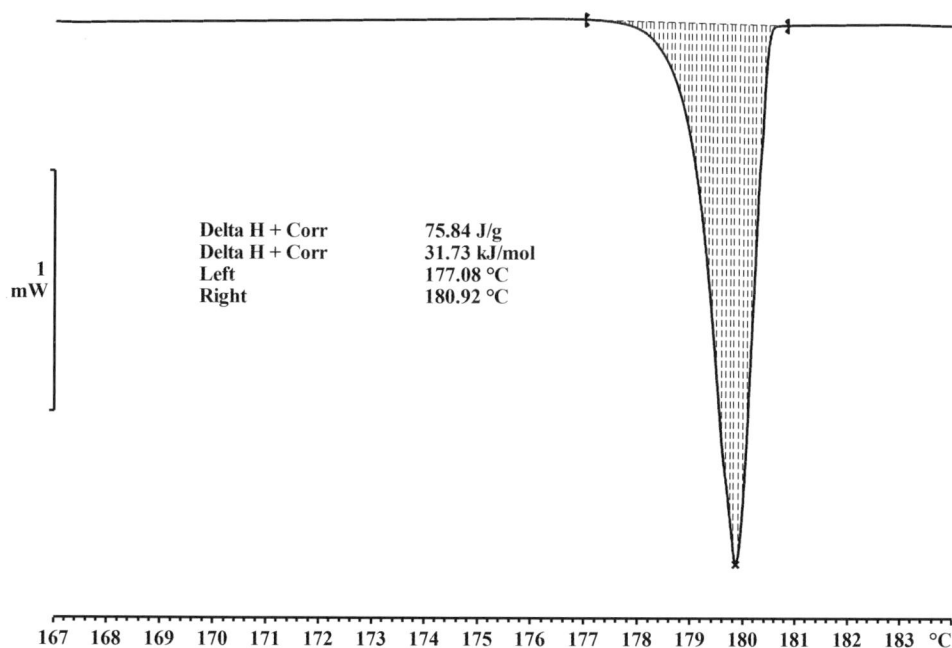

联苯双酯标准物质的 DSC 纯度分析图

DSC 纯度与 HPLC 纯度的分析对比表

标准物质批号	DSC 纯度（%）	HPLC 纯度（%）
100192–200503	99.7	99.6
100192–201504	99.6	99.96

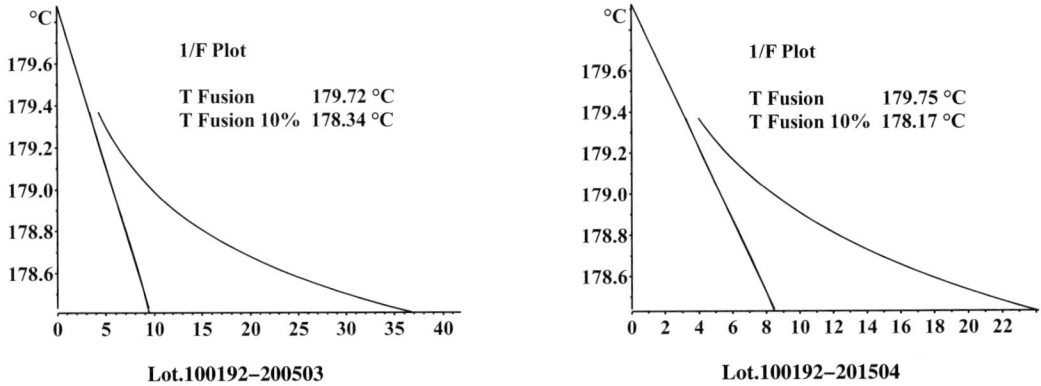

Lot.100192–200503　　　　　Lot.100192–201504

DSC 纯度拟合分析图

相关信息

- **中文化学名**：4,4′–二甲氧基–5,6,5′,6′–二次甲二氧–2,2′–联苯二甲酸二甲酯

- **主要用途**：用于慢性迁延性肝炎丙氨酸氨基转移酶长期增高者，单项丙氨酸氨基转移酶升高、无其他肝功能异常者及化学药物引起的丙氨酸氨基转移酶升高。

- **药典收录情况**：《中国药典》2020 年版

- **中国上市制剂**：联苯双酯片，联苯双酯滴丸，联苯双酯胶囊

邻甲苯磺酰胺

2–Methylbenzene Sulfonamide

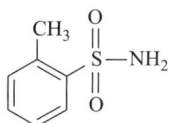

基本信息

分子式：$C_7H_9NO_2S$

分子量：171.22

CAS 号：88–19–7

性状：本品为无色结晶或白色结晶性粉末。

溶解性：本品在水和乙醚中微溶，在乙醇、碱溶液中溶解。

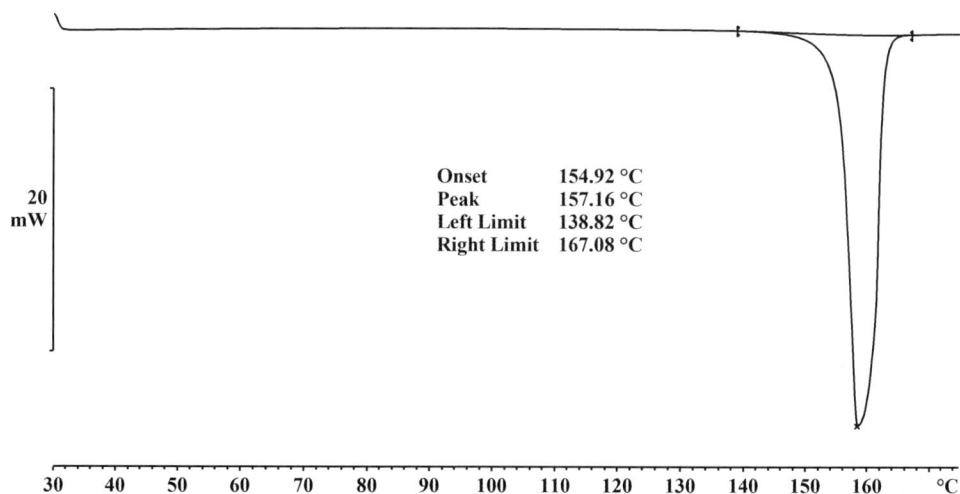

Onset 154.92 °C
Peak   157.16 °C
Left Limit 138.82 °C
Right Limit 167.08 °C

邻甲苯磺酰胺标准物质的差示扫描量热分析图谱（10°C/min 分析）

纯度分析实验

样品制备： 8.164mg 样品置于 40μl 坩埚中

气体氛围： N_2 50ml/min

实验程序： 143 ~ 163℃，0.5℃/min

Delta H + Corr	177.75 J/g
Delta H + Corr	30.43 kJ/mol
Left	153.74 °C
Right	157.41 °C

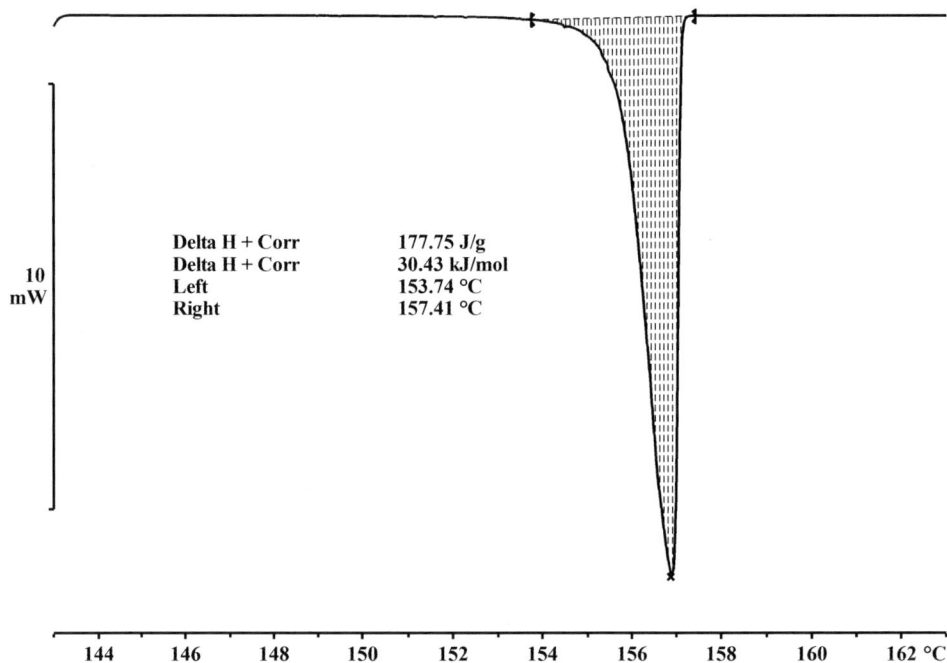

邻甲苯磺酰胺标准物质的 DSC 纯度分析图

DSC 纯度与 HPLC 纯度的分析对比表

标准物质批号	DSC 纯度（%）	GC 纯度（%）
100038–200803	99.7	99.5
100038–201204	99.8	99.3
100038–202205	99.2	99.2

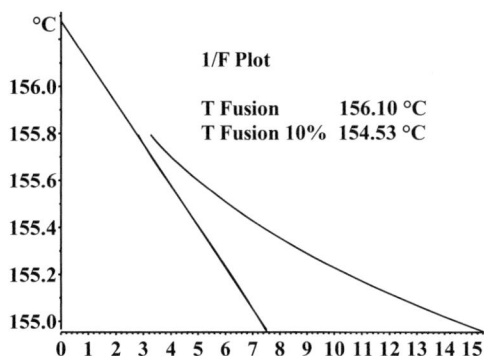

Lot.100038-200803

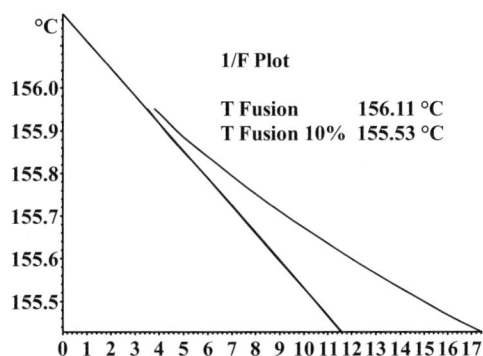

Lot.100038-201204

Lot.100038-202205

DSC 纯度拟合分析图

相关信息

- **中文化学名**：2-甲苯-1-磺酰胺
- **英文化学名**：2-methylbenzene-1-sulfonamide
- **主要用途**：用于制造糖精、增塑剂、黏合剂、农药、药品等。
- **药典收录情况**：《中国药典》2020 年版,《美国药典》43 版,《欧洲药典》11.3 版,《英国药典》2023 年版
- **中国上市制剂**：尚无"邻甲苯磺酰胺"主药制剂

林旦

Lindane

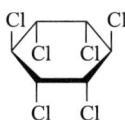

基本信息

分子式：$C_6H_6Cl_6$

分子量：290.83

CAS 号：58-89-9

性状：本品为白色结晶性粉末；微臭。

溶解性：本品在丙酮、乙醚中易溶，在无水乙醇中溶解，在水中不溶。

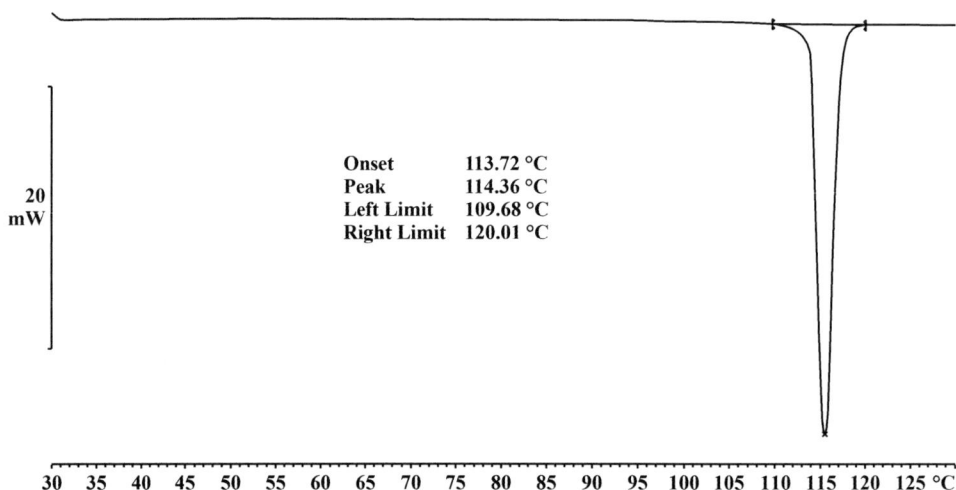

Onset	113.72 °C
Peak	114.36 °C
Left Limit	109.68 °C
Right Limit	120.01 °C

林旦标准物质的差示扫描量热分析图谱（10℃/min 分析）

纯度分析实验

样品制备： 6.556mg 样品置于 40μl 坩埚中

气体氛围： N$_2$ 50ml/min

实验程序： 105～116℃，0.5℃/min

Delta H + Corr	87.67 J/g
Delta H + Corr	25.50 kJ/mol
Left	113.03 ℃
Right	114.59 ℃

5 mW

| 105 | 106 | 107 | 108 | 109 | 110 | 111 | 112 | 113 | 114 | 115 | ℃ |

林旦标准物质的 DSC 纯度分析图

DSC 纯度与 HPLC 纯度的分析对比表

标准物质批号	DSC 纯度（%）	HPLC 纯度（%）
100324–200001	99.98	99.8

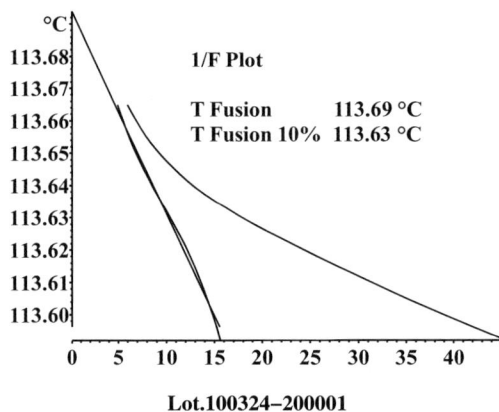

Lot.100324−200001

DSC 纯度拟合分析图

相关信息

- **中文化学名：**（1α,2α,3β,4α,5α,6β）-1,2,3,4,5,6-六氯环己烷

- **英文化学名：**（1α,2α,3β,4α,5α,6β）-1,2,3,4,5,6-hexachlorocyclohexane

- **主要用途：**用于杀灭疥虫。

- **药典收录情况：**《中国药典》2020 年版,《美国药典》2022 年版,《英国药典》2023 年版

- **中国上市制剂：**尚无"林旦"主药制剂

螺内酯

Spironolactone

基本信息

分子式：$C_{24}H_{32}O_4S$

分子量：416.57

CAS 号：52-01-7

性状：本品为白色或类白色的细微结晶性粉末；有轻微硫醇臭。

溶解性：本品在三氯甲烷中极易溶解，在苯或乙酸乙酯中易溶，在乙醇中溶解，在水中不溶。

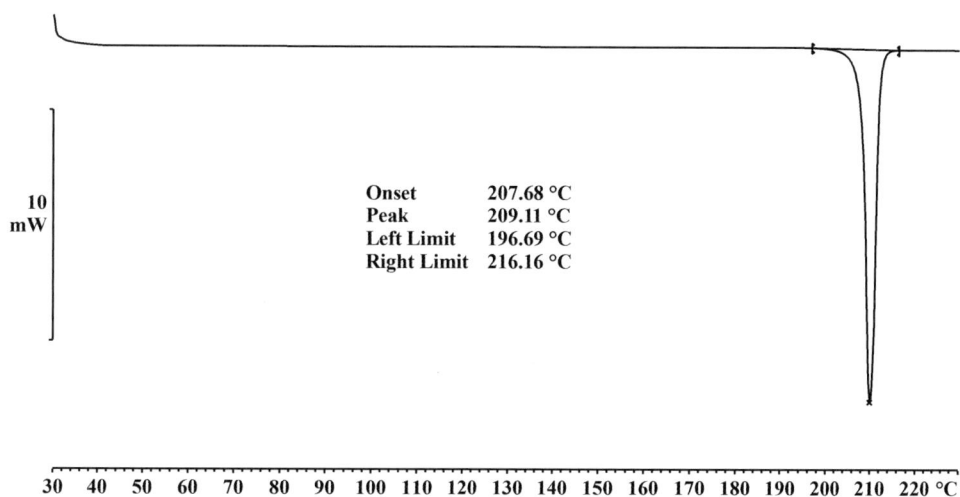

Onset	207.68 °C
Peak	209.11 °C
Left Limit	196.69 °C
Right Limit	216.16 °C

30 40 50 60 70 80 90 100 110 120 130 140 150 160 170 180 190 200 210 220 °C

螺内酯标准物质的差示扫描量热分析图谱（10°C/min 分析）

— 177 —

纯度分析实验

样品制备： 1.511mg 样品置于 40μl 坩埚中

气体氛围： N_2 50ml/min

实验程序： 195～210℃，0.5℃/min

Delta H + Corr	48.14 J/g
Delta H + Corr	20.06 kJ/mol
Left	203.92 ℃
Right	208.79 ℃

0.5 mW

195　196　197　198　199　200　201　202　203　204　205　206　207　208　℃

螺内酯标准物质的 DSC 纯度分析图

DSC 纯度与 HPLC 纯度的分析对比表

标准物质批号	DSC 纯度（%）	HPLC 纯度（%）
100193–201203	99.6	99.9
100193–201504	99.4	99.8

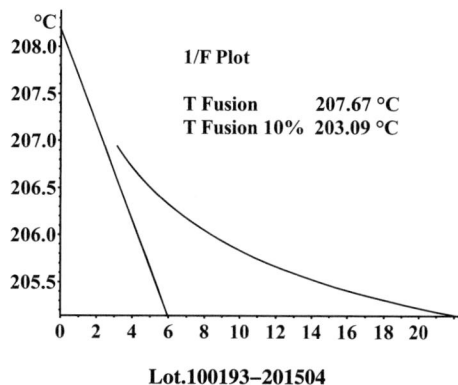

DSC 纯度拟合分析图

相关信息

- **中文化学名**：17β-羟基-3-氧代-7α-（乙酰硫基）-17α-孕甾-4-烯-21-羧酸 γ-内酯

- **英文化学名**：17β-hydroxy-7α-mercapto-3-oxo-17α-pregn-4-ene-21-carboxylic acid γ-lactone

- **主要用途**：用于充血性心衰导致的水肿及肝硬化腹水、肾性水肿等水肿性疾病。

- **药典收录情况**：《中国药典》2020 年版，《美国药典》43 版，《欧洲药典》11.3 版，《英国药典》2023 年版，《日本药局方》18 版

- **中国上市制剂**：螺内酯片，螺内酯胶囊

氯氮平

Clozapine

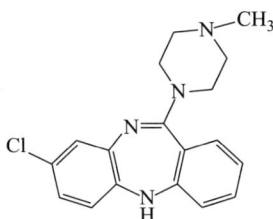

基本信息

分子式：$C_{18}H_{19}ClN_4$

分子量：326.84

CAS 号：5786-21-0

性状：本品为淡黄色结晶性粉末；无臭。

溶解性：本品在三氯甲烷中易溶，在乙醇中溶解，在水中几乎不溶。

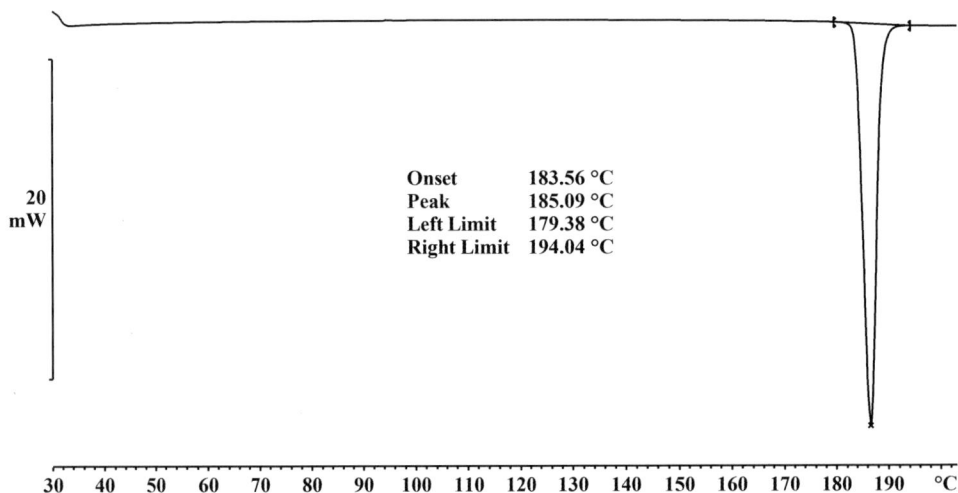

Onset	183.56 °C
Peak	185.09 °C
Left Limit	179.38 °C
Right Limit	194.04 °C

20 mW

氯氮平标准物质的差示扫描量热分析图谱（10℃/min 分析）

纯度分析实验

样品制备： 6.119mg 样品置于 40μl 坩埚中

气体氛围： N_2 50ml/min

实验程序： 170～190℃，0.5℃/min

Delta H + Corr	**117.57 J/g**
Delta H + Corr	**38.43 kJ/mol**
Left	**181.90 ℃**
Right	**185.04 ℃**

5 mW

170　172　174　176　178　180　182　184　186　188　℃

氯氮平标准物质的 DSC 纯度分析图

DSC 纯度与 HPLC 纯度的分析对比表

标准物质批号	DSC 纯度（%）	HPLC 纯度（%）
100323–200201	99.9	99.9
100323–201002	99.9	99.9
100323–201703	99.9	99.8

°C

183.30
183.25
183.20
183.15
183.10
183.05
183.00
182.95

1/F Plot

T Fusion　　　 183.33 °C
T Fusion 10%　 183.02 °C

0　2　4　6　8　10　12　14　16　18　20　22　24　26

Lot.100323–200201

°C

183.25
183.20
183.15
183.10
183.05
183.00
182.95

1/F Plot

T Fusion　　　 183.31 °C
T Fusion 10%　 183.00 °C

0　2　4　6　8　10　12　14　16　18　20　22　24　26　28

Lot.100323–201002

°C

183.85
183.80
183.75
183.70
183.65
183.60
183.55
183.50

1/F Plot

T Fusion　　　 183.89 °C
T Fusion 10%　 183.54 °C

0　2　4　6　8　10　12　14　16　18　20　22　24　26

Lot.100323–201703

DSC 纯度拟合分析图

相关信息

- **中文化学名**：8-氯-11-（4-甲基-1-哌嗪基）-5*H*-二苯并［*b,e*］［1,4］二氮杂䓬

- **英文化学名**：8-chloro-11-（4-methyl-1-piperazinyl）-5*H*-dibenzo［*b,e*］［1,4］diazepine

- **主要用途**：用于急性与慢性精神分裂症的各个亚型，对幻觉妄想型、青春型效果好。也可以减轻与精神分裂症有关的情感症状（如抑郁、负罪感、焦虑）。

- **药典收录情况**：《中国药典》2020 年版，《美国药典》2021 年版，《欧洲药典》11.2 版，《英国药典》2023 年版

- **中国上市制剂**：氯氮平片，氯氮平分散片，氯氮平口腔崩解片

氯普噻吨

Chlorprothixene

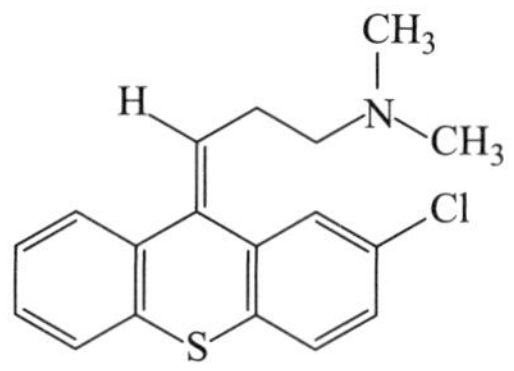

基本信息

分子式：$C_{18}H_{18}ClNS$

分子量：315.87

CAS 号：113-59-7

性状：本品为淡黄色结晶性粉末；无臭，无味。

溶解性：本品在三氯甲烷中易溶，在水中不溶。

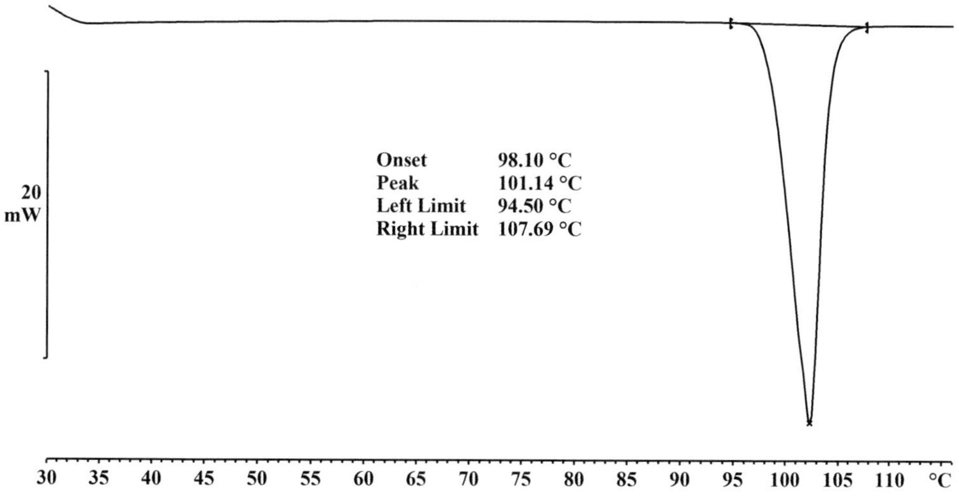

Onset 98.10 °C
Peak 101.14 °C
Left Limit 94.50 °C
Right Limit 107.69 °C
20 mW
30 35 40 45 50 55 60 65 70 75 80 85 90 95 100 105 110 °C

氯普噻吨标准物质的差示扫描量热分析图谱（10°C/min 分析）

纯度分析实验

样品制备： 6.599mg 样品置于 40μl 坩埚中

气体氛围： N_2 50ml/min

实验程序： 80 ~ 105℃，0.5℃/min

Delta H + Corr	125.48 J/g
Delta H + Corr	39.63 kJ/mol
Left	96.25 ℃
Right	99.90 ℃

5 mW

80 82 84 86 88 90 92 94 96 98 100 102 ℃

氯普噻吨标准物质的 DSC 纯度分析图

DSC 纯度与 HPLC 纯度的分析对比表

标准物质批号	DSC 纯度（％）	HPLC 纯度（％）
100043–199701	99.5	99.5
100043–202002	99.4	99.7

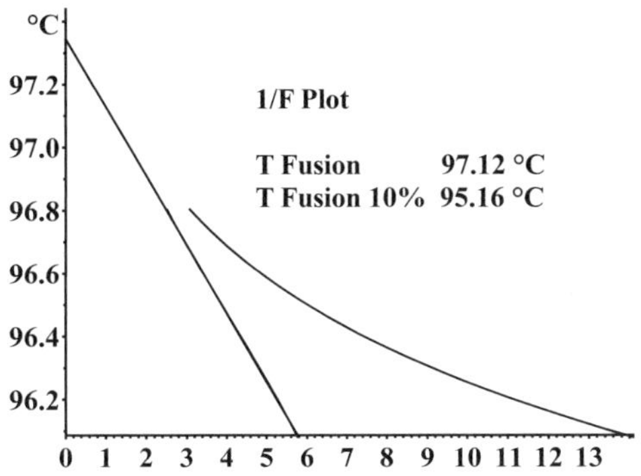
°C
97.2
97.0
96.8
96.6
96.4
96.2
0 1 2 3 4 5 6 7 8 9 10 11 12 13
1/F Plot
T Fusion 97.12 °C
T Fusion 10% 95.16 °C

Lot.100043–199701

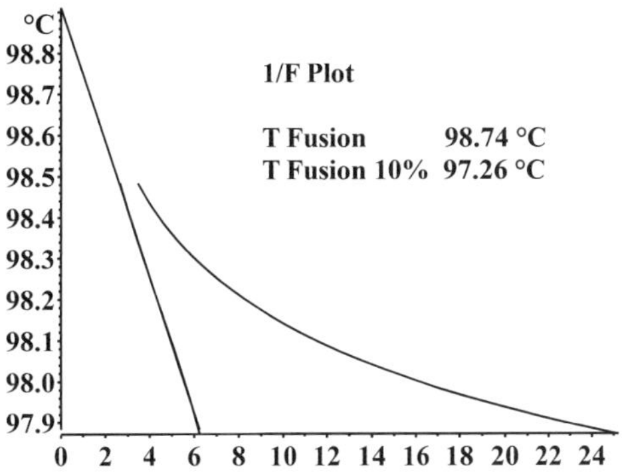
°C
98.8
98.7
98.6
98.5
98.4
98.3
98.2
98.1
98.0
97.9
0 2 4 6 8 10 12 14 16 18 20 22 24
1/F Plot
T Fusion 98.74 °C
T Fusion 10% 97.26 °C

Lot.100043–202002

DSC 纯度拟合分析图

相关信息

- **中文化学名：**（*Z*）–*N*,*N*–二甲基–3–（2–氯–9*H*–亚噻吨基）–1–丙胺
- **主要用途：**用于哮喘、支气管痉挛和慢性阻塞性肺疾病等呼吸系统疾病。
- **药典收录情况：**《中国药典》2020 年版
- **中国上市制剂：**氯普噻吨片

氯唑沙宗

Chlorzoxazone

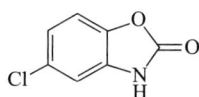

基本信息

分子式：$C_7H_4ClNO_2$

分子量：169.57

CAS 号：95–25–0

性状：本品为白色结晶性粉末。

溶解性：本品在水中微溶。

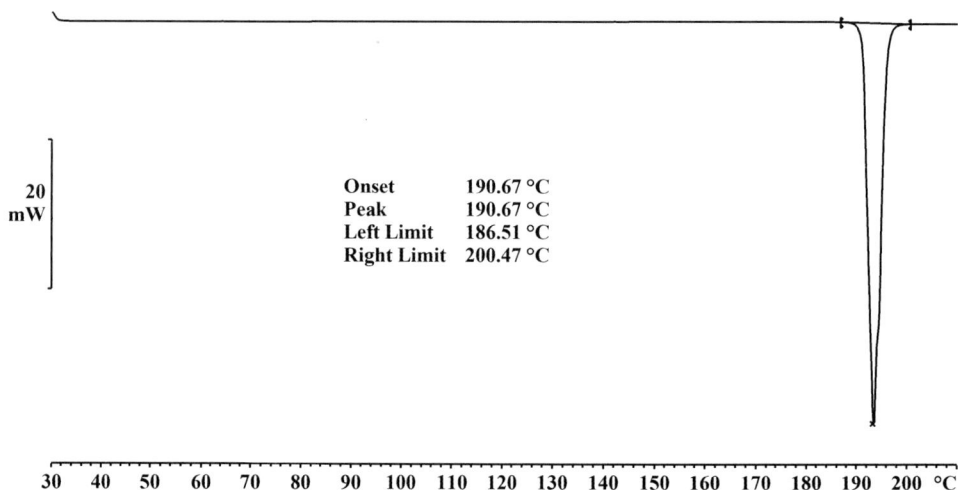

20 mW

Onset	190.67 °C
Peak	190.67 °C
Left Limit	186.51 °C
Right Limit	200.47 °C

30 40 50 60 70 80 90 100 110 120 130 140 150 160 170 180 190 200 °C

氯唑沙宗标准物质的差示扫描量热分析图谱（10°C/min 分析）

纯度分析实验

样品制备： 5.331mg 样品置于 40μl 坩埚中

气体氛围： N_2 50ml/min

实验程序： 180~195℃，0.5℃/min

Delta H + Corr	**142.57 J/g**
Delta H + Corr	**24.17 kJ/mol**
Left	**189.45 ℃**
Right	**191.89 ℃**

5 mW

180 181 182 183 184 185 186 187 188 189 190 191 192 193 194 ℃

氯唑沙宗标准物质的 DSC 纯度分析图

DSC 纯度与 HPLC 纯度的分析对比表

标准物质批号	DSC 纯度（%）	HPLC 纯度（%）
100364-200301	99.98	99.95
100364-201302	99.99	99.96

°C / 190.76 190.74 190.72 190.70 190.68 190.66 190.64 190.62

1/F Plot

T Fusion　　　190.77 ℃
T Fusion 10%　190.70 ℃

0　5　10　15　20　25　30　35　40

Lot.100364-200301

°C / 190.74 190.72 190.70 190.68 190.66 190.64 190.62

1/F Plot

T Fusion　　　190.74 ℃
T Fusion 10%　190.72 ℃

0　5　10　15　20　25　30　35　40　45　50　55

Lot.100364-201302

DSC 纯度拟合分析图

相关信息

- **中文化学名**：5-氯-2-苯并噁唑酮
- **英文化学名**：5-chloro-2-benzoxazolone
- **主要用途**：用于各种急慢性软组织（肌肉、韧带）扭伤、挫伤、运动后肌肉酸痛、中枢神经病变引起的肌肉痉挛及慢性筋膜炎。
- **药典收录情况**：《美国药典》43 版
- **中国上市制剂**：氯唑沙宗片，氯唑沙宗胶囊

吗多明

Molsidomine

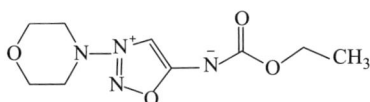

基本信息

分子式：$C_9H_{14}N_4O_4$

分子量：242.23

CAS 号：25717-80-0

性状：本品为白色结晶性粉末。

溶解性：本品在三氯甲烷中易溶，在乙醇中溶解，在水中略溶，在甲苯中微溶。

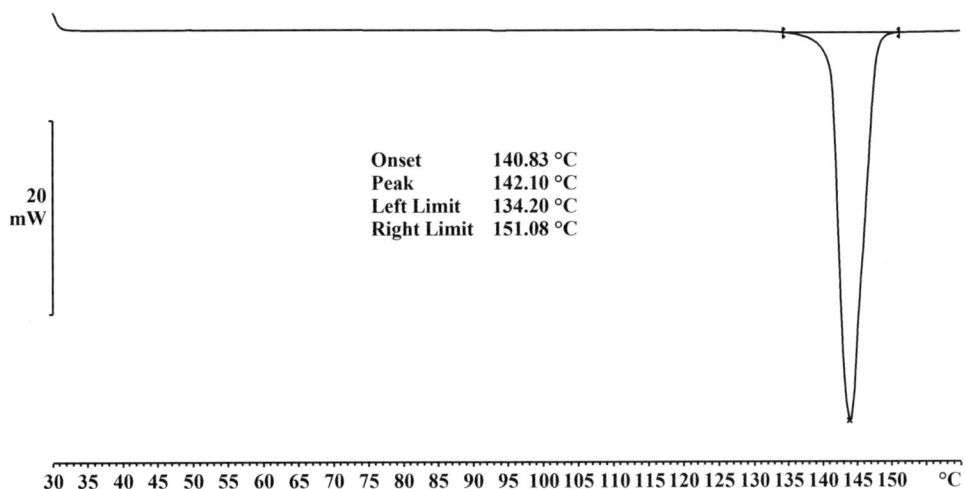

Onset	140.83 °C
Peak	142.10 °C
Left Limit	134.20 °C
Right Limit	151.08 °C

吗多明标准物质的差示扫描量热分析图谱（10°C/min 分析）

纯度分析实验

样品制备： 9.229mg 样品置于 40μl 坩埚中

气体氛围： N_2 50ml/min

实验程序： 130～150℃，0.5℃/min

Delta H + Corr	116.07 J/g
Delta H + Corr	28.12 kJ/mol
Left	138.38 ℃
Right	142.36 ℃

吗多明标准物质的 DSC 纯度分析图

DSC 纯度与 HPLC 纯度的分析对比表

标准物质批号	DSC 纯度（％）	HPLC 纯度（％）
100467–200701	99.9	100

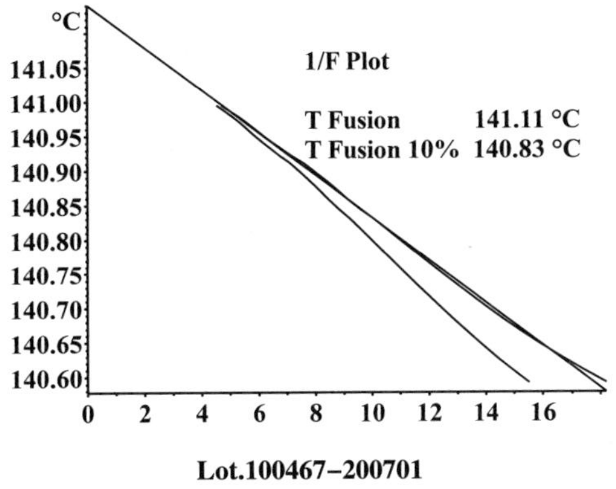

Lot.100467–200701

DSC 纯度拟合分析图

相关信息

- **中文化学名**：*N*–乙酯基–3–（4–吗啉基）斯德酮亚胺
- **英文化学名**：*N*–（ethoxycarbonyl）–3–（morpholin–4–yl）sydnonimine
- **主要用途**：用于心绞痛、心肌梗死（急性期除外）、慢性冠状动脉功能不全。
- **药典收录情况**：《欧洲药典》11.3 版，《英国药典》2023 年版
- **中国上市制剂**：吗多明片，吗多明气雾剂

吗氯贝胺

Moclobemide

基本信息

分子式：$C_{13}H_{17}ClN_2O_2$

分子量：268.74

CAS 号：71320-77-9

性状：本品为白色或类白色结晶或结晶性粉末；无臭；味微苦。

溶解性：本品在冰醋酸、甲醇、乙醇或三氯甲烷中易溶，在丙酮中溶解，在水中微溶。

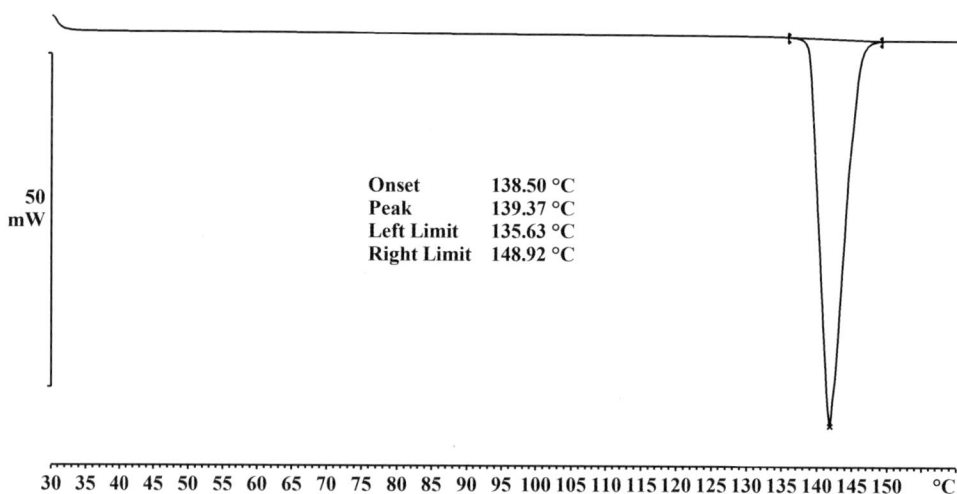

Onset	138.50 °C
Peak	139.37 °C
Left Limit	135.63 °C
Right Limit	148.92 °C

吗氯贝胺标准物质的差示扫描量热分析图谱（10°C/min 分析）

纯度分析实验

样品制备： 7.934mg 样品置于 40μl 坩埚中

气体氛围： N$_2$ 50ml/min

实验程序： 130 ~ 140℃，0.5℃/min

Delta H + Corr	130.62 J/g
Delta H + Corr	35.10 kJ/mol
Left	136.84 ℃
Right	139.88 ℃

吗氯贝胺标准物质的 DSC 纯度分析图

DSC 纯度与 HPLC 纯度的分析对比表

标准物质批号	DSC 纯度（%）	HPLC 纯度（%）
100583-200401	99.95	99.9

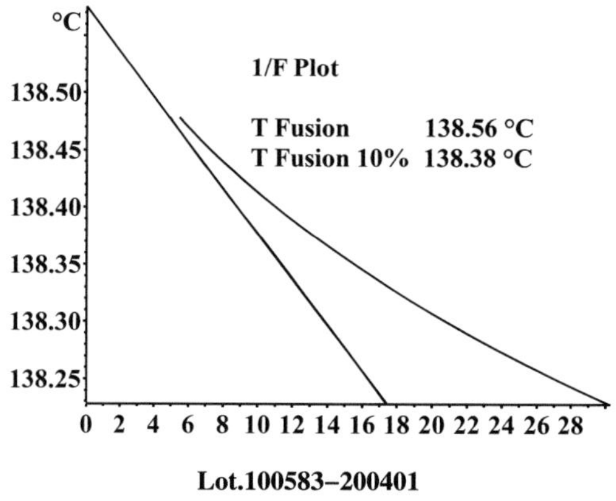

Lot.100583-200401

DSC 纯度拟合分析图

相关信息

- **中文化学名**：4-氯-*N*-[2-(4- 吗啉基乙基)]苯甲酰胺
- **英文化学名**：*p*-chloro-*N*-(2-morpholinoethyl)benzamide
- **主要用途**：用于单相和双相内源性抑郁症、深度或慢性非内源性抑郁症。
- **药典收录情况**：《中国药典》2020 年版
- **中国上市制剂**：吗氯贝胺片，吗氯贝胺胶囊

美索巴莫

Methocarbamol

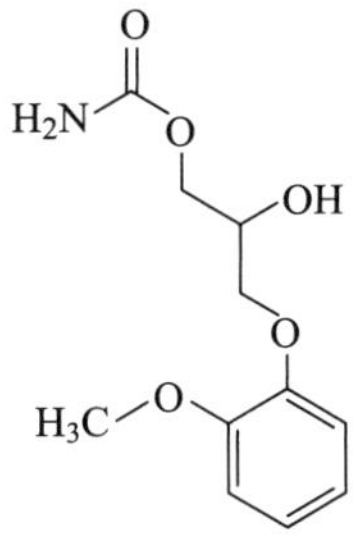

基本信息

分子式：$C_{11}H_{15}NO_5$

分子量：241.24

CAS 号：532-03-6

性状：本品为白色结晶性粉末。

溶解性：本品在乙醇、丙二醇、甲苯等有机溶剂中可溶。

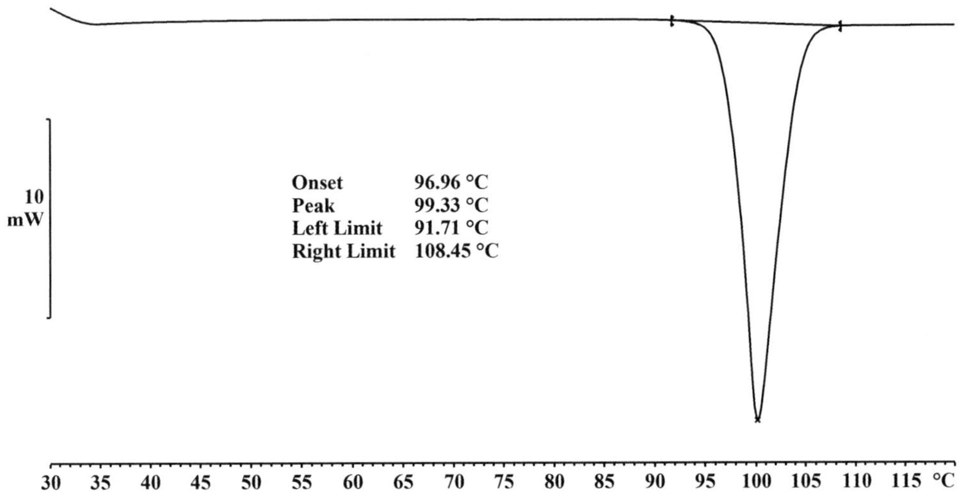
10
mW
Onset 96.96 °C
Peak 99.33 °C
Left Limit 91.71 °C
Right Limit 108.45 °C
30 35 40 45 50 55 60 65 70 75 80 85 90 95 100 105 110 115 °C

美索巴莫标准物质的差示扫描量热分析图谱（10°C/min 分析）

纯度分析实验

样品制备： 6.100mg 样品置于 40μl 坩埚中

气体氛围： N_2 50ml/min

实验程序： 80～110℃，0.5℃/min

Delta H + Corr	196.17 J/g
Delta H + Corr	47.32 kJ/mol
Left	92.94 ℃
Right	99.94 ℃

美索巴莫标准物质的 DSC 纯度分析图

DSC 纯度与 HPLC 纯度的分析对比表

标准物质批号	DSC 纯度（%）	HPLC 纯度（%）
100428-200401	99.5	99.9
100428-201302	99.6	99.9
100428-202303	99.5	100

Lot.100428–200401

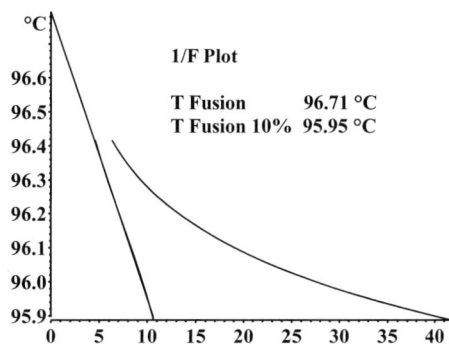

Lot.100428–201302

100428–202303

DSC 纯度拟合分析图

相关信息

- **中文化学名**：3-（2-甲氧苯氧）-1,2-丙二醇氨基甲酸酯

- **英文化学名**：1,2-propanediol-3-（2-methoxyphenoxy）-1-carbamate

- **主要用途**：用于治疗关节肌肉扭伤、腰肌劳损、坐骨神经痛等。

- **药典收录情况**：《美国药典》43 版

- **中国上市制剂**：美索巴莫片，美索巴莫分散片，美索巴莫注射液，美索巴莫胶囊

奈韦拉平

Nevirapine

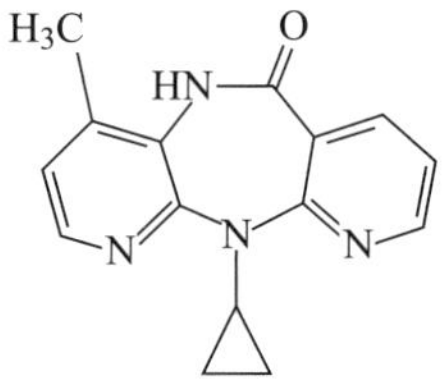
H3C
O
HN
N
N
N

基本信息

分子式：$C_{15}H_{14}N_4O$

分子量：266.30

CAS 号：129618-40-2

性状：本品为白色或类白色粉末。

溶解性：本品在乙醇或甲醇中微溶，在水中几乎不溶。

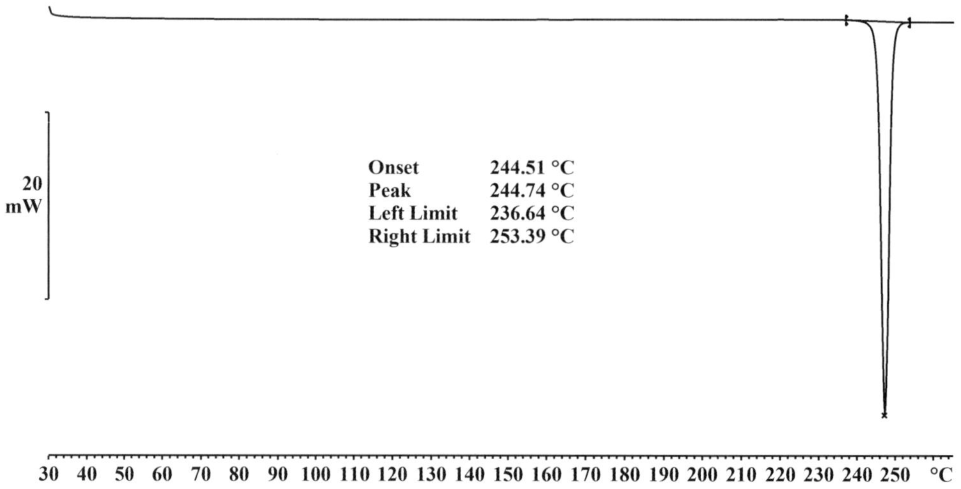
20
mW
Onset 244.51 °C
Peak 244.74 °C
Left Limit 236.64 °C
Right Limit 253.39 °C
30 40 50 60 70 80 90 100 110 120 130 140 150 160 170 180 190 200 210 220 230 240 250 °C

奈韦拉平标准物质的差示扫描量热分析图谱（10°C/min 分析）

纯度分析实验

样品制备： 5.496mg 样品置于 40μl 坩埚中

气体氛围： N_2 50ml/min

实验程序： 230～250℃，0.5℃/min

Delta H + Corr	136.18 J/g
Delta H + Corr	36.26 kJ/mol
Left	243.17 ℃
Right	246.10 ℃

奈韦拉平标准物质的 DSC 纯度分析图

DSC 纯度与 HPLC 纯度的分析对比表

标准物质批号	DSC 纯度（%）	HPLC 纯度（%）
100641-200401	99.99	99.97
100641-201802	99.9	99.9

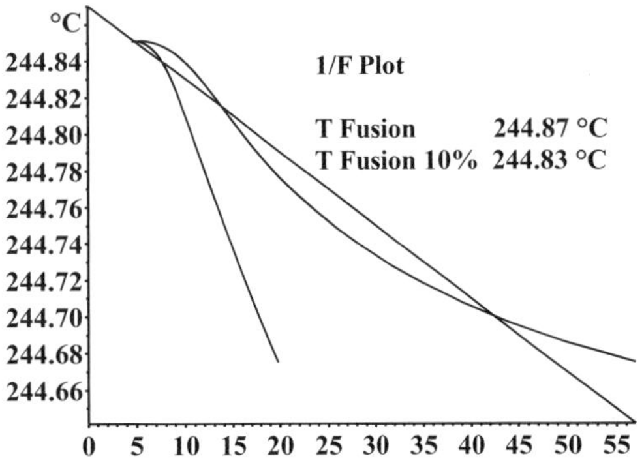

Lot.100641-200401

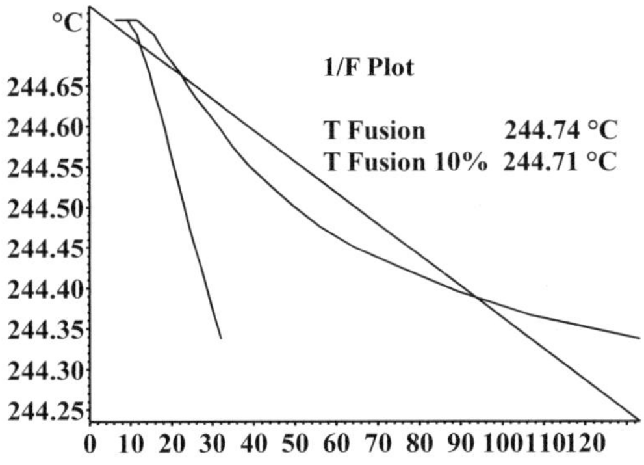

Lot.100641-201802

DSC 纯度拟合分析图

相关信息

- **中文化学名：**11–环丙基–5,11–二氢–4–甲基–6*H*–二吡啶并［3,2–*b*∶2′,3′–*e*］［1,4］二氮杂草–6–酮
- **英文化学名：**11–cyclopropyl–5,11–dihydro–4–methyl–6*H*–dipyrido［3,2–*b*∶2′,3′–*e*］［1,4］diazepin–6–one
- **主要用途：**用于治疗艾滋病。
- **药典收录情况：**《中国药典》2020 年版，《美国药典》43 版，《欧洲药典》11.3，《英国药典》2023 年版
- **中国上市制剂：**奈韦拉平片，奈韦拉平胶囊

萘丁美酮

Nabumetone

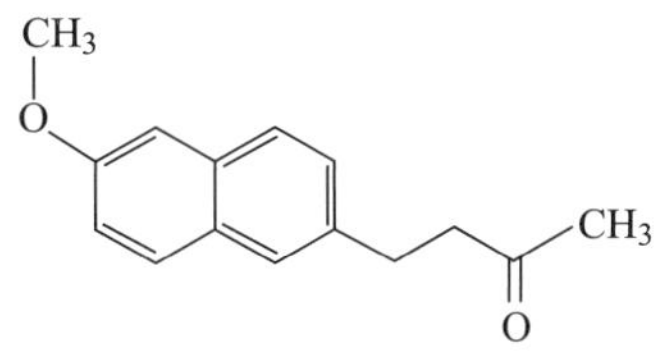

CH3
O
CH3
O

基本信息

分子式：$C_{15}H_{16}O_2$

分子量：228.29

CAS 号：42924-53-8

性状：本品为白色或类白色针状结晶或结晶性粉末。

溶解性：本品在丙酮、三氯甲烷、乙酸乙酯或热乙醇中易溶，在乙醇中略溶，在水中不溶。

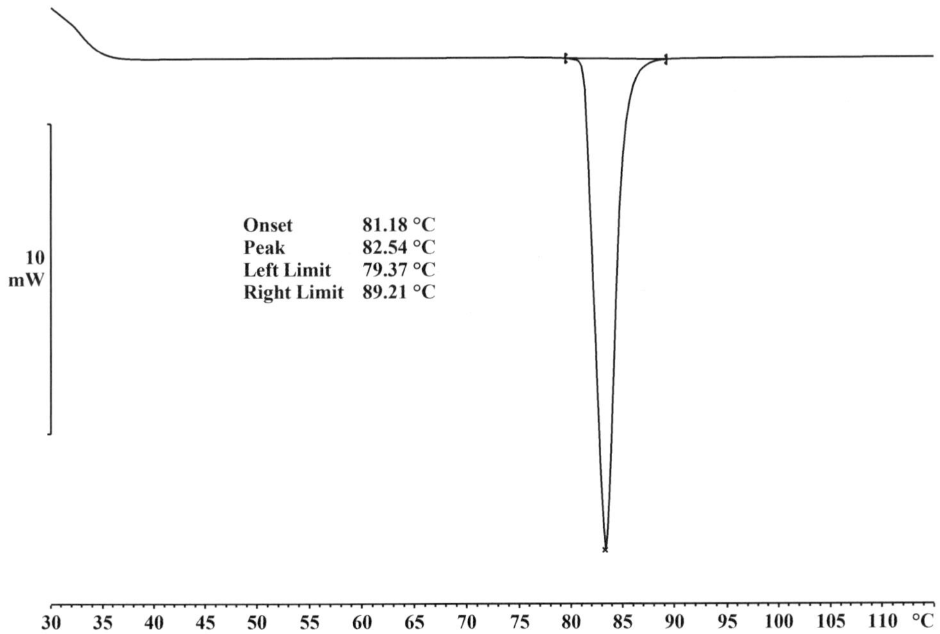

10
mW
Onset 81.18 °C
Peak 82.54 °C
Left Limit 79.37 °C
Right Limit 89.21 °C
30 35 40 45 50 55 60 65 70 75 80 85 90 95 100 105 110 °C

萘丁美酮标准物质的差示扫描量热分析图谱（10°C/min 分析）

纯度分析实验

样品制备： 8.003mg 样品置于 40μl 坩埚中

气体氛围： N_2 50ml/min

实验程序： 70～85℃，0.5℃/min

Delta H + Corr　　113.19 J/g
Delta H + Corr　　25.84 kJ/mol
Left　　　　　　　79.23 ℃
Right　　　　　　 80.99 ℃

萘丁美酮标准物质的 DSC 纯度分析图

DSC 纯度与 HPLC 纯度的分析对比表

标准物质批号	DSC 纯度（％）	HPLC 纯度（％）
101003–200801	99.9	99.97

1/F Plot

T Fusion　　　　80.19 °C
T Fusion 10%　79.80 °C

Lot.101003–200801

DSC 纯度拟合分析图

相关信息

- **中文化学名**：4-（6-甲氧基-2-萘基）-丁-2-酮

- **英文化学名**：4-（6-methoxy-2-naphthalenyl）-2-butanone

- **主要用途**：用于各种急、慢性关节炎以及运动性软组织损伤、扭伤和挫伤、术后疼痛、牙痛、痛经等。

- **药典收录情况**：《中国药典》2020 年版，《美国药典》43 版，《欧洲药典》11.3 版，《英国药典》2023 年版，《日本药局方》18 版

- **中国上市制剂**：萘丁美酮片，萘丁美酮分散片，萘丁美酮胶囊，萘丁美酮颗粒，萘丁美酮干混悬剂

萘普生

Naproxen

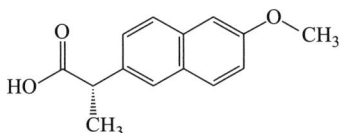

基本信息

分子式：$C_{14}H_{14}O_3$

分子量：230.26

CAS 号：22204-53-1

性状：本品为白色或类白色结晶性粉末；无臭或几乎无臭。

溶解性：本品在甲醇、乙醇或三氯甲烷中溶解，在乙醚中略溶，在水中几乎不溶。

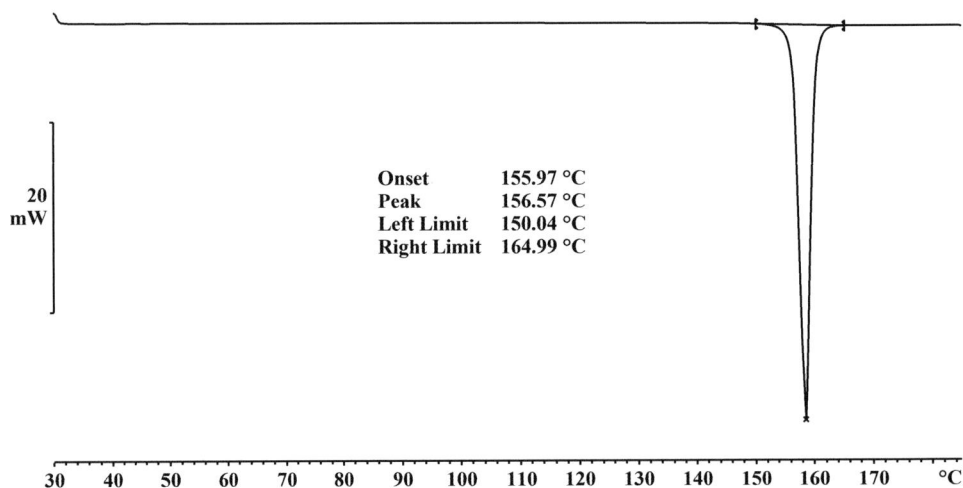

Onset	155.97 ℃
Peak	156.57 ℃
Left Limit	150.04 ℃
Right Limit	164.99 ℃

萘普生标准物质的差示扫描量热分析图谱（10℃/min 分析）

纯度分析实验

样品制备： 5.151mg 样品置于 40μl 坩埚中

气体氛围： N₂ 50ml/min

实验程序： 140～160℃，0.5℃/min

Delta H + Corr	151.77 J/g
Delta H + Corr	34.95 kJ/mol
Left	153.50 ℃
Right	157.78 ℃

萘普生标准物质的 DSC 纯度分析图

DSC 纯度与 HPLC 纯度的分析对比表

标准物质批号	DSC 纯度（%）	HPLC 纯度（%）
100198-201205	99.6	99.8
100198-201706	99.8	99.95

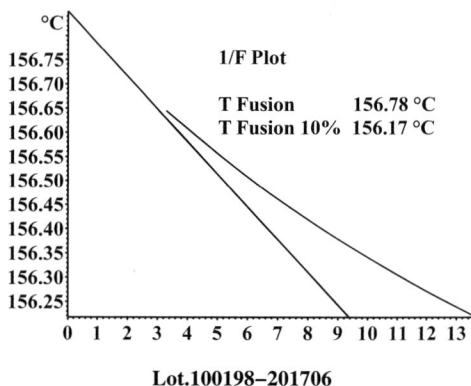

1/F Plot

T Fusion　　　156.87 °C
T Fusion 10%　155.29 °C

Lot.100198–201205

1/F Plot

T Fusion　　　156.78 °C
T Fusion 10%　156.17 °C

Lot.100198–201706

DSC 纯度拟合分析图

相关信息

- **中文化学名**：（＋）-（S）-α-甲基-6-甲氧基-2-萘乙酸
- **英文化学名**：（S）-6-methoxy-α-methyl-2-naphthaleneacetic acid
- **主要用途**：用于骨关节炎、类风湿关节炎、强直性脊柱炎等。
- **药典收录情况**：《中国药典》2020 年版，《美国药典》43 版，《欧洲药典》11.3 版，《英国药典》2023 年版，《日本药局方》18 版
- **中国上市制剂**：萘普生胶囊，萘普生片，萘普生栓，萘普生注射液，萘普生缓释胶囊

萘普生钠

Naproxen Sodium

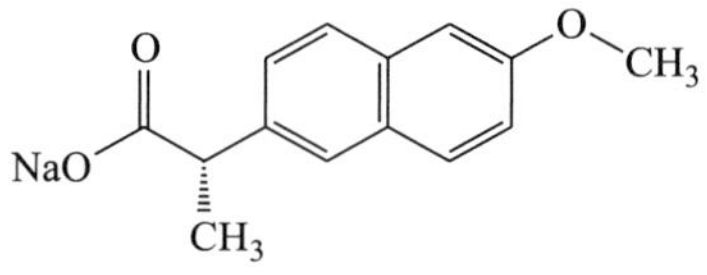

基本信息

分子式：$C_{14}H_{13}NaO_3$

分子量：252.25

CAS 号：26159-34-2

性状：本品为白色或类白色结晶性粉末；无臭；微有引湿性。

溶解性：本品在水中易溶，在甲醇中溶解，在乙醇中略溶，在丙酮中极微溶，在三氯甲烷或甲苯中几乎不溶。

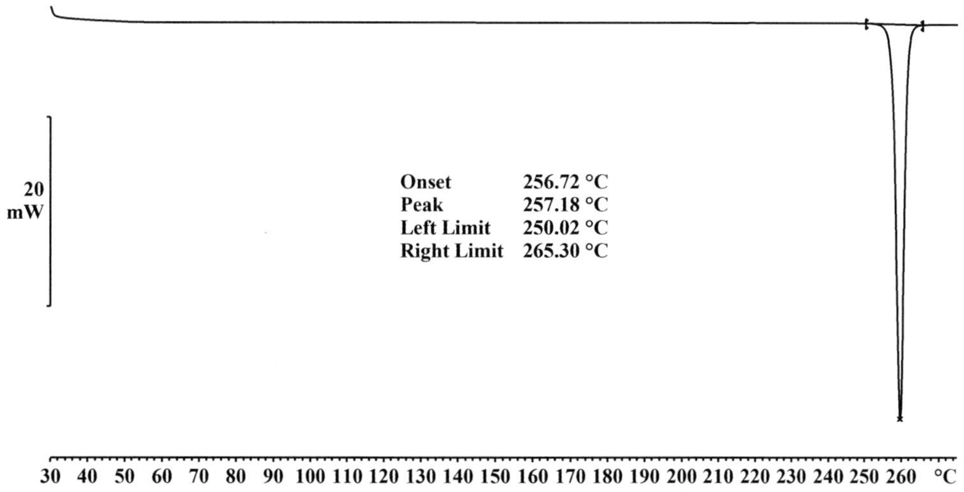

Onset	256.72 °C
Peak	257.18 °C
Left Limit	250.02 °C
Right Limit	265.30 °C

萘普生钠标准物质的差示扫描量热分析图谱（10℃/min 分析）

纯度分析实验

样品制备：3.667mg 样品置于 40μl 坩埚中

气体氛围：N_2 50ml/min

实验程序：245 ~ 265℃，0.5℃/min

Delta H + Corr	146.29 J/g	
Delta H + Corr	36.90 kJ/mol	
Left	254.47 ℃	
Right	258.32 ℃	

萘普生钠标准物质的 DSC 纯度分析图

DSC 纯度与 HPLC 纯度的分析对比表

标准物质批号	DSC 纯度（%）	HPLC 纯度（%）
100330–200702	99.8	99.9
100330–201503	99.9	99.96
100330–201804	99.7	99.98

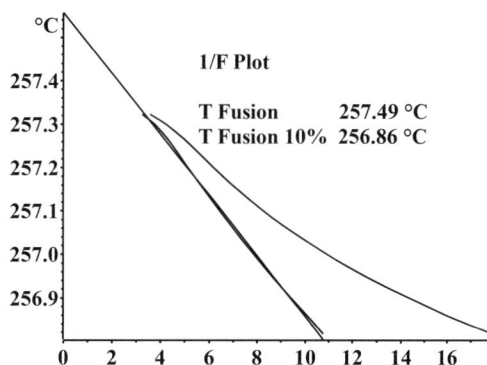

DSC 纯度拟合分析图

相关信息

- **中文化学名**：（S）-α-甲基-6-甲氧基-2-萘乙酸钠
- **英文化学名**：（S）-6-methoxy-α-methyl-2-naphthaleneacetic acid sodium salt
- **主要用途**：用于缓解各种轻度至中度疼痛，如拔牙及其他手术后的疼痛、原发性痛经及头痛等，也可用于类风湿关节炎、骨关节炎、强直性脊柱炎、幼年型关节炎、肌腱炎、滑囊炎及急性痛风性关节炎，对于关节炎的疼痛、肿胀及活动受限均有缓解作用。
- **药典收录情况**：《中国药典》2020 年版，《美国药典》43 版，《欧洲药典》11.3 版，《英国药典》2023 年版
- **中国上市制剂**：萘普生钠片，萘普生钠缓释片，萘普生钠注射液，萘普生钠胶囊

尼莫地平

Nimodipine

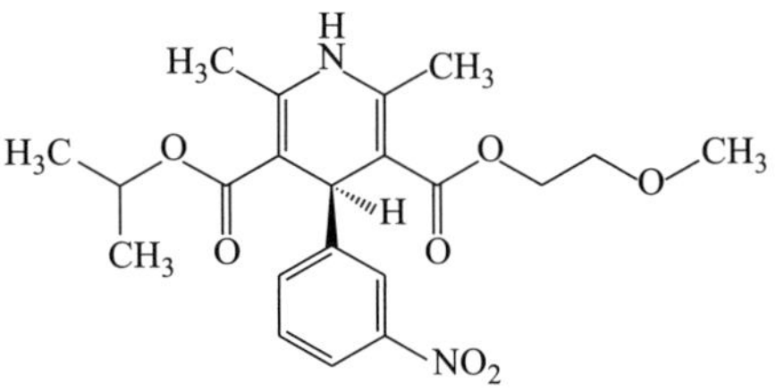

基本信息

分子式：$C_{21}H_{26}N_2O_7$

分子量：418.45

CAS 号：66085-59-4

性状：本品为淡黄色结晶性粉末或粉末；无臭；无味；遇光不稳定。

溶解性：本品在丙酮、三氯甲烷或乙酸乙酯中易溶，在乙醇中溶解，在乙醚中微溶，在水中几乎不溶。

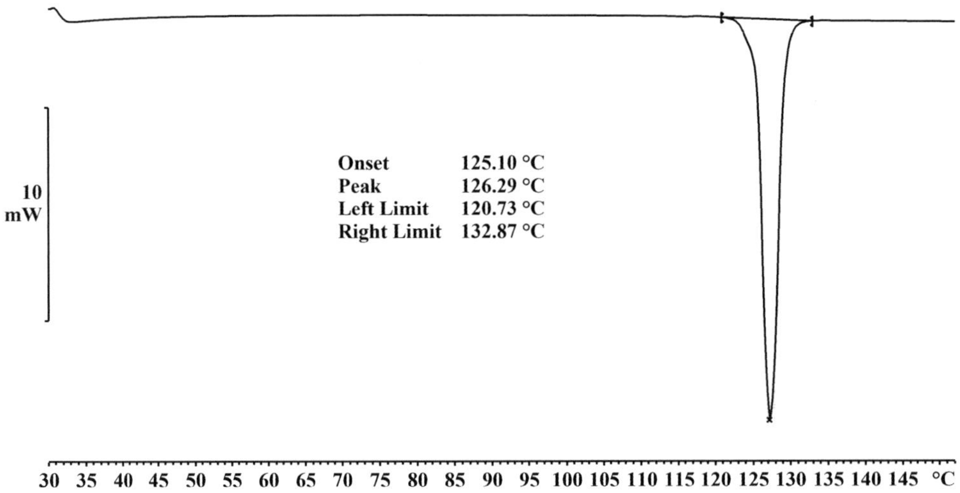

10
mW
Onset 125.10 °C
Peak 126.29 °C
Left Limit 120.73 °C
Right Limit 132.87 °C
30 35 40 45 50 55 60 65 70 75 80 85 90 95 100 105 110 115 120 125 130 135 140 145 °C

尼莫地平标准物质的差示扫描量热分析图谱（10℃/min 分析）

纯度分析实验

样品制备：3.164mg 样品置于 40μl 坩埚中

气体氛围：N$_2$ 50ml/min

实验程序：110 ~ 135℃，0.5℃/min

Delta H + Corr	103.20 J/g
Delta H + Corr	43.18 kJ/mol
Left	123.30 ℃
Right	126.68 ℃

2 mW

110 112 114 116 118 120 122 124 126 128 130 132 ℃

尼莫地平标准物质的 DSC 纯度分析图

DSC 纯度与 HPLC 纯度的分析对比表

标准物质批号	DSC 纯度（%）	HPLC 纯度（%）
100270–200002	99.7	99.7
100270–201403	99.5	99.7
100270–201904	99.6	99.7

Lot.100270-200002

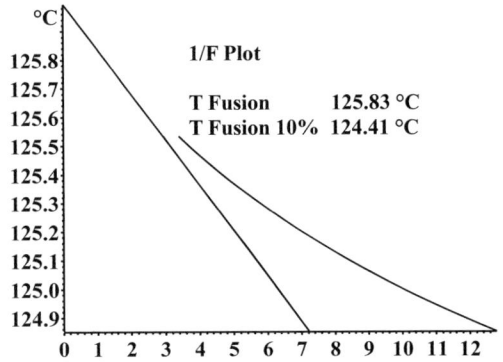

Lot.100270-201403

Lot.100270-201904

DSC 纯度拟合分析图

相关信息

- **中文化学名**：2,6-二甲基-4-（3-硝基苯基）-1,4-二氢-3,5-吡啶二甲酸-2-甲氧乙酯异丙酯

- **英文化学名**：2,6-dimethyl-4-（3′-nitrophenyl）-1,4-dihydropyridine-3,5-dicarboxylic acid 3-β-methoxyethyl ester 5-isopropyl ester

- **主要用途**：用于急性脑血管病恢复期的血液循环改善、蛛网膜下腔出血后的脑血管痉挛及其所致的缺血性神经障碍、高血压、偏头痛等，也被用作缺血性神经元保护剂和血管性痴呆的治疗，对突发性耳聋也有一定疗效。

- **药典收录情况**：《中国药典》2020 年版，《美国药典》43 版，《欧洲药典》11.3 版，《英国药典》2023 年版

- **中国上市制剂**：尼莫地平片，尼莫地平缓释片，尼莫地平口服溶液，尼莫地平胶囊，尼莫地平注射液

尼群地平杂质 A

Nitrendipine Imprurity A

基本信息

分子式：$C_{18}H_{18}N_2O_6$

分子量：358.35

CAS 号：89267-41-4

性状：本品为白色结晶性粉末。

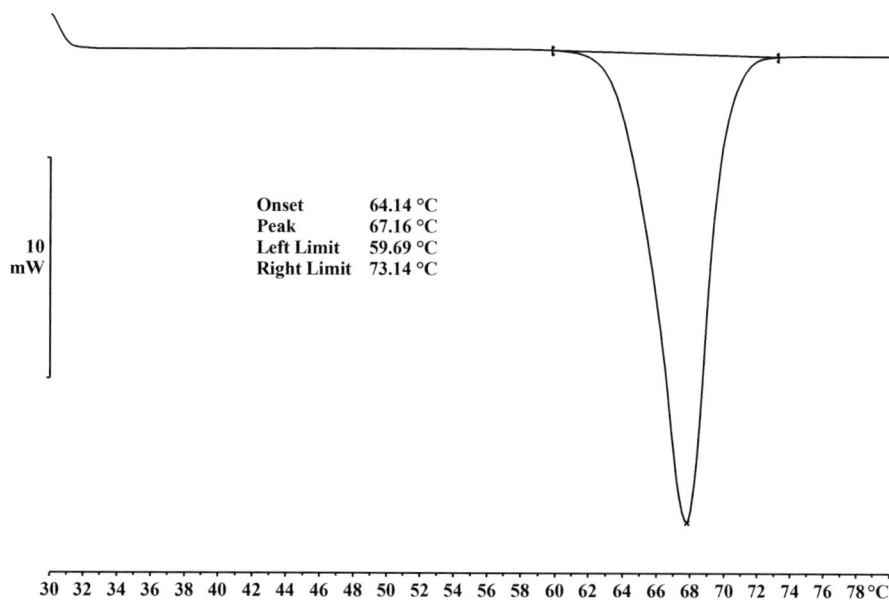

Onset	64.14 °C
Peak	67.16 °C
Left Limit	59.69 °C
Right Limit	73.14 °C

10 mW

30 32 34 36 38 40 42 44 46 48 50 52 54 56 58 60 62 64 66 68 70 72 74 76 78°C

尼群地平杂质 A 标准物质的差示扫描量热分析图谱（10°C/min 分析）

纯度分析实验

样品制备： 6.931mg 样品置于 40μl 坩埚中

气体氛围： N_2 50ml/min

实验程序： 50～75℃，0.5℃/min

Delta H + Corr	72.69 J/g
Delta H + Corr	26.05 kJ/mol
Left	59.26 ℃
Right	66.28 ℃

尼群地平杂质 A 标准物质的 DSC 纯度分析图

DSC 纯度与 HPLC 纯度的分析对比表

标准物质批号	DSC 纯度（％）	HPLC 纯度（％）
101020-200801	99.4	99.2
101020-201402	99.5	99.4
101020-202003	99.5	99.2

Lot.101020–200801

Lot.101020–201402

Lot.101020–202003

DSC 纯度拟合分析图

相关信息

- **中文化学名**：2,6-二甲基-4-（3-硝基苯基）-3,5-吡啶二甲酸甲酯乙酯
- **英文化学名**：3,5-pyridinedicarboxylic acid-2,6-dimethyl-4-（3-nitrophenyl）-3-ethyl-5-methyl ester
- **主要用途**：其主要活性成分（API）尼群地平用于各种类型的高血压，如原发性和继发性轻、中度高血压，还可用于冠心病、充血性心力衰竭等。
- **药典收录情况（API）**：《中国药典》2020 年版，《欧洲药典》11.3 版，《英国药典》2023 年版，《日本药局方》18 版
- **中国上市制剂（API）**：尼群地平片，尼群地平软胶囊

尼索地平

Nisoldipine

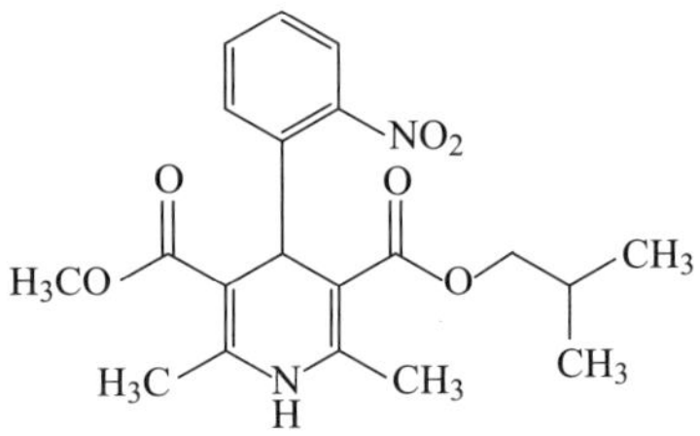

基本信息

分子式：$C_{20}H_{24}N_2O_6$

分子量：388.41

CAS 号：63675-72-9

性状：本品为黄色结晶性粉末；无臭；遇光不稳定。

溶解性：本品在丙酮或三氯甲烷中易溶，在乙醇中略溶，在水中几乎不溶。

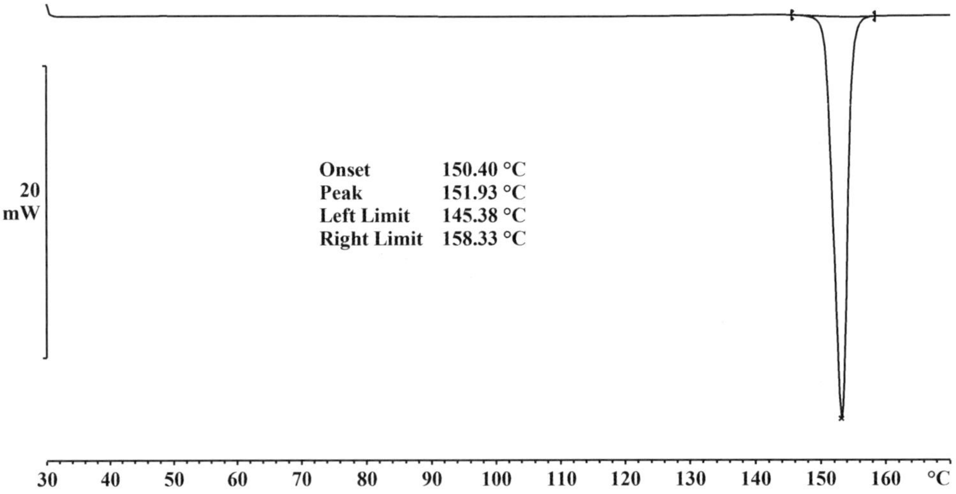

Onset	150.40 °C
Peak	151.93 °C
Left Limit	145.38 °C
Right Limit	158.33 °C

尼索地平标准物质的差示扫描量热分析图谱（10°C/min 分析）

纯度分析实验

样品制备： 3.547mg 样品置于 40μl 坩埚中

气体氛围： N_2 50ml/min

实验程序： 140～155℃，0.5℃/min

Delta H + Corr	93.14 J/g
Delta H + Corr	36.18 kJ/mol
Left	148.90 ℃
Right	151.86 ℃

尼索地平标准物质的 DSC 纯度分析图

DSC 纯度与 HPLC 纯度的分析对比表

标准物质批号	DSC 纯度（%）	HPLC 纯度（%）
100574–200401	99.8	99.6
100574–201702	99.7	99.5

DSC 纯度拟合分析图

相关信息

- **中文化学名：**（±）-2,6-二甲基-4-（2-硝基苯基）-1,4-二氢-3,5-吡啶二甲酸甲酯异丁酯

- **英文化学名：** 1,4-dihydro-2,6-dimethyl-4-（2-nitrophenyl）-3,5-pyridinedicarboxylicacid methyl 2-methylpropyl ester

- **主要用途：** 用于心绞痛和冠状粥样硬化性心脏病（冠心病），尤为适用于合并高血压和（或）充血性心力衰竭的患者。

- **药典收录情况：**《中国药典》2020 年版

- **中国上市制剂：** 尼索地平胶囊，尼索地平软胶囊，尼索地平缓释胶囊，尼索地平片，尼索地平缓释片，尼索地平口腔崩解片

齐多夫定

Zidovudine

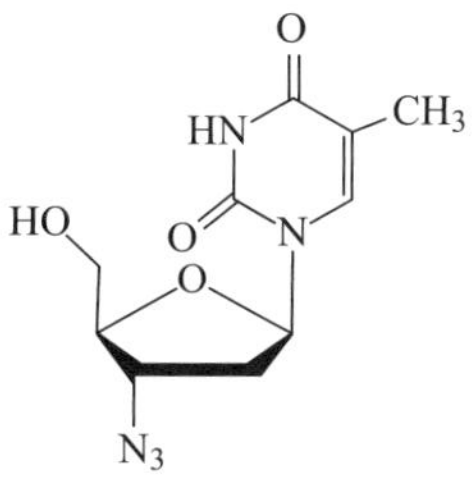

基本信息

分子式：$C_{10}H_{13}N_5O_4$

分子量：267.24

CAS 号：30516-87-1

性状：本品为白色至浅黄色结晶性粉末。

溶解性：本品在甲醇、N，N- 二甲基甲酰胺或二甲基亚砜中易溶，在乙醇中溶解，在水中略溶。

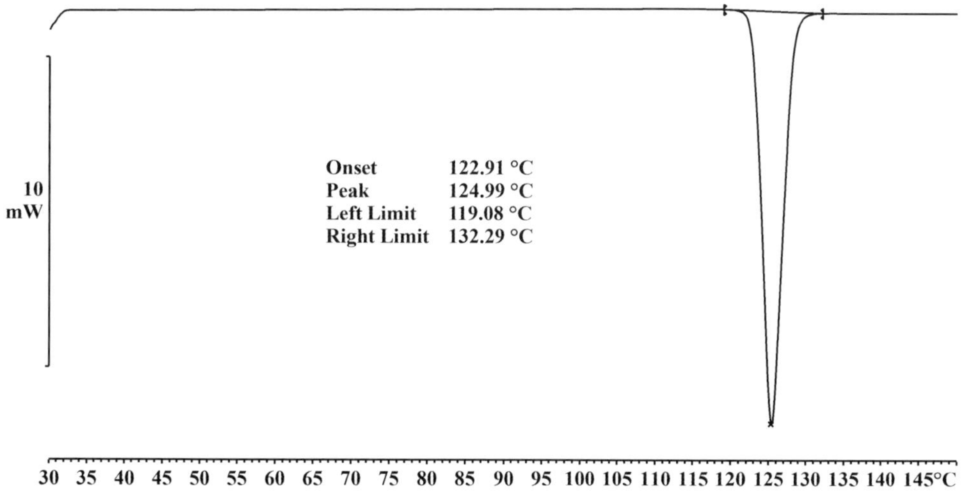

Onset	122.91 °C
Peak	124.99 °C
Left Limit	119.08 °C
Right Limit	132.29 °C

齐多夫定标准物质的差示扫描量热分析图谱（10℃/min 分析）

纯度分析实验

样品制备： 4.196mg 样品置于 40μl 坩埚中

气体氛围： N_2 50ml/min

实验程序： 110 ~ 130℃，0.5℃/min

Delta H + Corr	**119.59 J/g**
Delta H + Corr	**33.87 kJ/mol**
Left	**122.78 °C**
Right	**125.63 °C**

2 mW

110   112   114   116   118   120   122   124   126   128   °C

齐多夫定标准物质的 DSC 纯度分析图

DSC 纯度与 HPLC 纯度的分析对比表

标准物质批号	DSC 纯度（%）	HPLC 纯度（%）
100672–200401	99.9	99.9

°C
124.35
124.30
124.25
124.20
124.15
124.10
124.05
124.00
123.95
123.90
123.85

1/F Plot

T Fusion   124.35 °C
T Fusion 10% 123.84 °C

0 2 4 6 8 10 12 14 16 18 20 22 24 26 28 30 32

Lot.100672–200401

DSC 纯度拟合分析图

相关信息

- **中文化学名：**1-（3-叠氮-2,3-二脱氧-β-D-呋喃核糖基）-5-甲基嘧啶-2,4(1*H*,3*H*)-二酮

- **英文化学名：**3′-azido-3′-deoxythymidine

- **主要用途：**用于治疗人类免疫缺陷病毒（HIV）感染。

- **药典收录情况：**《中国药典》2020 年版，《美国药典》2022 年版，《欧洲药典》11.3 版，《英国药典》2023 年版，《日本药局方》18 版

- **中国上市制剂：**齐多夫定片，齐多夫定胶囊，齐多夫定注射液，齐多夫定口服溶液

羟苯乙酯

Ethylparaben

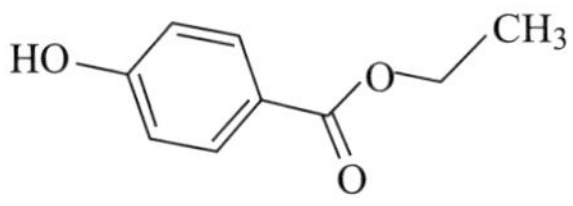

基本信息

分子式：$C_9H_{10}O_3$

分子量：166.17

CAS 号：120-47-8

性状：本品为白色结晶性粉末；无臭或有轻微的特殊香气，味微苦、灼麻。

溶解性：本品在甲醇、乙醇或乙醚中易溶，在三氯甲烷中略溶，在甘油中微溶，在水中几乎不溶。

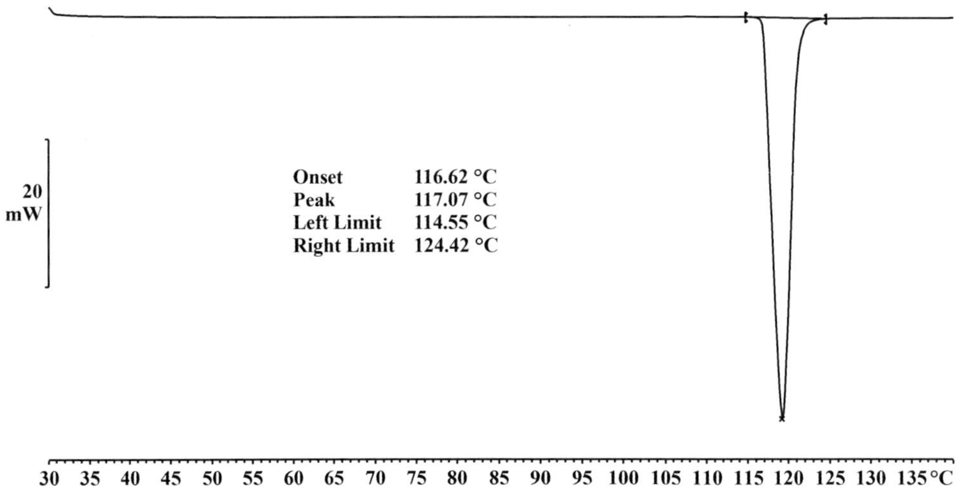
20
mW
Onset 116.62 °C
Peak 117.07 °C
Left Limit 114.55 °C
Right Limit 124.42 °C
30 35 40 45 50 55 60 65 70 75 80 85 90 95 100 105 110 115 120 125 130 135 °C

羟苯乙酯标准物质的差示扫描量热分析图谱（10°C/min 分析）

纯度分析实验

样品制备： 4.849mg 样品置于 40μl 坩埚中

气体氛围： N_2 50ml/min

实验程序： 103 ~ 123℃，0.5℃/min

Delta H + Corr	**172.29 J/g**
Delta H + Corr	**28.63 kJ/mol**
Left	**115.70℃**
Right	**117.91℃**

羟苯乙酯标准物质的 DSC 纯度分析图

DSC 纯度与 HPLC 纯度的分析对比表

标准物质批号	DSC 纯度（%）	HPLC 纯度（%）
100847–201102	99.98	99.99
100847–201203	99.98	99.99
100847–201604	99.98	99.99
100847–202105	99.96	99.98

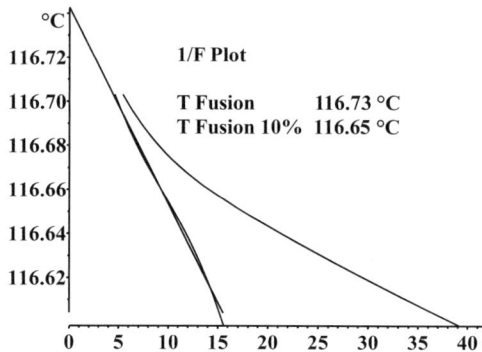

Lot.100847-201102

Lot.100847-201203

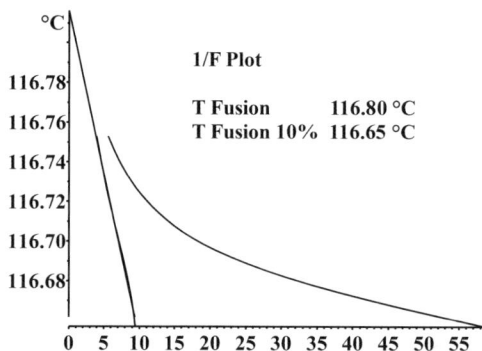

Lot.100847-201604

Lot.100847-202105

DSC 纯度拟合分析图

相关信息

- **中文化学名**：4-羟基苯甲酸乙酯
- **英文化学名**：ethyl-4-hydroxybenzoate
- **主要用途**：抗菌防腐剂，对酵母菌和霉菌最有效。
- **药典收录情况**：《中国药典》2015 年版，《美国药典》43 版
- **中国上市制剂**：尚无"羟苯乙酯"主药制剂

羟甲香豆素

Hymecromone

HO─（结构式）─O═O
CH₃

基本信息

分子式：$C_{10}H_8O_3$

分子量：176.17

CAS 号：90-33-5

性状：本品为白色或类白色结晶性粉末；无臭，无味。

溶解性：本品在甲醇、乙醇或丙酮中略溶，在水中不溶；在氢氧化钠溶液中易溶。

Onset	188.90 °C
Peak	189.65 °C
Left Limit	184.75 °C
Right Limit	197.19 °C

10 mW

30 40 50 60 70 80 90 100 110 120 130 140 150 160 170 180 190 200°C

羟甲香豆素标准物质的差示扫描量热分析图谱（10℃/min 分析）

纯度分析实验

样品制备：4.849mg 样品置于 40μl 坩埚中

气体氛围：N₂ 50ml/min

实验程序：170~195℃，0.5℃/min

Delta H + Corr	170.96 J/g
Delta H + Corr	30.12 kJ/mol
Left	187.48 °C
Right	190.52 °C

羟甲香豆素标准物质的 DSC 纯度分析图

DSC 纯度与 HPLC 纯度的分析对比表

标准物质批号	DSC 纯度（%）	HPLC 纯度（%）
100241−199902	99.8	99.7
100241−201904	99.97	99.9

Lot.100241-199902

1/F Plot

T Fusion　　　　188.65 °C
T Fusion 10%　187.37 °C

Lot.100241-201904

1/F Plot

T Fusion　　　　189.34 °C
T Fusion 10%　189.22 °C

DSC 纯度拟合分析图

相关信息

- **中文化学名**：4-甲基-7-羟基-2*H*-1-苯并吡喃-2-酮
- **英文化学名**：7-hydroxy-4-methyl-2*H*-1-benzopyran-2-one
- **主要用途**：用于胆囊炎、胆石症、胆道感染、胆囊术后综合征的治疗，对于肝功能不全以及胆道梗阻的患者不宜使用。
- **药典收录情况**：《中国药典》2020 年版，《欧洲药典》11.2 版，《英国药典》2023 年版，《日本药局方》18 版
- **中国上市制剂**：羟甲香豆素片，羟甲香豆素胶囊

氢化可的松

Hydrocortisone

基本信息

分子式：$C_{21}H_{30}O_5$

分子量：362.47

CAS 号：50-23-7

性状：本品为白色或类白色结晶性粉末；无臭；遇光渐变质。

溶解性：本品在乙醇或丙酮中略溶，在三氯甲烷中微溶，在乙醚中几乎不溶，在水中不溶。

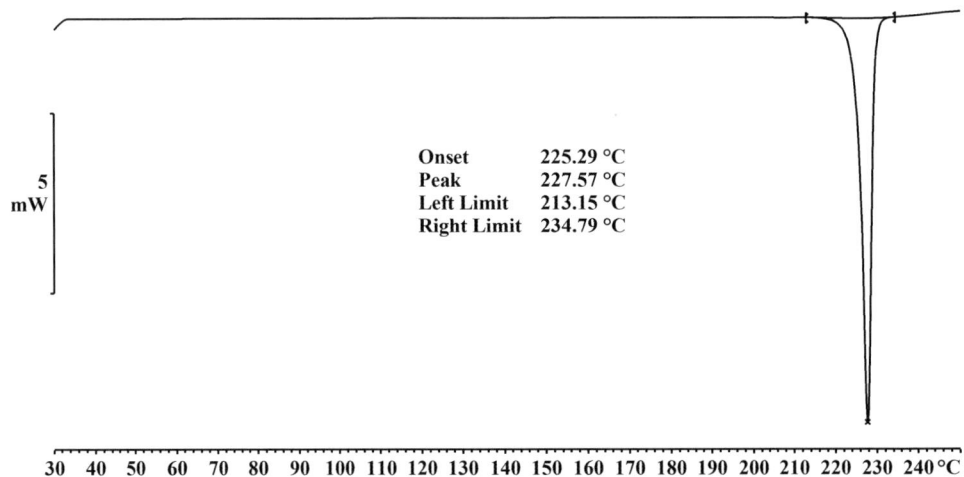

Onset	225.29 °C
Peak	227.57 °C
Left Limit	213.15 °C
Right Limit	234.79 °C

5 mW

氢化可的松标准物质的差示扫描量热分析图谱（10℃/min 分析）

纯度分析实验

样品制备： 6.325mg 样品置于 40μl 坩埚中

气体氛围： N_2 50ml/min

实验程序： 190～230℃，0.5℃/min

Delta H + Corr	113.52 J/g	
Delta H + Corr	41.15 kJ/mol	
Left	206.30 ℃	
Right	218.99 ℃	

氢化可的松标准物质的 DSC 纯度分析图

DSC 纯度与 HPLC 纯度的分析对比表

标准物质批号	DSC 纯度（%）	HPLC 纯度（%）
100152–200206	99.6	99.6
100152–202008	99.3	99.7

Lot.100152–200206   Lot.100152–202008

DSC 纯度拟合分析图

相关信息

- **中文化学名**：$11\beta,17\alpha,21$-三羟基孕甾-4-烯-3,20-二酮

- **英文化学名**：（11β）-11,17,21-trihydroxypregn-4-ene-3,20-dione

- **主要用途**：用于肾上腺功能不全所引起的疾病、类风湿关节炎、风湿性发热、痛风、支气管哮喘等，也可用于过敏性皮炎、脂溢性皮炎、瘙痒症等。

- **药典收录情况**：《中国药典》2020 年版，《美国药典》43 版，《欧洲药典》11.2 版，《英国药典》2023 年版，《日本药局方》18 版

- **中国上市制剂**：氢化可的松片，氢化可的松注射液

曲克芦丁

Troxerutin

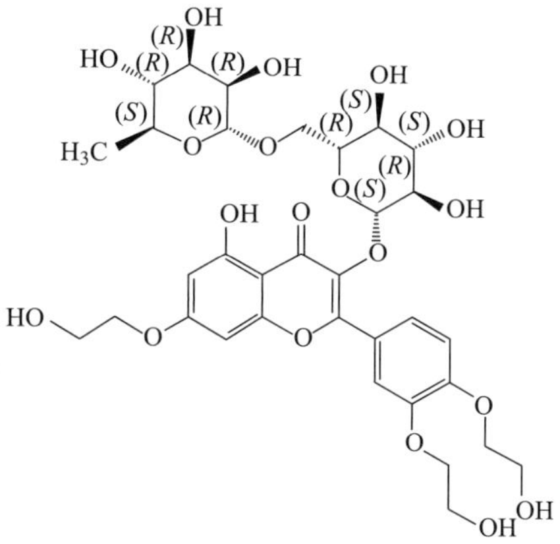

基本信息

分子式：$C_{33}H_{42}O_{19}$

分子量：742.69

CAS 号：7085-55-4

性状：本品为黄色或黄绿色粉末；无臭；有引湿性。

溶解性：本品在水中易溶，在甲醇中微溶，在乙醇中极微溶，在三氯甲烷中不溶。

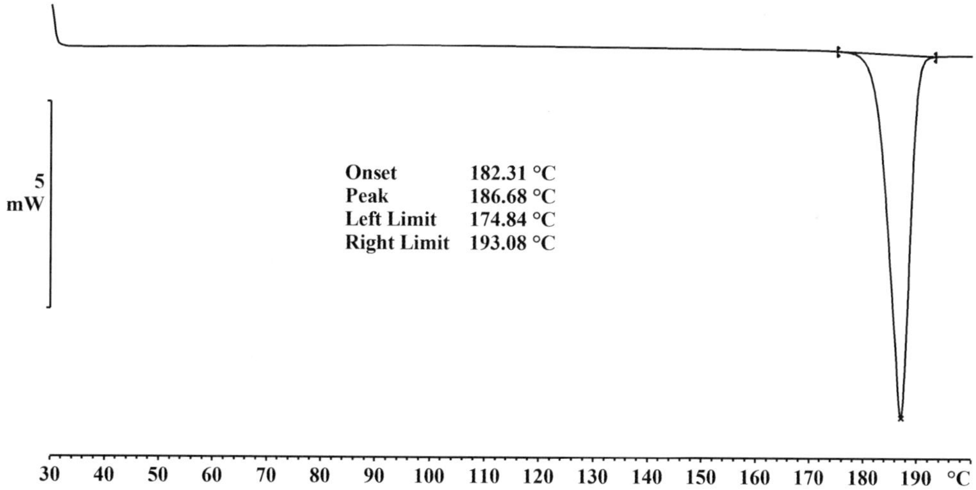
5
mW
Onset 182.31 °C
Peak 186.68 °C
Left Limit 174.84 °C
Right Limit 193.08 °C
30 40 50 60 70 80 90 100 110 120 130 140 150 160 170 180 190 °C

曲克芦丁标准物质的差示扫描量热分析图谱（10°C/min 分析）

纯度分析实验

样品制备： 5.805mg 样品置于 40μl 坩埚中

气体氛围： N_2 50ml/min

实验程序： 171～186℃，0.5℃/min

Delta H + Corr	60.42 J/g
Delta H + Corr	44.87 kJ/mol
Left	175.88 ℃
Right	183.61 ℃

0.5 mW

曲克芦丁标准物质的 DSC 纯度分析图

DSC 纯度与 HPLC 纯度的分析对比表

标准物质批号	DSC 纯度（％）	HPLC 纯度（％）
100416-202208	98.6	99.0

°C

1/F Plot

T Fusion   181.75 °C
T Fusion 10%   176.30 °C

Lot.100416-202208

DSC 纯度拟合分析图

相关信息

- **中文化学名**：7,3′,4′–三羟乙基芦丁

- **英文化学名**：3′,4′,7–tris（hydroxyethyl）rutin

- **主要用途**：用于防止血栓形成；同时能对抗 5–羟色胺、缓激肽引起的血管损伤，增加毛细血管抵抗力，降低毛细血管通透性，可防止血管通透性升高引起的水肿。

- **药典收录情况**：《中国药典》2020 年版，《欧洲药典》11.3 版，《英国药典》2023年版

- **中国上市制剂**：曲克芦丁片，曲克芦丁胶囊，曲克芦丁注射液，曲克芦丁口服溶液，曲克芦丁脑蛋白水解物注射液，曲克芦丁氯化钠注射液

去氟帕罗西汀

Desfluoroparoxetine

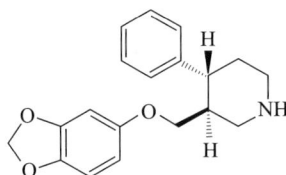

基本信息

分子式：$C_{19}H_{21}NO_3$

分子量：311.38

性状：本品为类白色结晶。

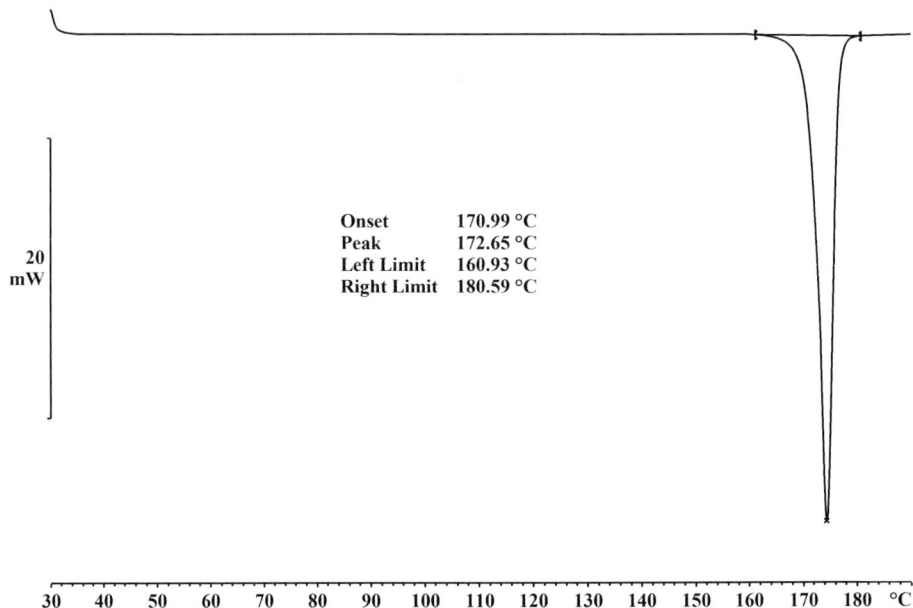

Onset	170.99 °C
Peak	172.65 °C
Left Limit	160.93 °C
Right Limit	180.59 °C

20 mW

去氟帕罗西汀标准物质的差示扫描量热分析图谱（10°C/min 分析）

纯度分析实验

样品制备： 5.586mg 样品置于 40μl 坩埚中

气体氛围： N_2 50ml/min

实验程序： 160~178℃，0.5℃/min

Delta H + Corr	101.82 J/g
Delta H + Corr	31.71 kJ/mol
Left	167.27 ℃
Right	172.35 ℃

去氟帕罗西汀标准物质的 DSC 纯度分析图

DSC 纯度与 HPLC 纯度的分析对比表

标准物质批号	DSC 纯度（%）	HPLC 纯度（%）
101145-201001	99.7	99.9

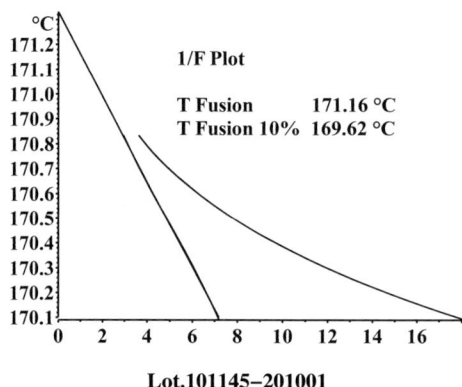

°C

1/F Plot

T Fusion   171.16 °C
T Fusion 10% 169.62 °C

Lot.101145–201001

DSC 纯度拟合分析图

相关信息

- **中文化学名：** （3*S*,4*R*）–3–[（1,3–苯并间二氧杂环戊烯–5–基氧基）甲基]–4–苯基哌啶

- **英文化学名：** （3*S*,4*R*）–3–[（1,3–benzodioxol–5–yloxy）methyl]–4–phenyl piperidine

- **主要用途：** 其主要活性成分（API）盐酸帕罗西汀主要用于各种类型的抑郁症，包括伴有焦虑的抑郁症以及反应性的抑郁症，如乏力、睡眠障碍、对日常活动缺乏兴趣、食欲减退等。还可以治疗强迫性的神经症、伴有或不伴有广场恐惧的惊恐障碍、社交恐惧症、社交焦虑症等。

- **药典收录情况（API）：**《中国药典》2020 年版，《美国药典》43 版，《欧洲药典》11.3 版，《日本药局方》18 版

- **中国上市制剂（API）：** 盐酸帕罗西汀片，盐酸帕罗西汀肠溶缓释片

炔雌醇

Ethinylestradiol

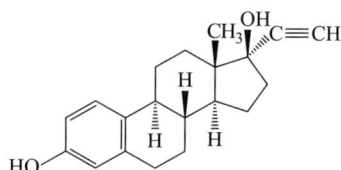

基本信息

分子式：$C_{20}H_{24}O_2$

分子量：296.41

CAS 号：57-63-6

性状：本品为白色或类白色结晶性粉末；无臭。

溶解性：本品在乙醇、丙醇或乙醚中易溶，在三氯甲烷中溶解，在水中不溶。

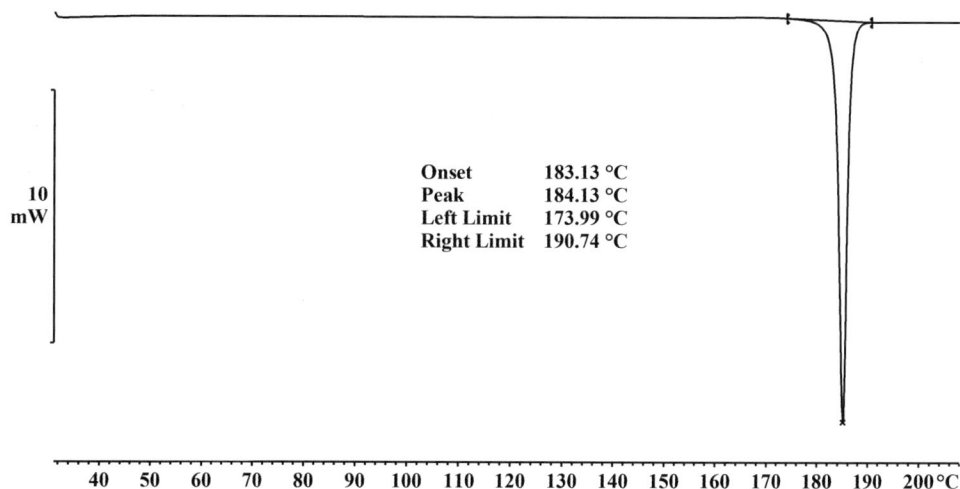

Onset	183.13 °C
Peak	184.13 °C
Left Limit	173.99 °C
Right Limit	190.74 °C

10 mW

40 50 60 70 80 90 100 110 120 130 140 150 160 170 180 190 200°C

炔雌醇标准物质的差示扫描量热分析图谱（10°C/min 分析）

纯度分析实验

样品制备： 5.732mg 样品置于 40μl 坩埚中

气体氛围： N_2 50ml/min

实验程序： 170 ~ 190℃，0.5℃/min

Delta H + Corr	101.72 J/g
Delta H + Corr	30.15 kJ/mol
Left	179.16 °C
Right	184.85 °C

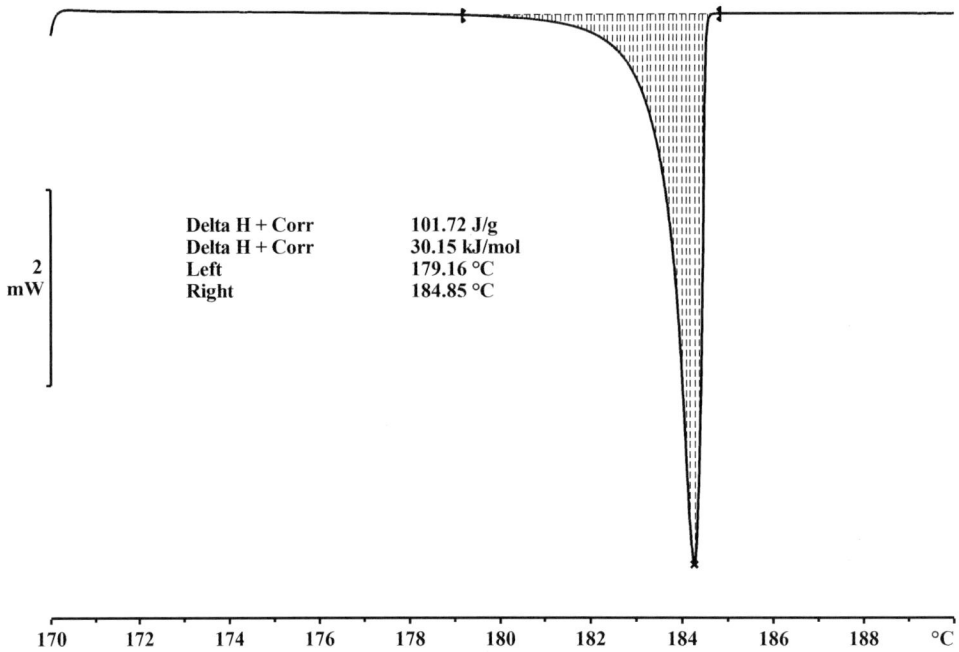

炔雌醇标准物质的 DSC 纯度分析图

DSC 纯度与 HPLC 纯度的分析对比表

标准物质批号	DSC 纯度（%）	HPLC 纯度（%）
100052–200308	99.5	99.6
100052–201210	99.6	99.4

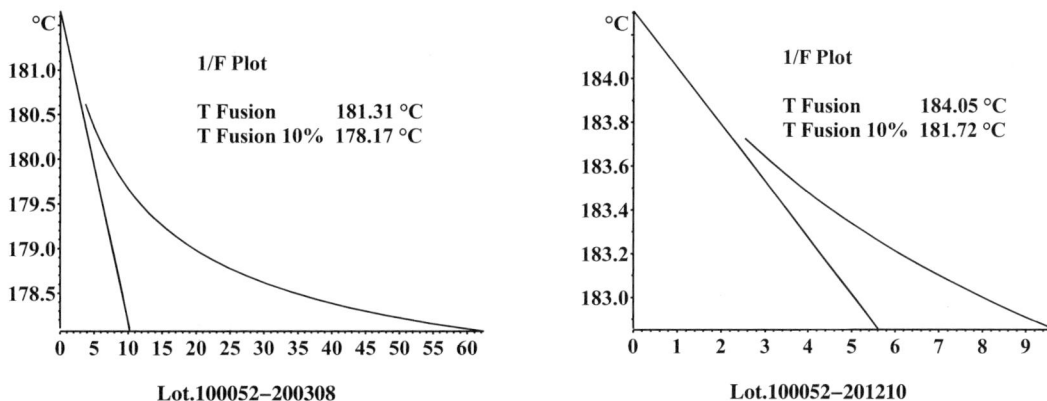

DSC 纯度拟合分析图

相关信息

- **中文化学名**：3-羟基-19-去甲-17α-孕甾-1,3,5(10)-三烯-20-炔-17-醇

- **英文化学名**：(17α)-19-norpregna-1,3,5(10)-trien-20-yne-3,17-diol

- **主要用途**：用于补充雌激素不足，治疗女性性腺功能不良、闭经、围绝经期综合征等。用于晚期乳腺癌（绝经后女性）和晚期前列腺癌的治疗。

- **药典收录情况**：《中国药典》2020年版，《欧洲药典》11.2版，《英国药典》2023年版，《日本药局方》18版

- **中国上市制剂**：炔雌醇片

瑞格列奈

Repaglinide

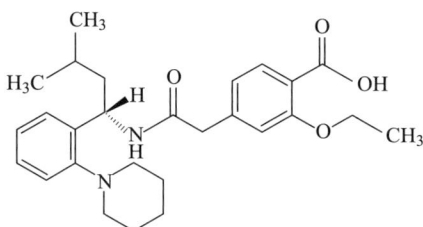

基本信息

　　分子式：$C_{27}H_{36}N_2O_4$

　　分子量：452.59

　　CAS 号：135062−02−1

　　性状：本品为白色或类白色结晶性粉末；无臭。

　　溶解性：本品在三氯甲烷中易溶，在乙醇或丙酮中略溶，在水中几乎不溶，在 0.1mol/L 盐酸溶液中微溶。

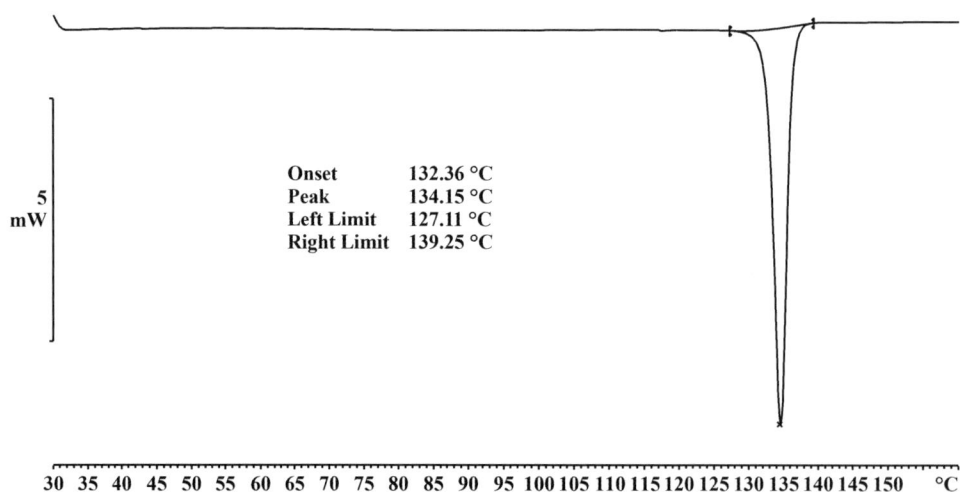

Onset	132.36 °C
Peak	134.15 °C
Left Limit	127.11 °C
Right Limit	139.25 °C

瑞格列奈标准物质的差示扫描量热分析图谱（10°C/min 分析）

纯度分析实验

样品制备： 6.237mg 样品置于 40μl 坩埚中

气体氛围： N_2 50ml/min

实验程序： 123～143℃，0.5℃/min

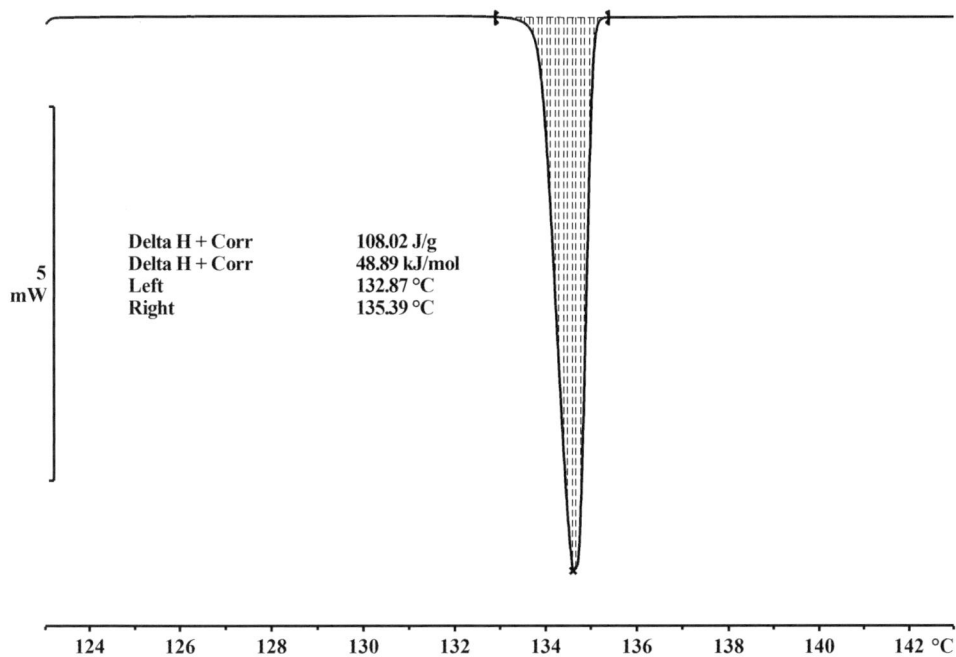

Delta H + Corr	108.02 J/g
Delta H + Corr	48.89 kJ/mol
Left	132.87 °C
Right	135.39 °C

瑞格列奈标准物质的 DSC 纯度分析图

DSC 纯度与 HPLC 纯度的分析对比表

标准物质批号	DSC 纯度（%）	HPLC 纯度（%）
100753-201102	99.8	99.96
100753-201303	99.6	99.9
100753-202204	99.9	99.9

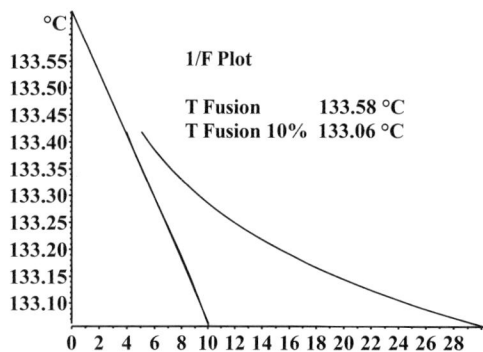

Lot.100753–201102

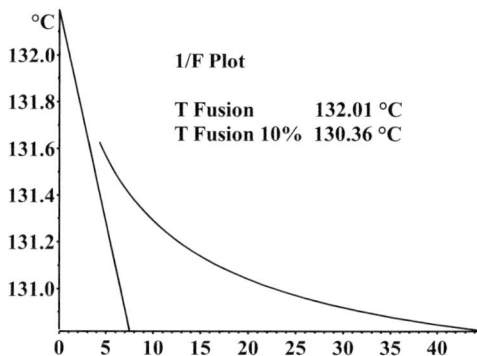

Lot.100753–201303

Lot.100753–202204

DSC 纯度拟合分析图

相关信息

- **中文化学名**：（S）-2-乙氧基-4-[2-[[甲基-1-[2-（1-哌啶基）苯基]丁基]氨基]-2-氧代乙基]苯甲酸

- **英文化学名**：2-ethoxy-4-[2-[[（1S）-3-methyl-1-[2-（1-piperidinyl）phenyl]butyl]amino]-2-oxoethyl]benzoic acid

- **主要用途**：用于饮食控制、减轻体重及运动锻炼不能有效控制的 2 型糖尿病（非胰岛素依赖型）患者。

- **药典收录情况**：《中国药典》2020 年版，《美国药典》43 版，《欧洲药典》11.3 版，《英国药典》2023 年版

- **中国上市制剂**：瑞格列奈片，瑞格列奈分散片

十一酸睾酮

Testosterone Undecanoate

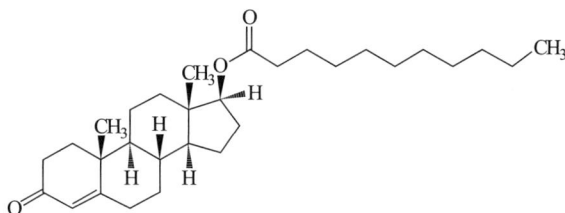

基本信息

分子式：$C_{30}H_{48}O_3$

分子量：456.71

CAS 号：5949–44–0

性状：本品为白色结晶或结晶性粉末；无臭。

溶解性：本品在三氯甲烷中极易溶，在乙醇中溶解，在甲醇、植物油中略溶，在水中不溶。

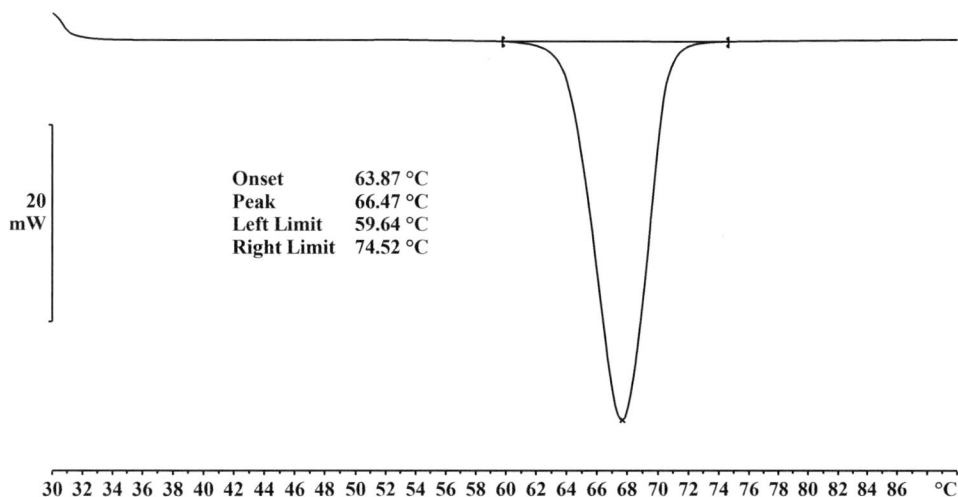

Onset	63.87 °C
Peak	66.47 °C
Left Limit	59.64 °C
Right Limit	74.52 °C

20 mW

30 32 34 36 38 40 42 44 46 48 50 52 54 56 58 60 62 64 66 68 70 72 74 76 78 80 82 84 86　°C

十一酸睾酮标准物质的差示扫描量热分析图谱（10℃/min 分析）

纯度分析实验

样品制备： 7.001mg 样品置于 40μl 坩埚中

气体氛围： N_2 50ml/min

实验程序： 50 ~ 70℃，0.5℃/min

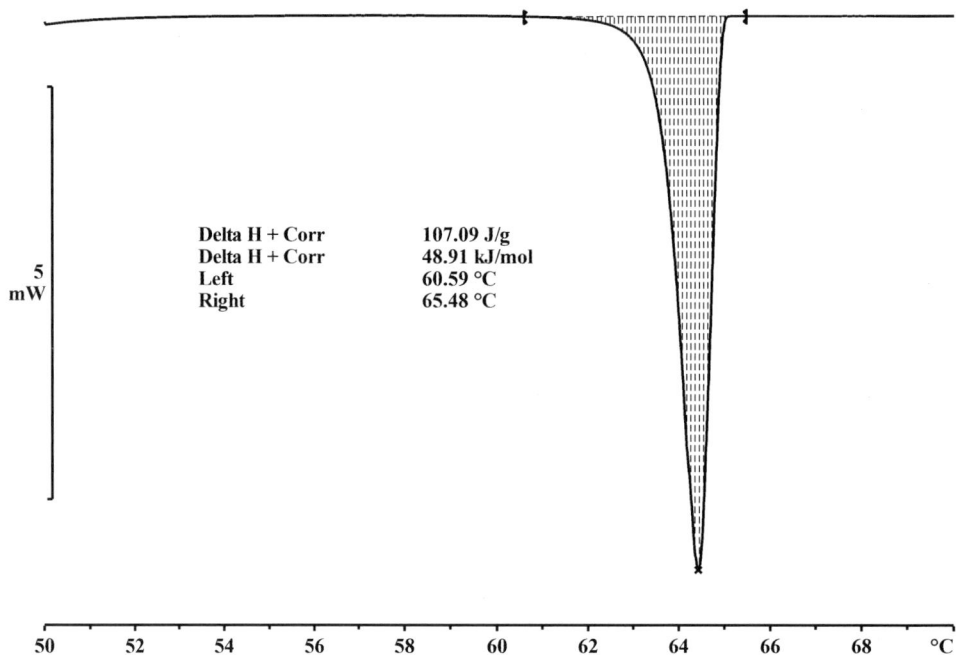

Delta H + Corr	107.09 J/g
Delta H + Corr	48.91 kJ/mol
Left	60.59 ℃
Right	65.48 ℃

十一酸睾酮标准物质的 DSC 纯度分析图

DSC 纯度与 HPLC 纯度的分析对比表

标准物质批号	DSC 纯度（%）	HPLC 纯度（%）
100242–201103	99.4	99.8

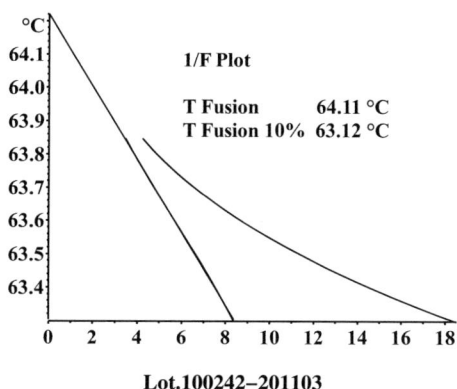

Lot.100242-201103

DSC 纯度拟合分析图

相关信息

- **中文化学名**：17β-羟基雄甾-4-烯-3-酮十一烷酸酯

- **英文化学名**：（17β）-17-［（1-oxoundecyl）oxy］androst-4-en-3-one

- **主要用途**：用于治疗原发性或继发性睾丸功能减退，男性体质性青春期发育延迟，乳腺癌转移的姑息性治疗，还可以用于男性原发性或继发性性腺功能低下的睾酮补充疗法，例如睾丸切除术后、无睾症、垂体功能低下、内分泌性阳痿、由于精子生成障碍所引起的不育症；男性更年期症状，例如性欲减退、脑力和体力下降等。

- **药典收录情况**：《中国药典》2020 年版

- **中国上市制剂**：十一酸睾酮注射液，十一酸睾酮软胶囊

双嘧达莫

Dipyridamole

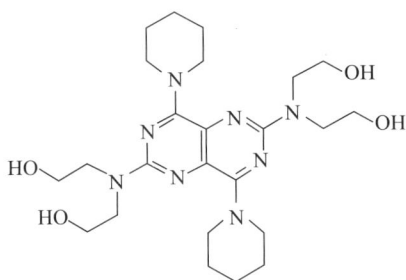

基本信息

分子式：$C_{24}H_{40}N_8O_4$

分子量：504.63

CAS 号：58-32-2

性状：本品为黄色结晶性粉末；无臭。

溶解性：本品在三氯甲烷、稀酸中易溶，在乙醇中溶解，在丙酮中微溶，在水中几乎不溶。

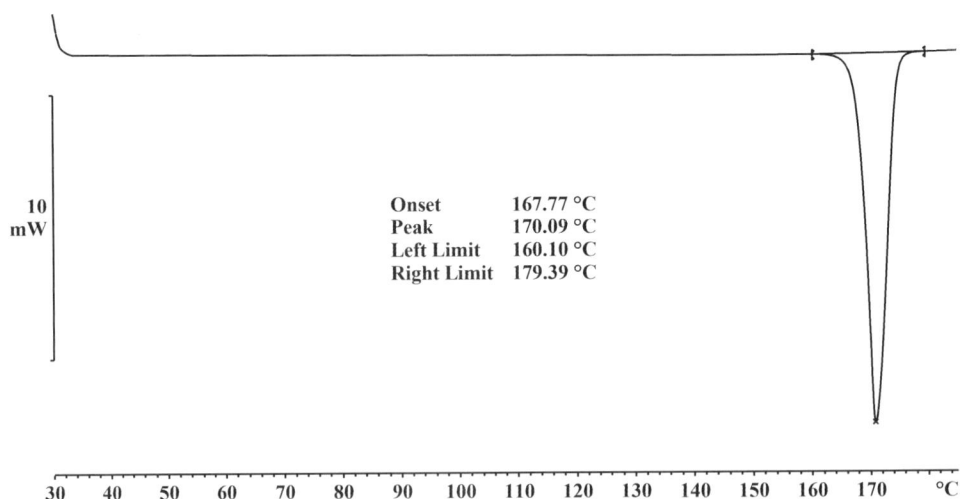

Onset	167.77 °C
Peak	170.09 °C
Left Limit	160.10 °C
Right Limit	179.39 °C

双嘧达莫标准物质的差示扫描量热分析图谱（10°C/min 分析）

纯度分析实验

样品制备： 3.624mg 样品置于 40μl 坩埚中

气体氛围： N_2 50ml/min

实验程序： 158 ~ 170℃，0.5℃/min

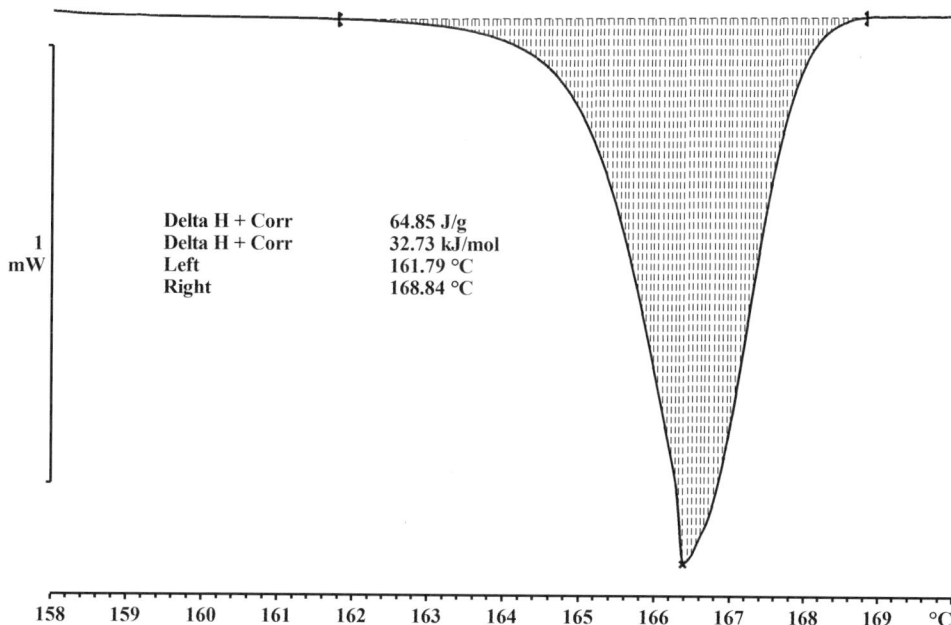

Delta H + Corr	64.85 J/g
Delta H + Corr	32.73 kJ/mol
Left	161.79 ℃
Right	168.84 ℃

双嘧达莫标准物质的 DSC 纯度分析图

DSC 纯度与 HPLC 纯度的分析对比表

标准物质批号	DSC 纯度（%）	HPLC 纯度（%）
100244-201003	99.5	99.8

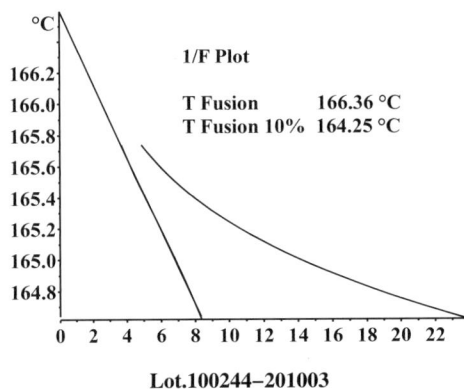

DSC 纯度拟合分析图

相关信息

- **中文化学名**：2,2′,2″,2‴–［（4,8–二哌啶基嘧啶并［5,4–*d*］嘧啶–2,6–二基）双次氮基］–四乙醇

- **英文化学名**：2,2′,2″,2‴–［（4,8–di–1–piperidinylpyrimido［5,4–*d*］pyrimidine–2,6–diyl）dinitrilo］tetrakisethanol

- **主要用途**：抗病毒作用。用于治疗上呼吸道感染、流行性腮腺炎、流行性乙型脑炎、轮状病毒引起的腹泻、带状疱疹、疱疹性咽峡炎等疾病。改善心脏病患者的左室舒张功能。增强机体的免疫力。治疗糖尿病肾病及肾病综合征。也可与奈玛特韦片组合使用治疗新型冠状病毒感染。

- **药典收录情况**：《中国药典》2020 年版，《美国药典》43 版，《欧洲药典》11.2 版，《英国药典》2023 年版，《日本药局方》18 版

- **中国上市制剂**：注射用双嘧达莫，双嘧达莫片，双嘧达莫分散片，双嘧达莫注射液，双嘧达莫氯化钠注射液，阿司匹林双嘧达莫缓释胶囊，阿司匹林双嘧达莫片，阿司匹林双嘧达莫缓释片

双氰胺

Dicyanodiamide

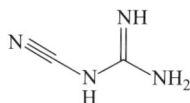

基本信息

分子式：$C_2H_4N_4$

分子量：84.08

CAS 号：461-58-5

性状：本品为白色结晶性粉末。

溶解性：本品在水中溶解。

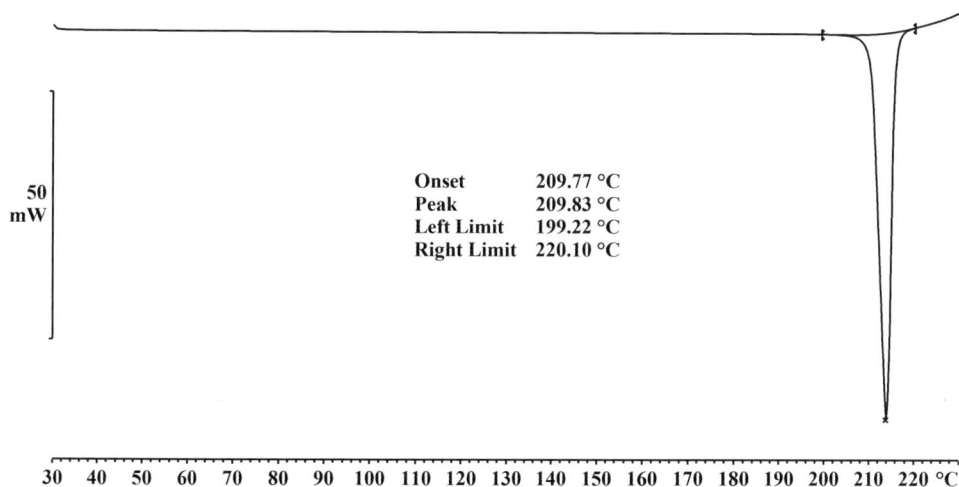

Onset	209.77 °C
Peak	209.83 °C
Left Limit	199.22 °C
Right Limit	220.10 °C

双氰胺标准物质的差示扫描量热分析图谱（10°C/min 分析）

纯度分析实验

样品制备： 4.991mg 样品置于 40μl 坩埚中

气体氛围： N_2 50ml/min

实验程序： 195～210℃，0.5℃/min

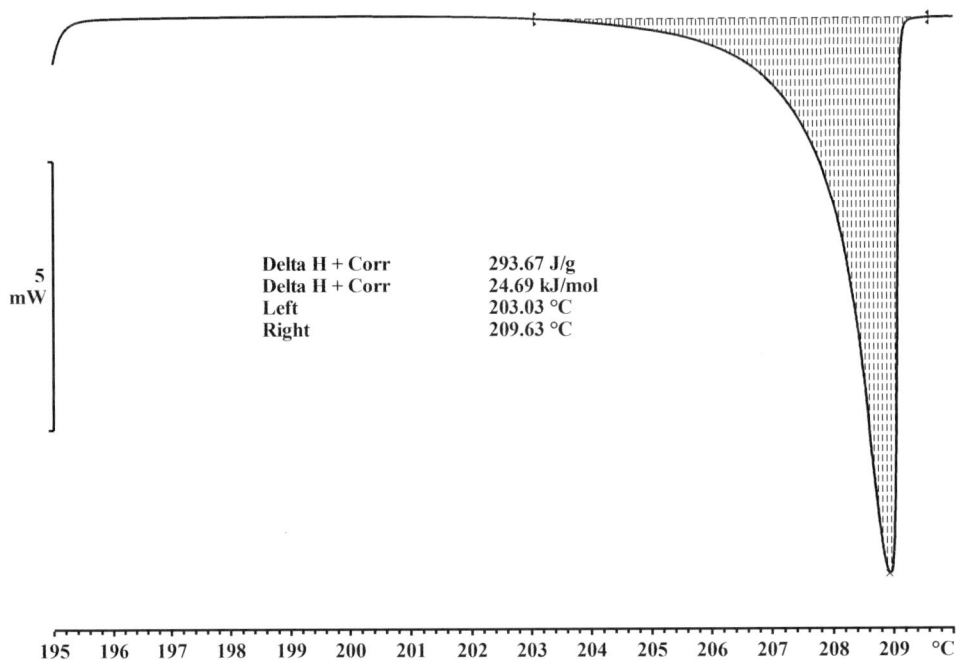

Delta H + Corr	293.67 J/g
Delta H + Corr	24.69 kJ/mol
Left	203.03 ℃
Right	209.63 ℃

双氰胺标准物质的 DSC 纯度分析图

DSC 纯度与 HPLC 纯度的分析对比表

标准物质批号	DSC 纯度（%）	HPLC 纯度（%）
100206-200302	99.1	99.4
100206-201103	99.5	99.98
100206-201704	99.5	100

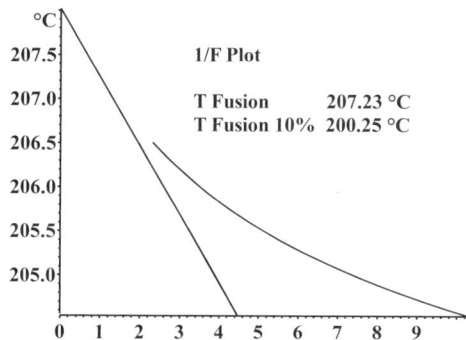

Lot.100206-200302

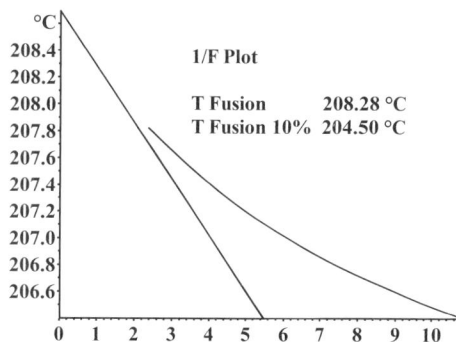

Lot.100206-201103

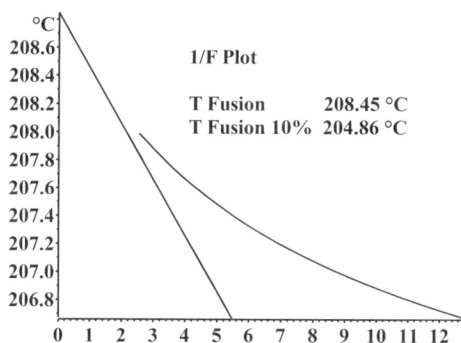

Lot.100206-201704

DSC 纯度拟合分析图

相关信息

- **中文化学名**：氰基胍

- **英文化学名**：*N*-cyanoguanidine

- **主要用途**：用于生产肥料、硝酸纤维素稳定剂、橡胶硫化促进剂，也用于制造塑料、人造树脂、人造漆、氰化合物、肼盐，还是制造黑色素、磺胺制剂、炸药等的原料。

- **药典收录情况**：《中国药典》《美国药典》《欧洲药典》《英国药典》和《日本药局方》均未收录

- **中国上市制剂**：尚无"双氰胺"主药制剂

替硝唑

Tinidazole

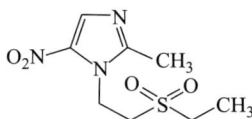

基本信息

分子式：$C_8H_{13}N_3O_4S$

分子量：247.28

CAS 号：19387-91-8

性状：本品为白色至淡黄色结晶或结晶性粉末。

溶解性：本品在丙酮中溶解，在水或乙醇中微溶。

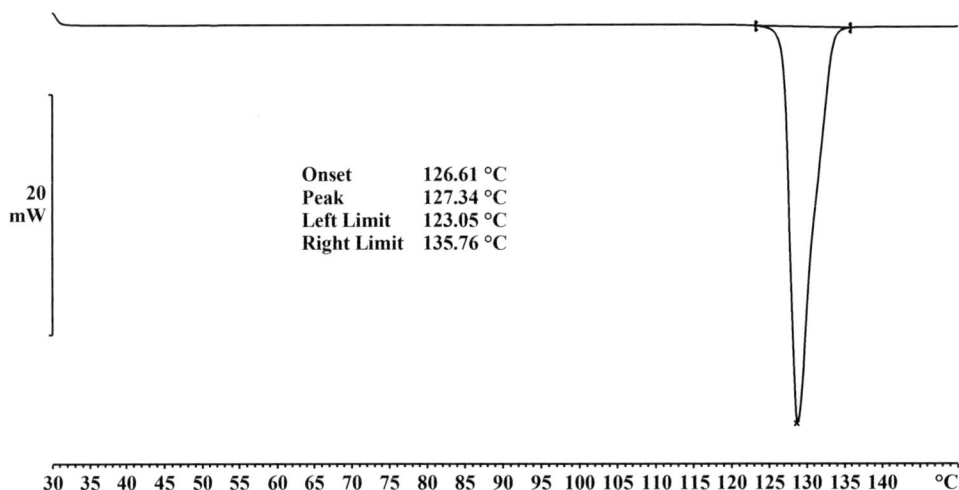

Onset	126.61 ℃
Peak	127.34 ℃
Left Limit	123.05 ℃
Right Limit	135.76 ℃

替硝唑标准物质的差示扫描量热分析图谱（10℃/min 分析）

纯度分析实验

样品制备： 7.933mg 样品置于 40μl 坩埚中

气体氛围： N_2 50ml/min

实验程序： 113 ~ 133℃，0.5℃/min

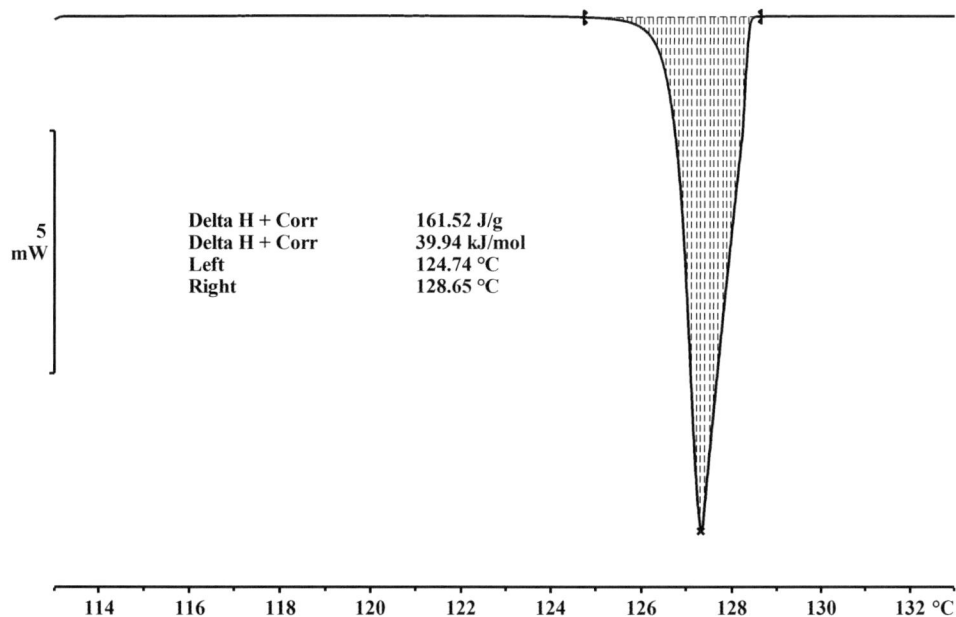

Delta H + Corr	161.52 J/g	
Delta H + Corr	39.94 kJ/mol	
Left	124.74 ℃	
Right	128.65 ℃	

替硝唑标准物质的 DSC 纯度分析图

DSC 纯度与 HPLC 纯度的分析对比表

标准物质批号	DSC 纯度（%）	HPLC 纯度（%）
100336–200402	99.7	99.9
100336–200703	99.8	99.8
100336–201704	99.9	99.97

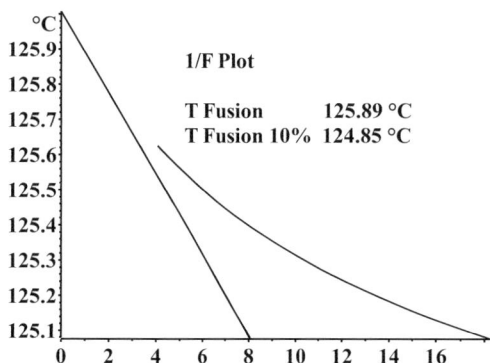

Lot.100336-200402

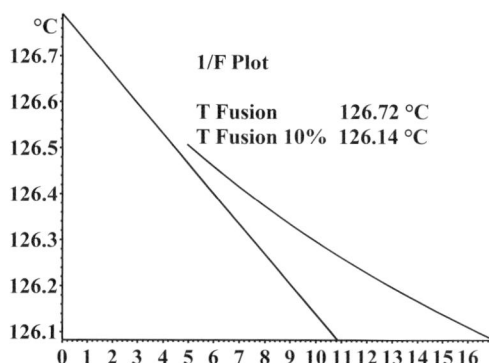

Lot.100336-200703

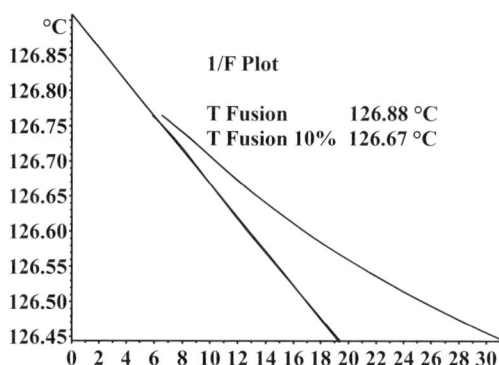

Lot.100336-201704

DSC 纯度拟合分析图

相关信息

- **中文化学名**：2-甲基-1-［2-（乙基磺酰基）乙基］-5-硝基-1*H* 咪唑

- **英文化学名**：1-［2-（ethylsulfonyl）ethyl］-2-methyl-5-nitro-1*H*-imidazole

- **主要用途**：用于各种厌氧菌感染，如败血症、骨髓炎、腹腔感染、盆腔感染、支气管感染、肺炎、鼻窦炎、皮肤蜂窝织炎、牙周感染及术后伤口感染；用于结肠直肠手术、妇产科手术及口腔手术等的术前预防用药；用于肠道及肠道外阿米巴病、阴道滴虫病、贾第虫病、加德纳菌阴道炎等的治疗；也可作为甲硝唑的替代药用于幽门螺杆菌所致的胃窦炎及消化性溃疡的治疗。

- **药典收录情况**：《中国药典》2020 年版，《美国药典》43 版，《欧洲药典》11.3 版，《英国药典》2023 年版，《日本药局方》18 版

- **中国上市制剂**：替硝唑氯化钠注射液，替硝唑胶囊，替硝唑栓，替硝唑片，替硝唑葡萄糖注射液，替硝唑阴道泡腾片，替硝唑阴道片，替硝唑含漱液

酮洛芬

Ketoprofen

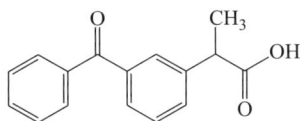

基本信息

分子式：$C_{16}H_{14}O_3$

分子量：254.29

CAS 号：22071-15-4

性状：本品为白色结晶性粉末；无臭或几乎无臭。

溶解性：本品在甲醇中极易溶，在乙醇、丙酮或乙醚中易溶，在水中几乎不溶。

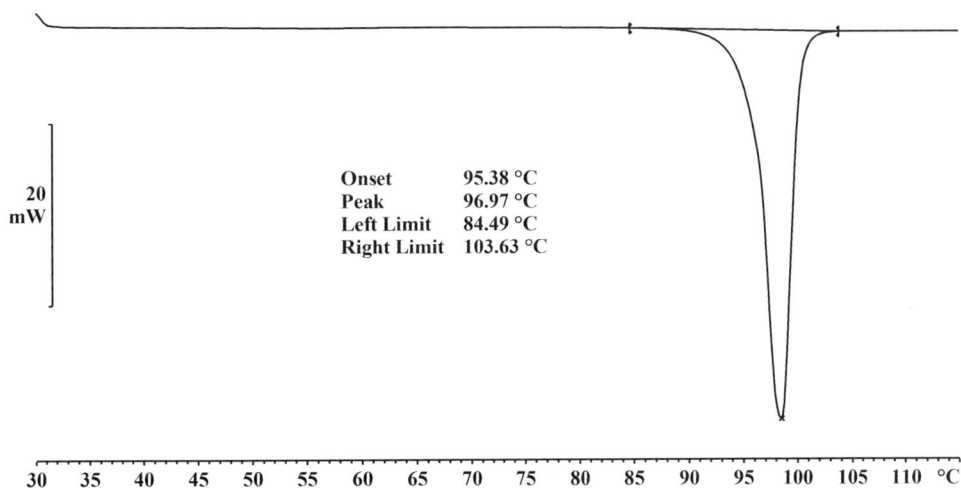

Onset	95.38 °C
Peak	96.97 °C
Left Limit	84.49 °C
Right Limit	103.63 °C

酮洛芬标准物质的差示扫描量热分析图谱（10°C/min 分析）

纯度分析实验

样品制备： 4.892mg 样品置于 40μl 坩埚中

气体氛围： N_2 50ml/min

实验程序： 80～100℃，0.5℃/min

Delta H + Corr	81.27 J/g
Delta H + Corr	20.67 kJ/mol
Left	94.56 ℃
Right	96.41 ℃

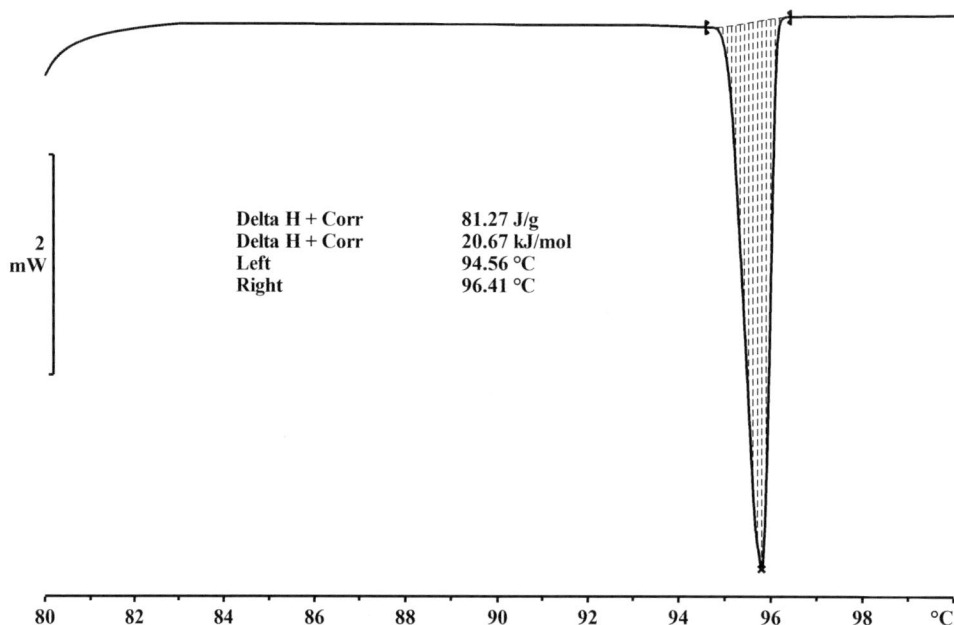

酮洛芬标准物质的 DSC 纯度分析图

DSC 纯度与 HPLC 纯度的分析对比表

标准物质批号	DSC 纯度（%）	HPLC 纯度（%）
100337–201104	99.9	99.9

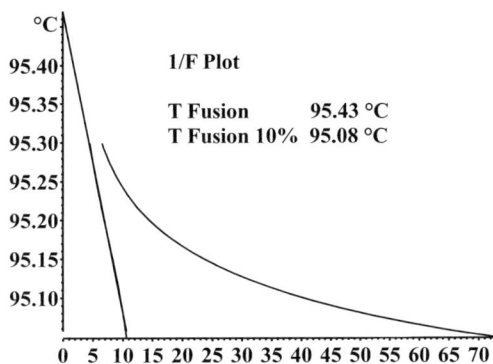

DSC 纯度拟合分析图

相关信息

- **中文化学名**：α–甲基–3–苯甲酰基–苯乙酸

- **英文化学名**：3–benzoyl–α–methylbenzeneacetic acid

- **主要用途**：用于风湿性或类风湿关节炎、骨关节炎、强直性脊椎炎、痛风、痛经等，也可用于关节扭伤、软组织损伤、骨折疼痛及术后疼痛等。

- **药典收录情况**：《中国药典》2020 年版，《美国药典》43 版，《欧洲药典》11.2 版，《英国药典》2023 年版，《日本药局方》18 版

- **中国上市制剂**：酮洛芬搽剂，酮洛芬胶囊，酮洛芬肠溶胶囊，酮洛芬片，酮洛芬肠溶片，酮洛芬凝胶，酮洛芬缓释小丸

戊酸雌二醇

Estradiol Valerate

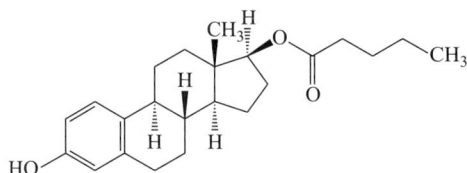

基本信息

分子式：$C_{23}H_{32}O_3$

分子量：356.51

CAS 号：979-32-8

性状：本品为白色结晶性粉末；无臭。

溶解性：本品在乙醇、丙酮或三氯甲烷中易溶，在甲醇中溶解，在植物油中微溶，在水中几乎不溶。

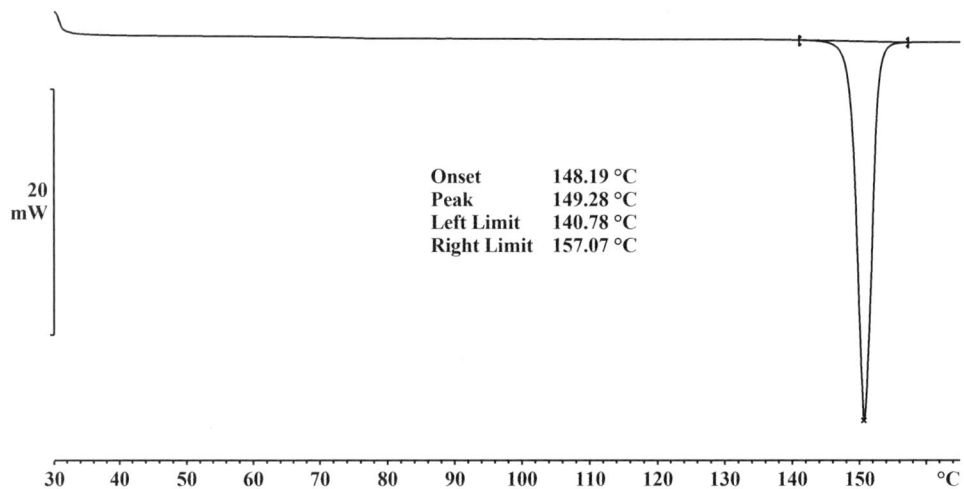

Onset	148.19 °C
Peak	149.28 °C
Left Limit	140.78 °C
Right Limit	157.07 °C

戊酸雌二醇标准物质的差示扫描量热分析图谱（10°C/min 分析）

纯度分析实验

样品制备： 3.658mg 样品置于 40μl 坩埚中

气体氛围： N_2 50ml/min

实验程序： 135～155℃，0.5℃/min

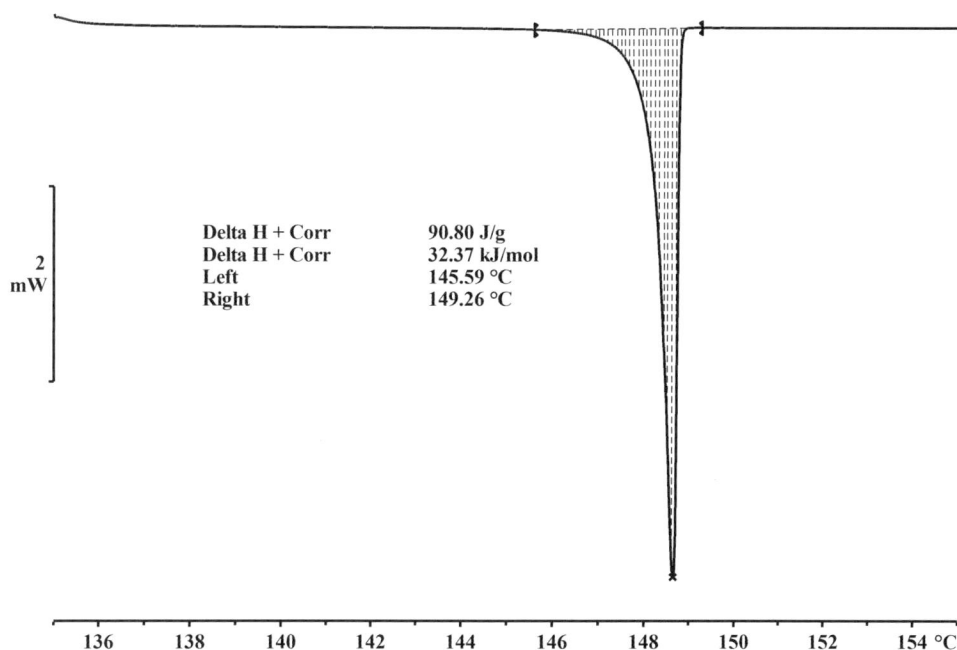

Delta H + Corr	90.80 J/g
Delta H + Corr	32.37 kJ/mol
Left	145.59 ℃
Right	149.26 ℃

2 mW

戊酸雌二醇标准物质的 DSC 纯度分析图

DSC 纯度与 HPLC 纯度的分析对比表

标准物质批号	DSC 纯度（%）	HPLC 纯度（%）
100063–200904	99.7	99.6

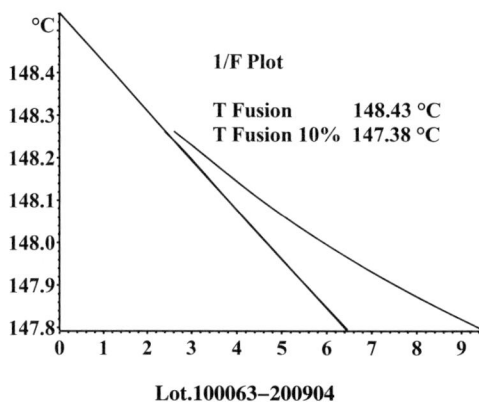

Lot.100063-200904

DSC 纯度拟合分析图

相关信息

- **中文化学名**：3-羟基雌甾-1,3,5（10）-三烯-17β-醇-17-戊酸酯

- **英文化学名**：（17β）-estra-1,3,5（10）-triene-3,17-diol-17-valerate

- **主要用途**：用于补充与自然或人工绝经相关的雌激素缺乏：如血管舒缩性疾病（潮热），生殖泌尿道营养性疾病（外阴阴道萎缩，性交困难，尿失禁）以及精神性疾病（睡眠障碍，衰弱）；也用于预防原发性或继发性雌激素缺乏所造成的骨质丢失。

- **药典收录情况**：《中国药典》2020 年版，《美国药典》2021 年版，《欧洲药典》11.2 版，《英国药典》2023 年版

- **中国上市制剂**：戊酸雌二醇片

西吡氯铵

Cetylpyridinium Chloride

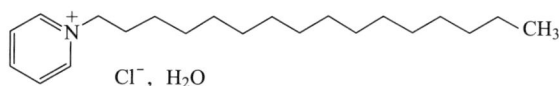

Cl⁻, H₂O

基本信息

分子式：$C_{21}H_{38}ClN \cdot H_2O$

分子量：358.01

CAS 号：6004-24-6

性状：本品为白色或类白色鳞片状结晶或结晶性粉末；有滑腻感。

溶解性：本品在乙醇、水或三氯甲烷中易溶，在乙醚中几乎不溶。

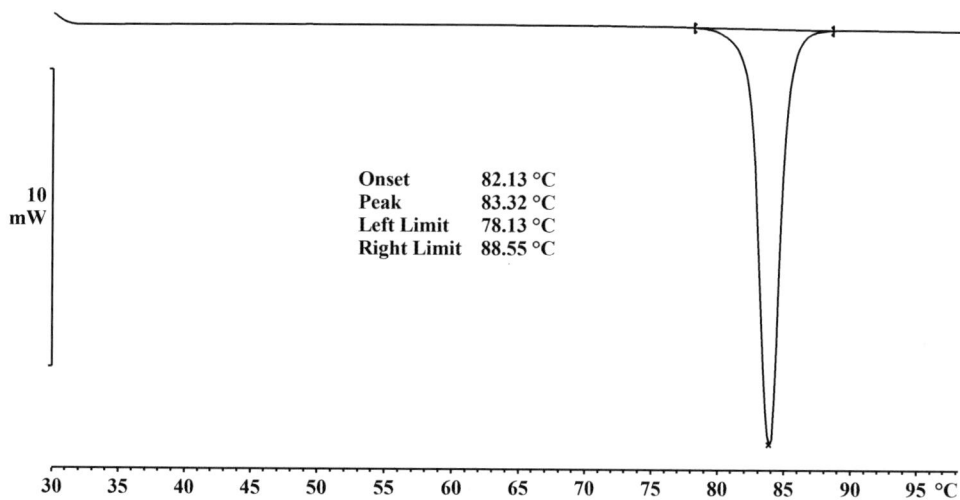

Onset	82.13 °C
Peak	83.32 °C
Left Limit	78.13 °C
Right Limit	88.55 °C

西吡氯铵标准物质的差示扫描量热分析图谱（10℃/min 分析）

纯度分析实验

样品制备： 2.001mg 样品置于 40μl 坩埚中

气体氛围： N_2 50ml/min

实验程序： 77~84℃，0.5℃/min

Delta H + Corr	150.91 J/g
Delta H + Corr	51.31 kJ/mol
Left	81.71 ℃
Right	83.92 ℃

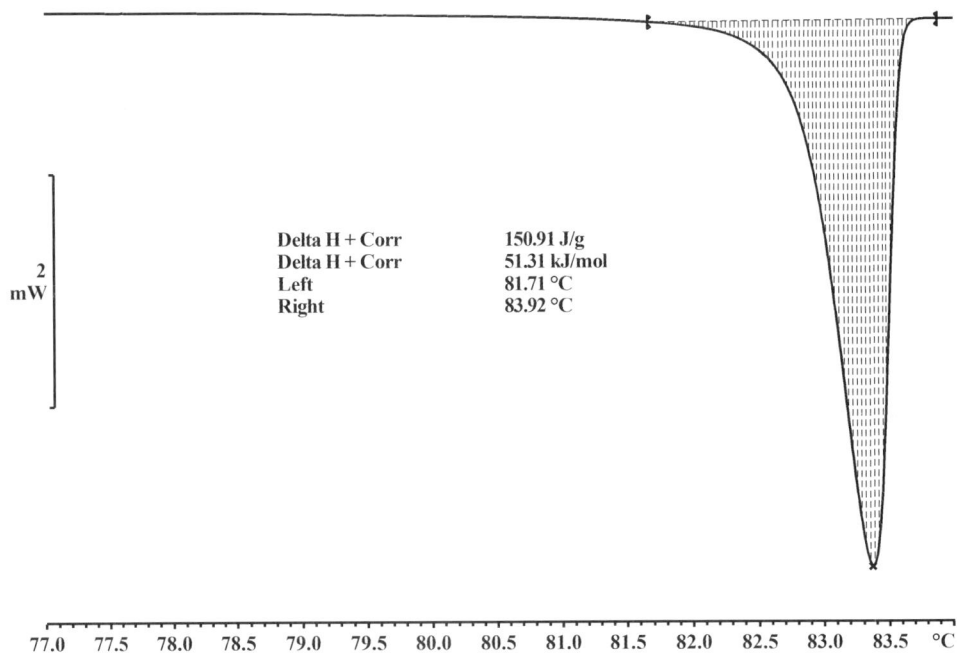

西吡氯铵标准物质的 DSC 纯度分析图

DSC 纯度与 HPLC 纯度的分析对比表

标准物质批号	DSC 纯度（%）	HPLC 纯度（%）
100581–201302	99.7	100
100581–201803	99.6	99.9

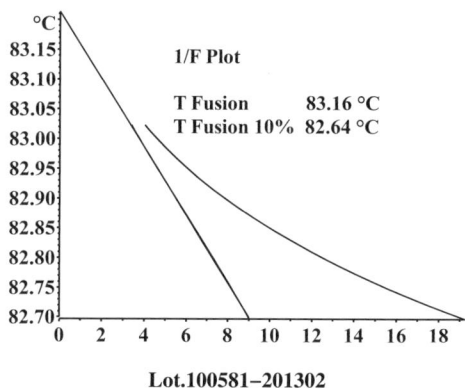

Lot.100581-201302

Lot.100581-201803

DSC 纯度拟合分析图

相关信息

- **中文化学名**：1-氯化十六烷基吡啶一水合物

- **英文化学名**：1-hexadecylpyridinium chloride monohydrate

- **主要用途**：用于口腔感染（如牙龈炎）的辅助治疗。

- **药典收录情况**：《中国药典》2020 年版，《美国药典》2021 年版，《欧洲药典》11.2 版，《英国药典》2023 年版

- **中国上市制剂**：西吡氯铵含漱液，西吡氯铵滴眼液，西吡氯铵含片

西洛他唑

Cilostazol

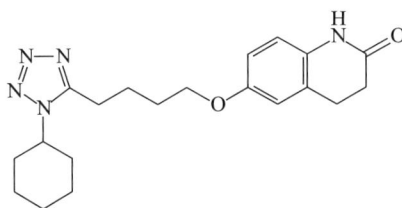

基本信息

分子式：$C_{20}H_{27}N_5O_2$

分子量：369.47

CAS 号：73963-72-1

性状：本品为白色或类白色结晶性粉末；无臭。

溶解性：本品在冰醋酸或三氯甲烷中易溶，在 N，$N-$ 二甲基甲酰胺中溶解，在甲醇或无水乙醇中微溶，在水、0.1mol/L 盐酸溶液或 0.1mol/L 氢氧化钠溶液中几乎不溶。

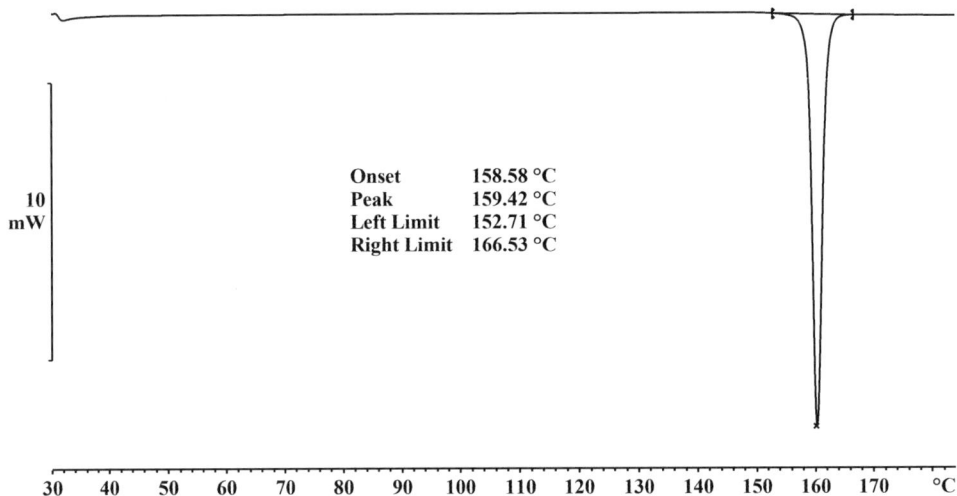

Onset	158.58 °C
Peak	159.42 °C
Left Limit	152.71 °C
Right Limit	166.53 °C

西洛他唑标准物质的差示扫描量热分析图谱（10°C/min 分析）

纯度分析实验

样品制备： 2.000mg 样品置于 40μl 坩埚中

气体氛围： N$_2$ 50ml/min

实验程序： 148～162℃，0.5℃/min

Delta H + Corr	94.25 J/g	
Delta H + Corr	34.82 kJ/mol	
Left	156.72 ℃	
Right	159.66 ℃	

西洛他唑标准物质的 DSC 纯度分析图

DSC 纯度与 HPLC 纯度的分析对比表

标准物质批号	DSC 纯度（%）	HPLC 纯度（%）
100363-201202	99.7	99.7
100363-201403	99.7	99.6
100363-202104	99.7	99.7

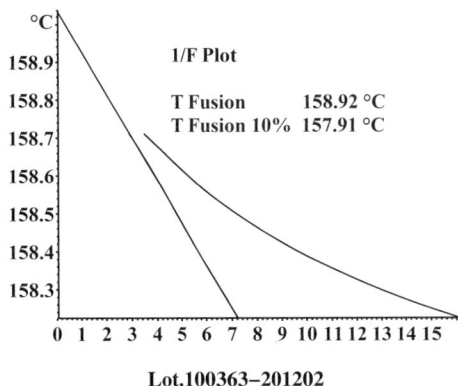

Lot.100363−201202

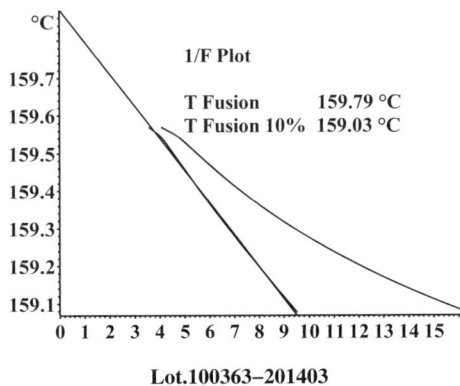

Lot.100363−201403

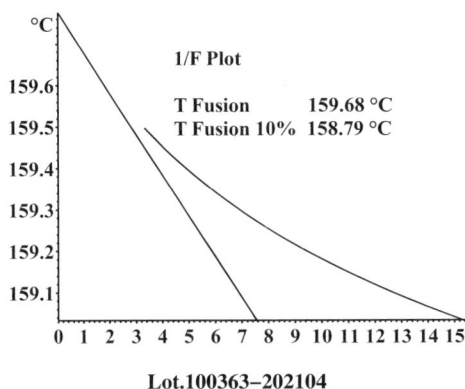

Lot.100363−202104

DSC 纯度拟合分析图

相关信息

- **中文化学名：** 6-［4-（1-环己基-1*H*-四氮唑-5-基）丁氧基］-3,4-二氢-2（1*H*）-喹诺酮

- **英文化学名：** 6-［4-（1-cyclohexyl-1*H*-tetrazol-5-yl）butoxy］-3,4-dihydro-2（1*H*）-quinolinone

- **主要用途：** 用于改善由于慢性动脉闭塞症引起的溃疡、肢痛、冷感及间歇性跛行等缺血性症状；预防脑梗死复发。

- **药典收录情况：**《中国药典》2020 年版，《美国药典》43 版，《日本药局方》18 版

- **中国上市制剂：** 西洛他唑片，西洛他唑胶囊

西咪替丁

Cimetidine

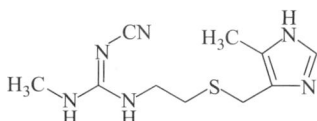

基本信息

分子式：$C_{10}H_{16}N_6S$

分子量：252.35

CAS 号：51481-61-9

性状：本品为白色或类白色结晶性粉末；几乎无臭，味苦。

溶解性：本品在甲醇中易溶，在乙醇中溶解，在异丙醇中略溶，在水中微溶，在稀盐酸中易溶。

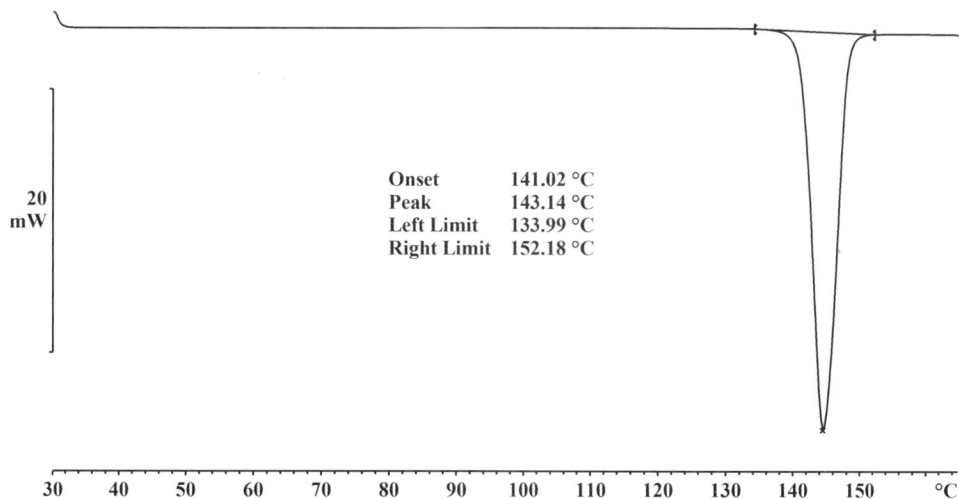

Onset	141.02 °C
Peak	143.14 °C
Left Limit	133.99 °C
Right Limit	152.18 °C

西咪替丁标准物质的差示扫描量热分析图谱（10°C/min 分析）

纯度分析实验

样品制备： 2.700mg 样品置于 40μl 坩埚中

气体氛围： N_2 50ml/min

实验程序： 130 ~ 144℃，0.5℃/min

Delta H + Corr	142.91 J/g
Delta H + Corr	36.06 kJ/mol
Left	136.43 ℃
Right	141.50 ℃

西咪替丁标准物质的 DSC 纯度分析图

DSC 纯度与 HPLC 纯度的分析对比表

标准物质批号	DSC 纯度（%）	HPLC 纯度（%）
100158–200204	99.4	99.9
100158–201406	99.7	99.8

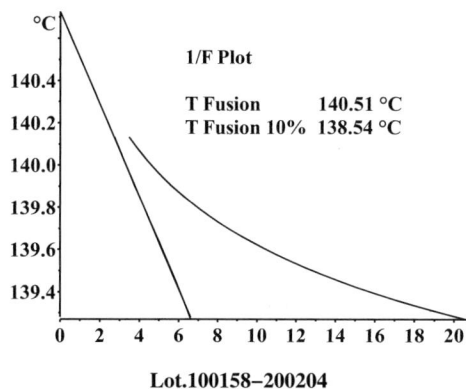

Lot.100158-200204   Lot.100158-201406

DSC 纯度拟合分析图

相关信息

- **中文化学名**：1-甲基-2-氰基-3-[2-[[(5-甲基咪唑-4-基)甲基]硫代]乙基]胍

- **英文化学名**：2-cyano-1-methyl-3-[2-[[(5-methyl-1*H*-imidazol-4-yl)methyl]sulphanyl]ethyl]guanidine

- **主要用途**：用于抑制胃酸的分泌，能明显抑制基础和夜间胃酸分泌，也能抑制由组胺、胰岛素和食物等刺激引起的胃酸分泌，并使其酸度降低，对因化学刺激引起的腐蚀性胃炎有预防和保护作用，对应激性胃溃疡和上消化道出血也有明显疗效。

- **药典收录情况**：《中国药典》2020 年版，《美国药典》2022 年版，《欧洲药典》11.2 版，《英国药典》2023 年版，《日本药局方》18 版

- **中国上市制剂**：西咪替丁片，西咪替丁胶囊，西咪替丁氯化钠注射液

西尼地平

Cilnidipine

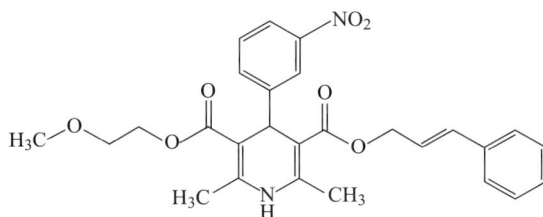

基本信息

分子式：$C_{27}H_{28}N_2O_7$

分子量：492.53

CAS 号：132203-70-4

性状：本品为淡黄色粉末。

溶解性：本品在丙酮或乙酸乙酯中易溶，在甲醇或乙醇中略溶，在水中几乎不溶。

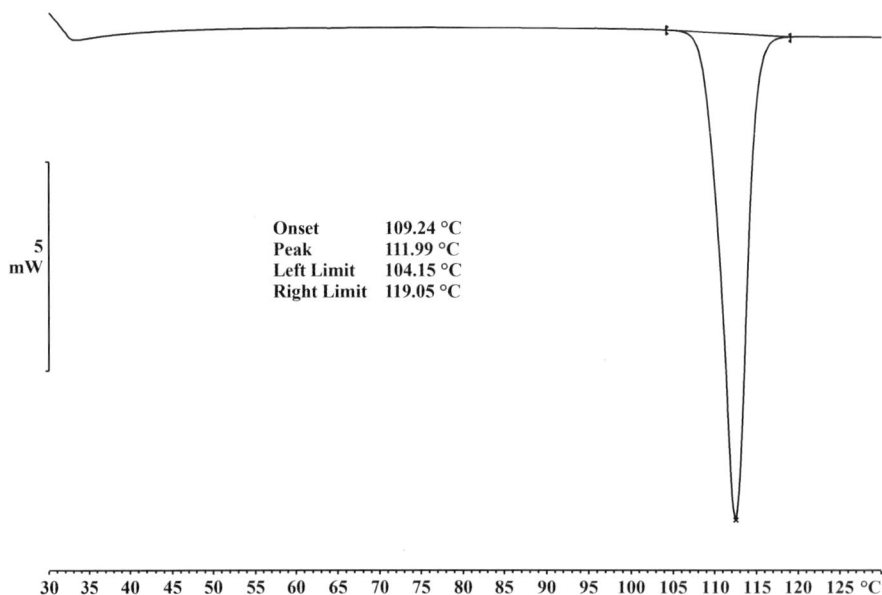

Onset	109.24 °C
Peak	111.99 °C
Left Limit	104.15 °C
Right Limit	119.05 °C

西尼地平标准物质的差示扫描量热分析图谱（**10°C/min** 分析）

纯度分析实验

样品制备： 4.391mg 样品置于 40μl 坩埚中

气体氛围： N_2 50ml/min

实验程序： 98~118℃，0.5℃/min

Delta H + Corr	104.66 J/g
Delta H + Corr	51.55 kJ/mol
Left	106.74 ℃
Right	111.40 ℃

2 mW

98 100 102 104 106 108 110 112 114 116 ℃

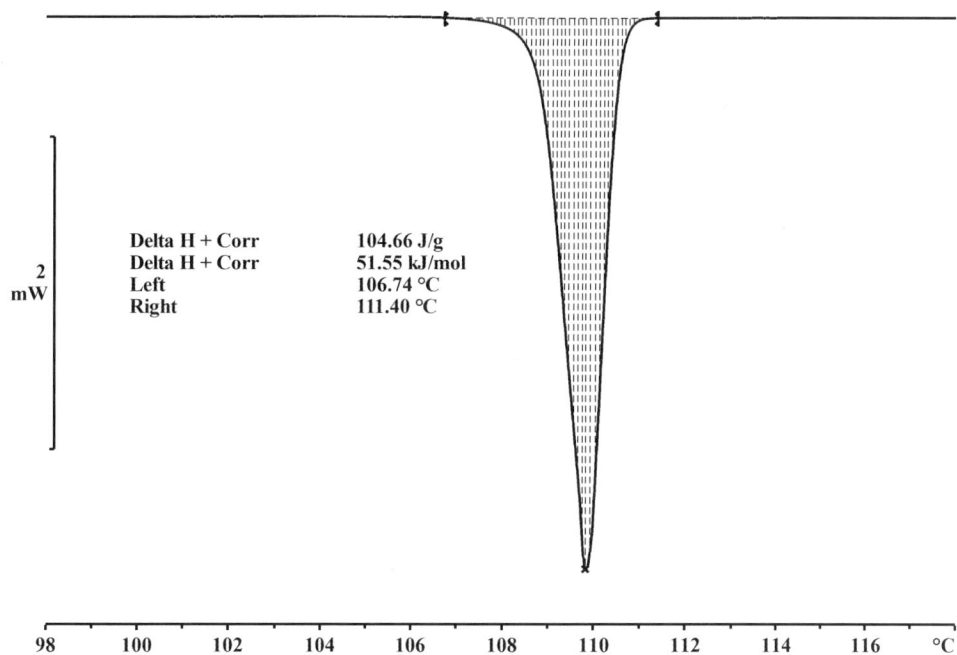

西尼地平标准物质的 DSC 纯度分析图

DSC 纯度与 HPLC 纯度的分析对比表

标准物质批号	DSC 纯度（%）	HPLC 纯度（%）
100993–200701	99.6	99.6
100993–201802	99.4	99.8

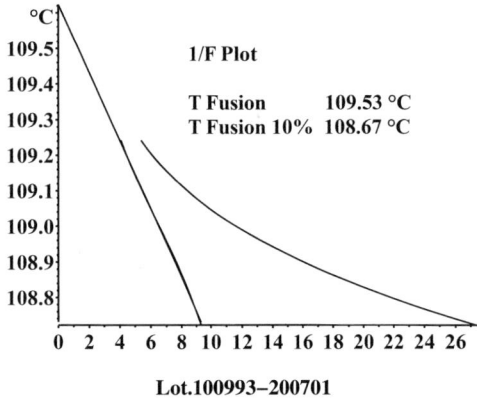

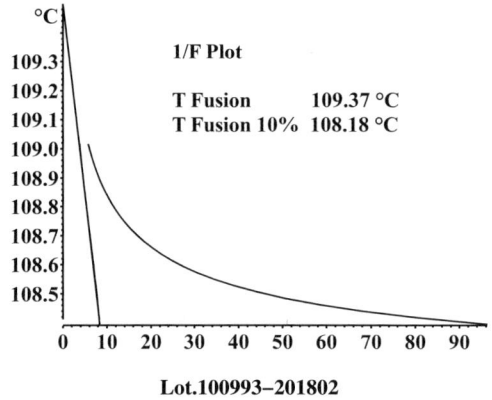

DSC 纯度拟合分析图

相关信息

- **中文化学名**：（±）-2,6-二甲基-4-（3-硝基苯基）-1,4-二氢-3,5-吡啶二甲酸-3-（2-甲氧基）乙酯-5-（3-苯基）-2（E）-丙烯酯

- **英文化学名**：1,4-dihydro-2,6-dimethyl-4-（3-nitrophenyl）-3,5-pyridinedicarboxylic acid，3-（2-methoxyethyl）5-[（2E）-3-phenyl-2-propen-1-yl]ester

- **主要用途**：用于治疗高血压。

- **药典收录情况**：《中国药典》2020 年版，《日本药局方》18 版

- **中国上市制剂**：西尼地平片，西尼地平胶囊，西尼地平软胶囊

硝苯地平

Nifedipine

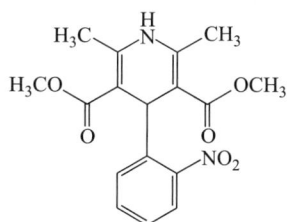

基本信息

分子式：$C_{17}H_{18}N_2O_6$

分子量：346.34

CAS 号：21829-25-4

性状：本品为黄色结晶性粉末；无臭；无味；遇光不稳定。

溶解性：本品在丙酮或三氯甲烷中易溶，在乙醇中略溶，在水中几乎不溶。

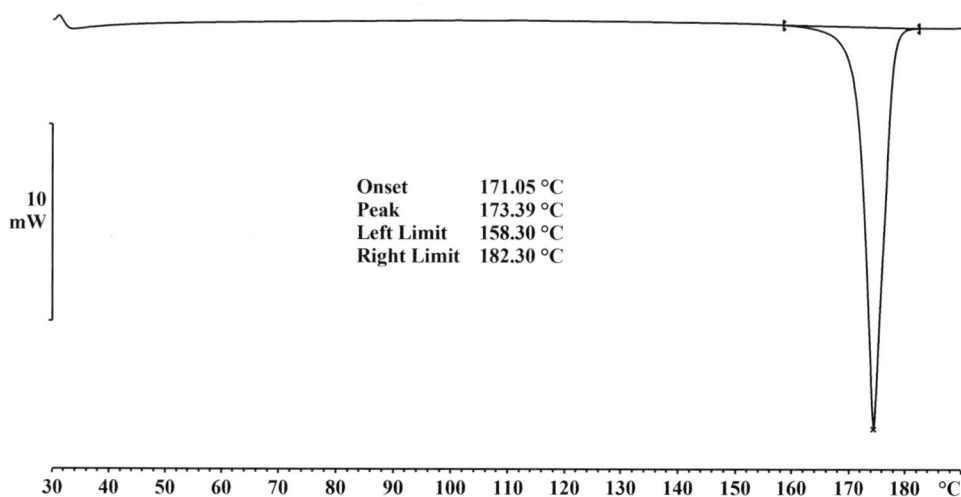

Onset	171.05 °C
Peak	173.39 °C
Left Limit	158.30 °C
Right Limit	182.30 °C

硝苯地平标准物质的差示扫描量热分析图谱（10℃/min 分析）

纯度分析实验

样品制备： 7.812mg 样品置于 40μl 坩埚中

气体氛围： N_2 50ml/min

实验程序： 160~180℃，0.5℃/min

Delta H + Corr	116.46 J/g
Delta H + Corr	40.33 kJ/mol
Left	170.58 °C
Right	174.28 °C

5 mW

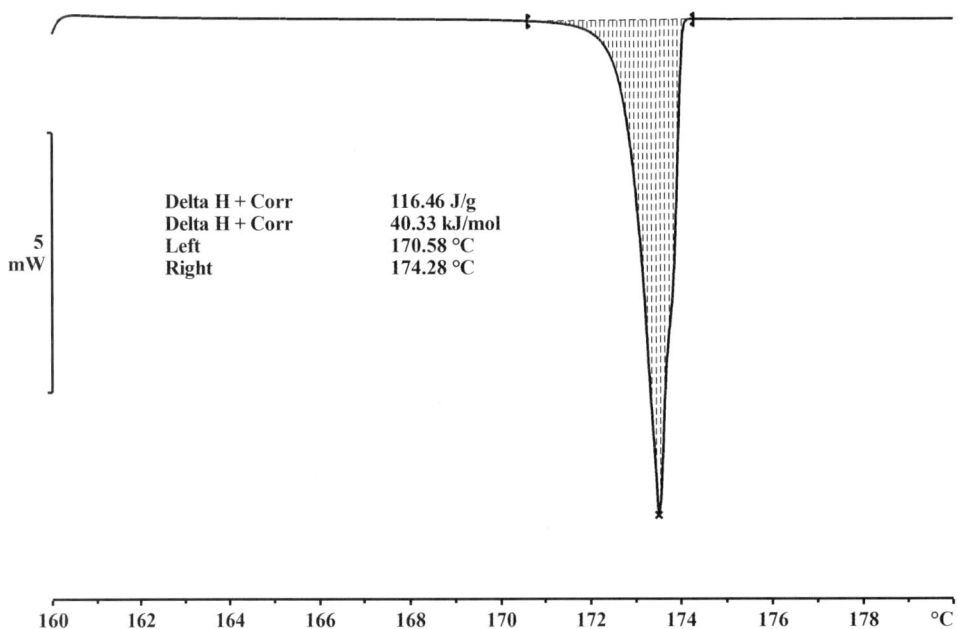

硝苯地平标准物质的 DSC 纯度分析图

DSC 纯度与 HPLC 纯度的分析对比表

标准物质批号	DSC 纯度（%）	HPLC 纯度（%）
100338-200502	99.9	99.9
100338-201103	99.6	99.97
100338-201404	99.9	99.96
100338-201605	99.7	99.9
100338-201806	99.9	99.94
100338-202107	99.9	99.9

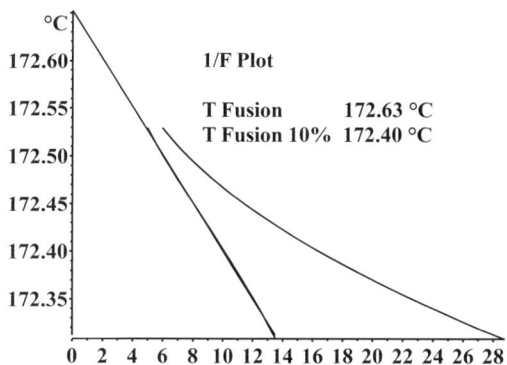

Lot.100338-200502

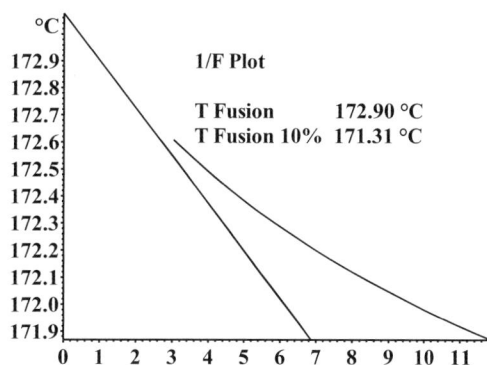

Lot.100338-201103

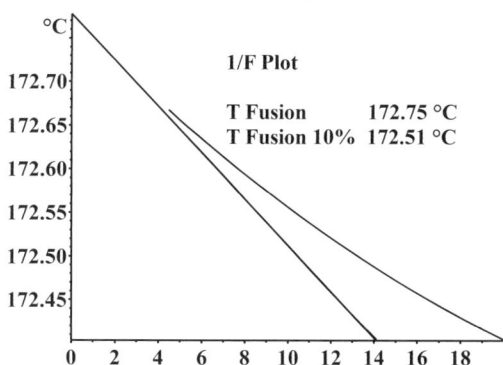

Lot.100338-201404

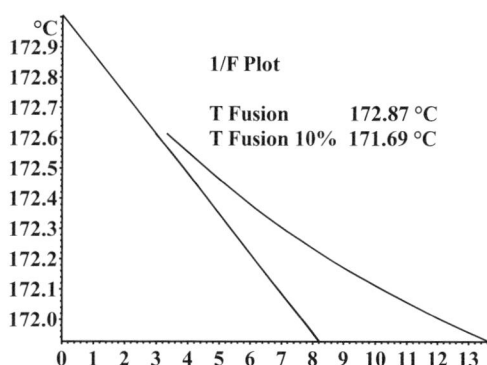

Lot.100338-201605

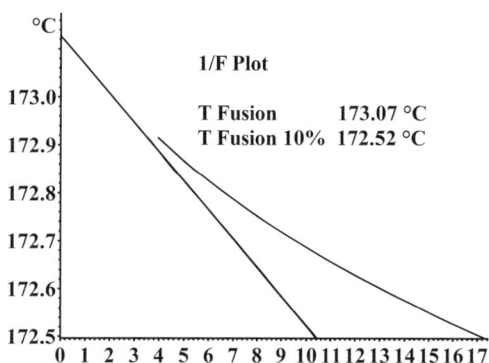

Lot.100338-201806

Lot.100338-202107

DSC 纯度拟合分析图

相关信息

- 中文化学名：2,6-二甲基-4-（2-硝基苯基）-1,4-二氢-3,5-吡啶二甲酸二甲酯
- 英文化学名：1,4-dihydro-2,6-dimethyl-4-（2-nitrophenyl）-3,5-pyridinedicarboxylic acid dimethyl ester

● **主要用途**：用于患有呼吸道阻塞性疾病的心绞痛患者，其疗效优于 β 受体拮抗剂。还适用于各种类型的高血压，对顽固性、重度高血压也有较好疗效。由于能降低后负荷，对顽固性充血性心力衰竭亦有良好疗效，宜于长期服用。

● **药典收录情况**：《中国药典》2020 年版，《美国药典》43 版，《欧洲药典》11.3 版，《英国药典》2023 年版，《日本药局方》18 版

● **中国上市制剂**：硝苯地平片，硝苯地平缓释片，硝苯地平控释片，硝苯地平胶囊，硝苯地平软胶囊

硝苯地平杂质 Ⅰ

Nifedipine Impurity Ⅰ

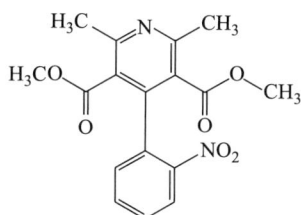

基本信息

分子式：$C_{17}H_{16}N_2O_6$

分子量：344.32

CAS 号：67035-22-7

性状：本品为淡蓝色结晶性粉末。

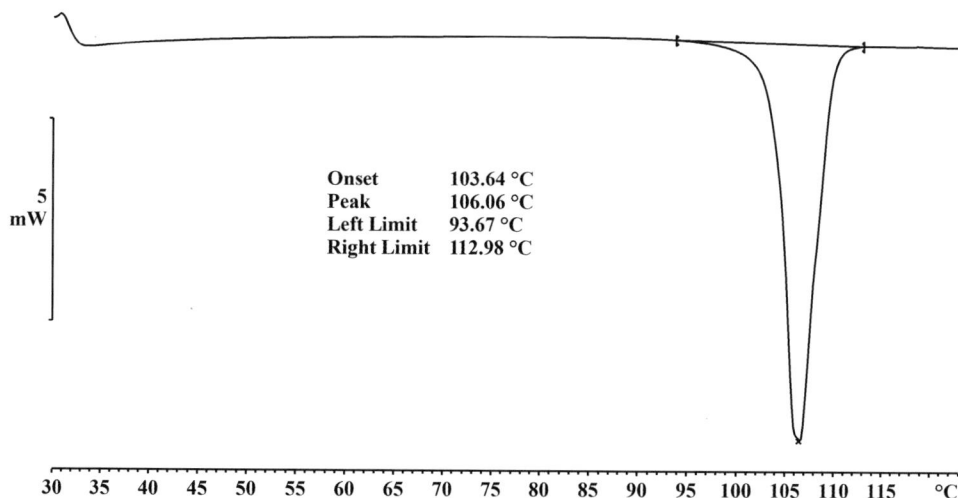

Onset	103.64 °C
Peak	106.06 °C
Left Limit	93.67 °C
Right Limit	112.98 °C

硝苯地平杂质 Ⅰ 标准物质的差示扫描量热分析图谱（10℃/min 分析）

纯度分析实验

样品制备： 7.200mg 样品置于 40μl 坩埚中

气体氛围： N_2 50ml/min

实验程序： 90～108℃，0.5℃/min

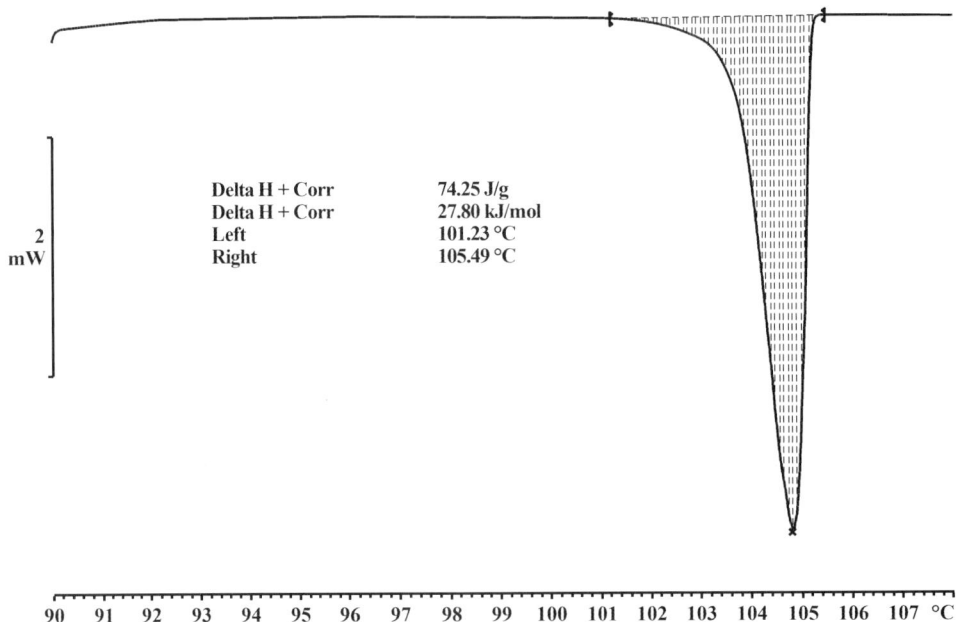

Delta H + Corr	74.25 J/g
Delta H + Corr	27.80 kJ/mol
Left	101.23 ℃
Right	105.49 ℃

硝苯地平杂质Ⅰ标准物质的 DSC 纯度分析图

DSC 纯度与 HPLC 纯度的分析对比表

标准物质批号	DSC 纯度（%）	HPLC 纯度（%）
100339-200602	99.7	99.7
100339-201604	99.4	99.7
100339-202005	99.0	99.1

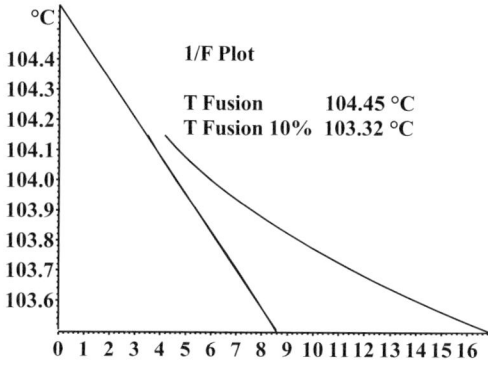

Lot.100339–200602

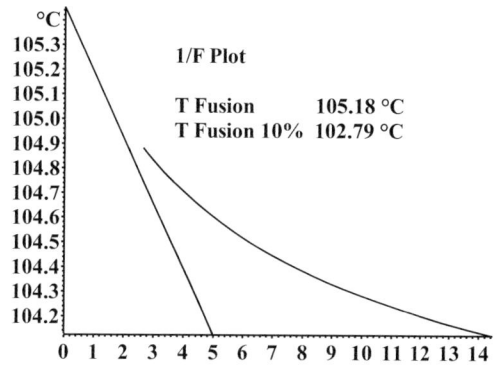

Lot.100339–201604

Lot.100339–202005

DSC 纯度拟合分析图

相关信息

- **中文化学名**：2,6-二甲基-4-（2-硝基苯基）-3,5-吡啶二甲酸二甲酯
- **英文化学名**：dimethyl-4-（2-nitrophenyl）-2,6-dimethylpyridine-3,5-dicarboxylate

其主要活性成分（API）的用途、药典收录情况、国内上市制剂参见"硝苯地平"。

硝苯地平杂质Ⅱ

Nifedipine Impurity Ⅱ

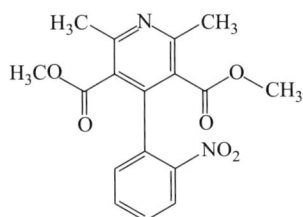

基本信息

分子式：$C_{17}H_{16}N_2O_5$

分子量：328.32

CAS 号：50428-14-3

性状：本品为黄色结晶性粉末。

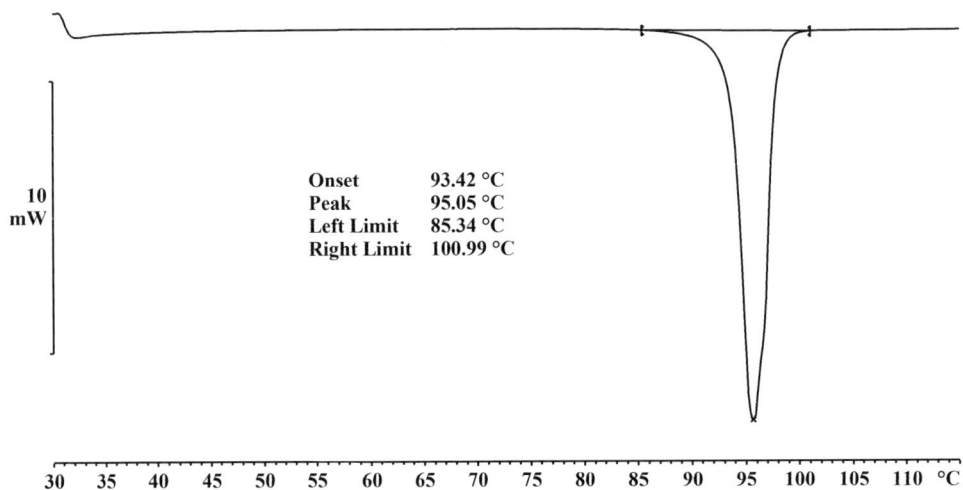

Onset	93.42 °C
Peak	95.05 °C
Left Limit	85.34 °C
Right Limit	100.99 °C

硝苯地平杂质Ⅱ标准物质的差示扫描量热分析图谱（10°C/min 分析）

纯度分析实验

样品制备： 5.229mg 样品置于 40μl 坩埚中

气体氛围： N₂ 50ml/min

实验程序： 80~100℃，0.5℃/min

Delta H + Corr	87.72 J/g
Delta H + Corr	28.80 kJ/mol
Left	93.32 ℃
Right	96.11 ℃

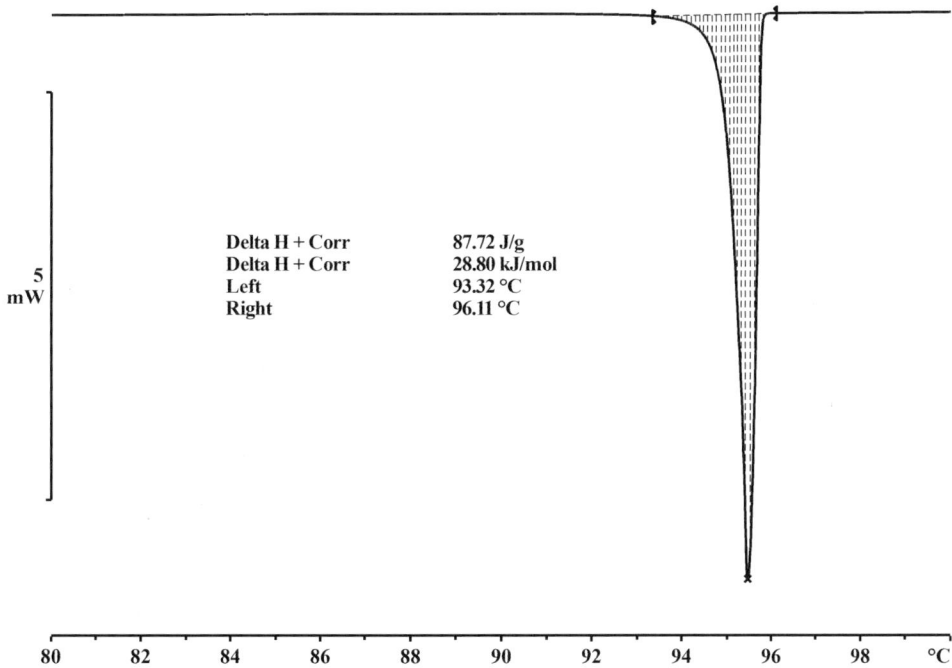

硝苯地平杂质Ⅱ标准物质的 DSC 纯度分析图

DSC 纯度与 HPLC 纯度的分析对比表

标准物质批号	DSC 纯度（%）	HPLC 纯度（%）
100340–200602	99.7	99.5
100340–201103	99.6	99.7
100340–201604	99.8	99.96
100340–202005	99.1	99.4

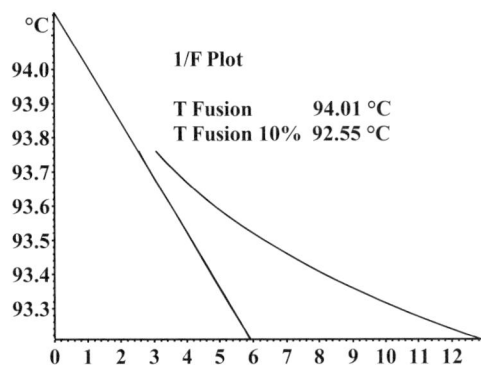

Lot.100340-200602

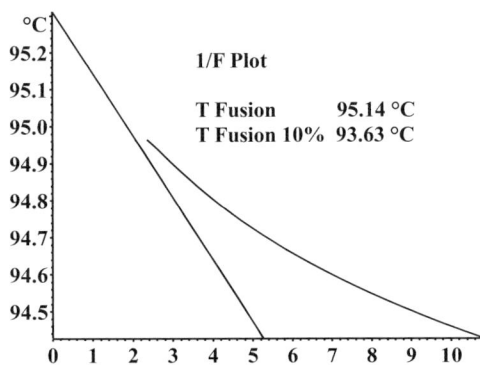

Lot.100340-201103

Lot.100340-201604

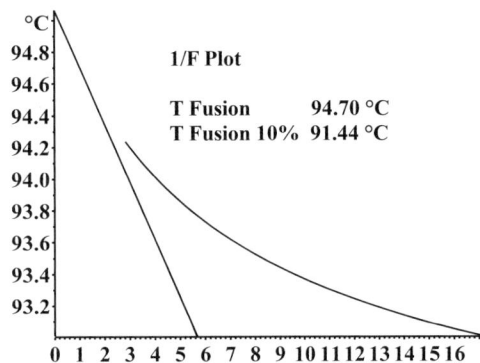

Lot.100340-202005

DSC 纯度拟合分析图

相关信息

- 中文化学名：2,6-二甲基-4-（2-亚硝基苯基）-3,5-吡啶二甲酸二甲酯
- 英文化学名：dimethyl-4-（2-nitrosophenyl）-2,6-dimethylpyridine-3,5-dicarboxylate

其主要活性成分（API）的用途、药典收录情况、国内上市制剂参见"硝苯地平"。

硝酸异山梨酯

Isosorbide Dinitrate

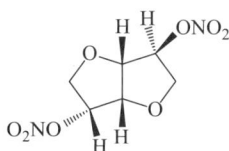

基本信息

分子式：$C_6H_8N_2O_8$

分子量：236.14

CAS 号：87–33–2

性状：本品为白色结晶性粉末；无臭；受热或受到撞击易发生爆炸。

溶解性：本品在丙酮或三氯甲烷中易溶，在乙醇中略溶，在水中微溶。

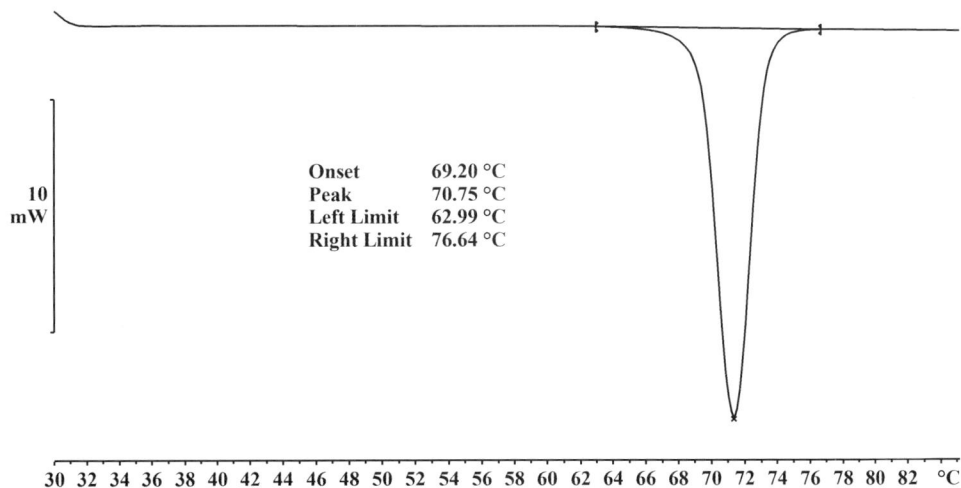

Onset	69.20 °C
Peak	70.75 °C
Left Limit	62.99 °C
Right Limit	76.64 °C

硝酸异山梨酯标准物质的差示扫描量热分析图谱（10°C/min 分析）

纯度分析实验

样品制备： 8.785mg 样品置于 40μl 坩埚中

气体氛围： N_2 50ml/min

实验程序： 55 ~ 80℃，0.5℃/min

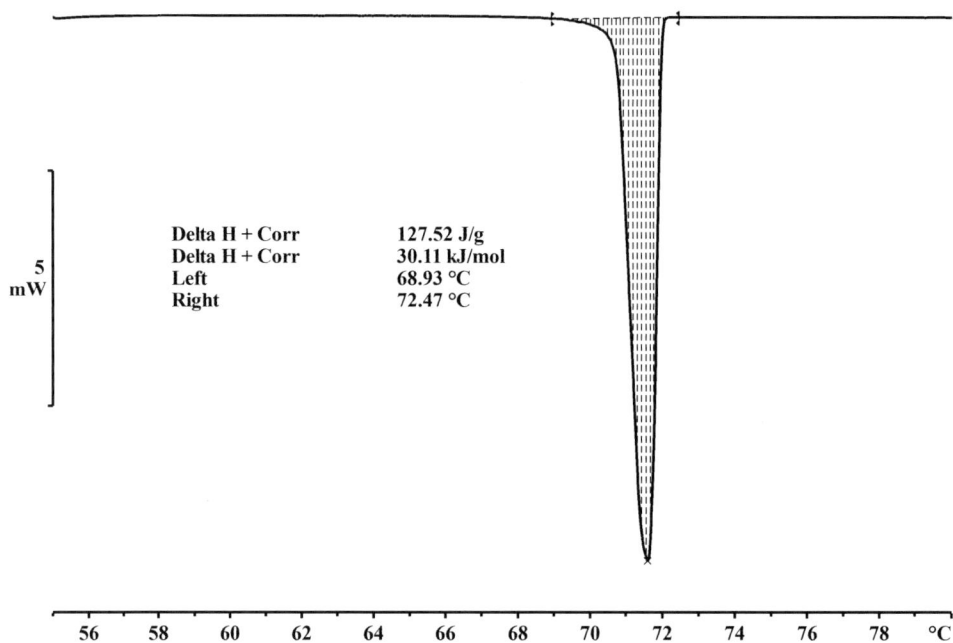

Delta H + Corr	127.52 J/g
Delta H + Corr	30.11 kJ/mol
Left	68.93 ℃
Right	72.47 ℃

5 mW

硝酸异山梨酯标准物质的 DSC 纯度分析图

DSC 纯度与 HPLC 纯度的分析对比表

标准物质批号	DSC 纯度（%）	HPLC 纯度（%）
100250–199802	99.9	99.95
100250–201004	99.9	99.97
100250–201205	99.7	99.8
100250–202006	99.9	99.9

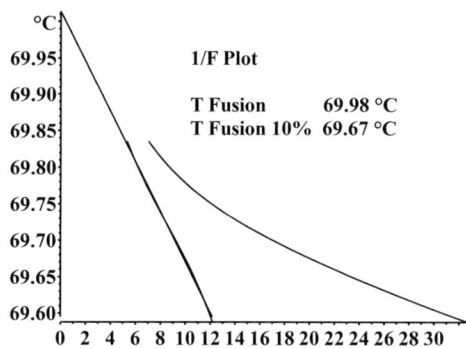

°C
1/F Plot
T Fusion 69.98 °C
T Fusion 10% 69.67 °C
Lot.100250−199802

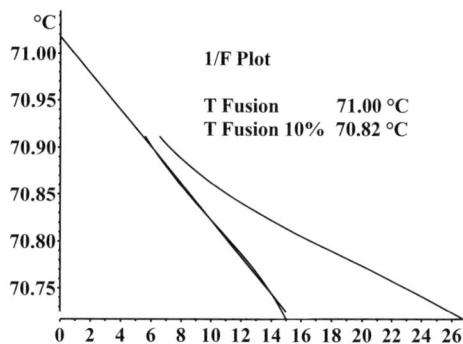

°C
1/F Plot
T Fusion 71.00 °C
T Fusion 10% 70.82 °C
Lot.100250−201004

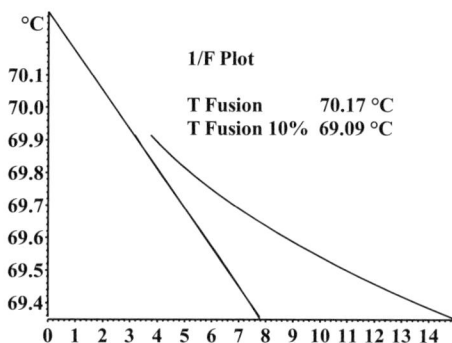

°C
1/F Plot
T Fusion 70.17 °C
T Fusion 10% 69.09 °C
Lot.100250−201205

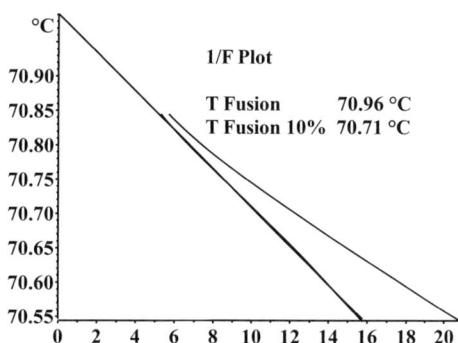

°C
1/F Plot
T Fusion 70.96 °C
T Fusion 10% 70.71 °C
Lot.100250−202006

DSC 纯度拟合分析图

相关信息

- **中文化学名**：1,4∶3,6-二脱水-D-山梨醇二硝酸酯
- **英文化学名**：1,4∶3,6-dianhydro-D-glucitol dinitrate
- **主要用途**：用于治疗心绞痛，充血性心力衰竭和食管痉挛。
- **药典收录情况**：《中国药典》2020 年版，《英国药典》2023 年版，《日本药局方》18 版
- **中国上市制剂**：硝酸异山梨酯片，硝酸异山梨酯缓释片

盐酸丙米嗪

Imipramine Hydrochloride

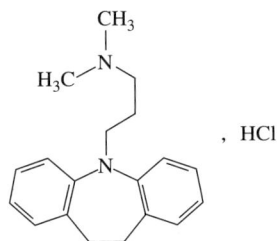

基本信息

分子式：$C_{19}H_{24}N_2 \cdot HCl$

分子量：316.88

CAS 号：113-52-0

性状：本品为白色或类白色结晶性粉末；无臭或几乎无臭；遇光渐变色。

溶解性：本品在水、乙醇或三氯甲烷中易溶，在乙醚中几乎不溶。

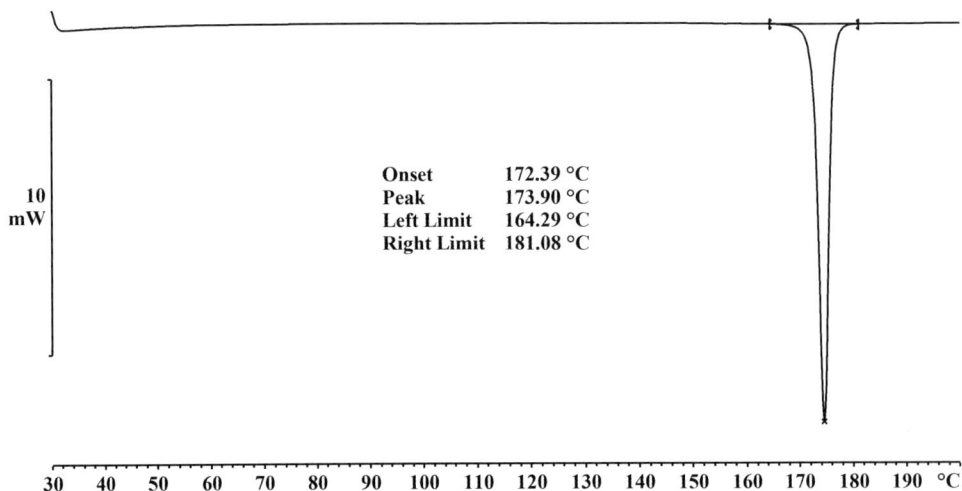

Onset	172.39 °C
Peak	173.90 °C
Left Limit	164.29 °C
Right Limit	181.08 °C

盐酸丙米嗪标准物质的差示扫描量热分析图谱（10℃/min 分析）

纯度分析实验

样品制备： 4.937mg 样品置于 40μl 坩埚中

气体氛围： N_2 50ml/min

实验程序： 160 ~ 180℃，0.5℃/min

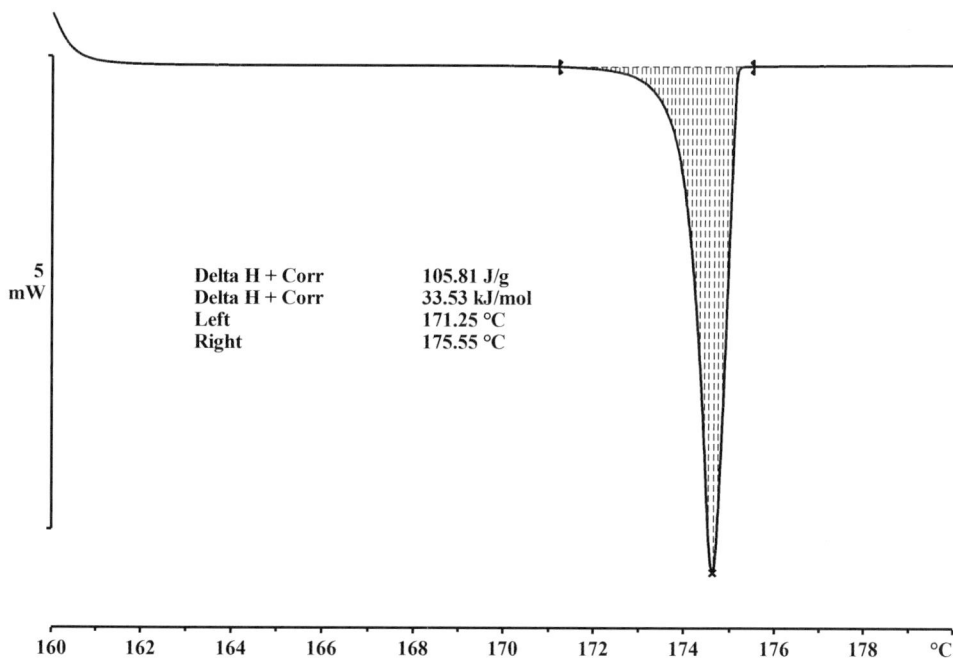

Delta H + Corr	105.81 J/g
Delta H + Corr	33.53 kJ/mol
Left	171.25 ℃
Right	175.55 ℃

盐酸丙米嗪标准物质的 DSC 纯度分析图

DSC 纯度与 HPLC 纯度的分析对比表

标准物质批号	DSC 纯度（%）	HPLC 纯度（%）
100160–199602	99.6	99.7
100160–201103	99.8	99.6

1/F Plot

T Fusion   171.81 ℃
T Fusion 10% 169.30 ℃

Lot.100160-199602

1/F Plot

T Fusion   174.40 ℃
T Fusion 10% 173.49 ℃

Lot.100160-201103

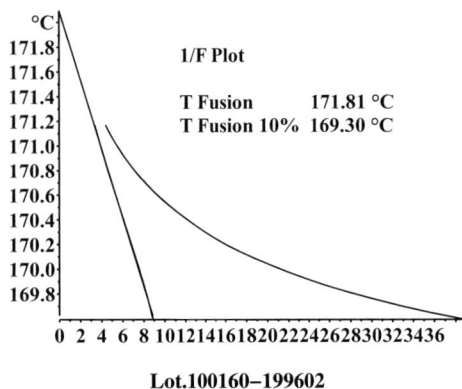

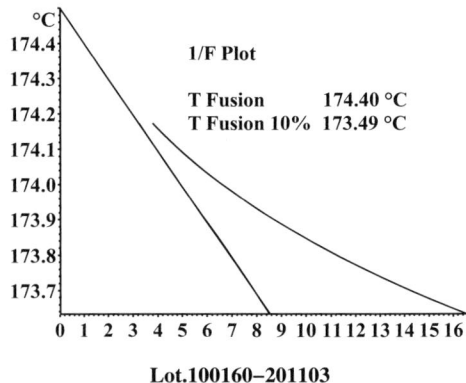

DSC 纯度拟合分析图

相关信息

- **中文化学名**：N,N-二甲基-10,11-二氢-5H-二苯并［b,f］氮杂䓬-5-丙胺盐酸盐
- **英文化学名**：5H-dibenz［b,f］azepine-5-propanamine-10,11-dihydro-N,N-dimethyl-hydrochloride（1∶1）
- **主要用途**：用于治疗迟缓性的内因性抑郁症，反应性抑郁症及更年期抑郁症，还可用于儿童遗尿症。
- **药典收录情况**：《中国药典》2020 年版，《美国药典》43 版，《欧洲药典》11.2 版，《英国药典》2023 年版，《日本药局方》18 版
- **中国上市制剂**：盐酸丙米嗪片

盐酸多巴酚丁胺

Dobutamine Hydrochloride

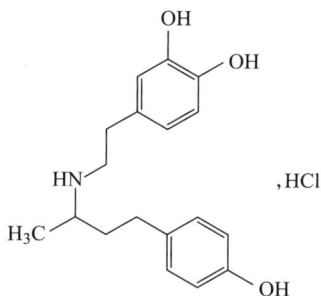

基本信息

分子式：$C_{18}H_{23}NO_3 \cdot HCl$

分子量：337.85

CAS 号：49745-95-1

性状：本品为白色或类白色结晶性粉末；几乎无臭；露置空气中及遇光色渐变深。

溶解性：本品在水或无水乙醇中略溶，在三氯甲烷中几乎不溶。

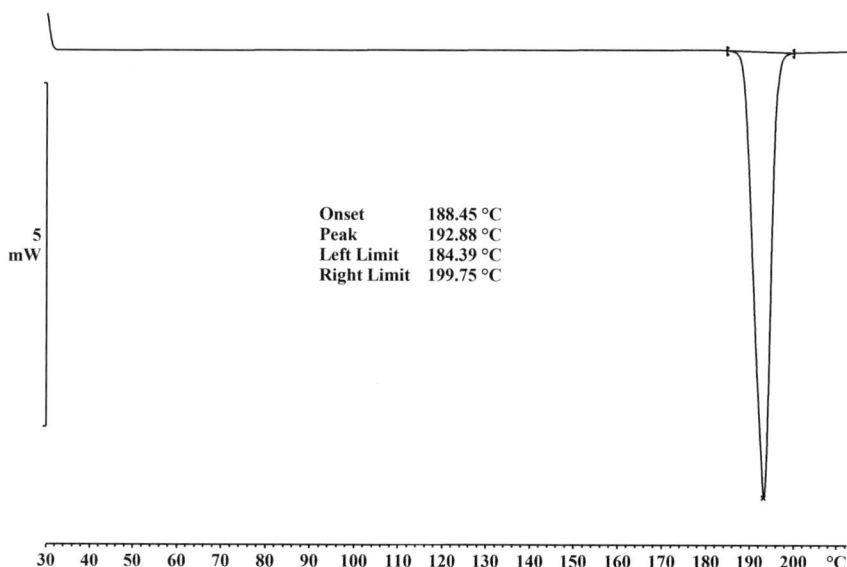

Onset	188.45 ℃
Peak	192.88 ℃
Left Limit	184.39 ℃
Right Limit	199.75 ℃

盐酸多巴酚丁胺标准物质的差示扫描量热分析图谱（10℃/min 分析）

纯度分析实验

样品制备： 6.569mg 样品置于 40μl 坩埚中

气体氛围： N_2 50ml/min

实验程序： 170 ~ 200℃，0.5℃/min

Delta H + Corr	153.41 J/g
Delta H + Corr	51.83 kJ/mol
Left	183.41 °C
Right	191.45 °C

2 mW

盐酸多巴酚丁胺标准物质的 DSC 纯度分析图

DSC 纯度与 HPLC 纯度的分析对比表

标准物质批号	DSC 纯度（%）	HPLC 纯度（%）
101185–201001	99.3	99.8
101185–201202	99.6	99.9

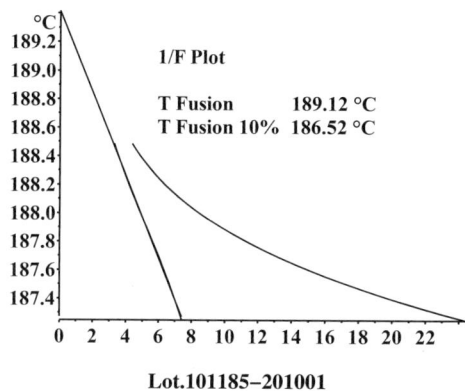

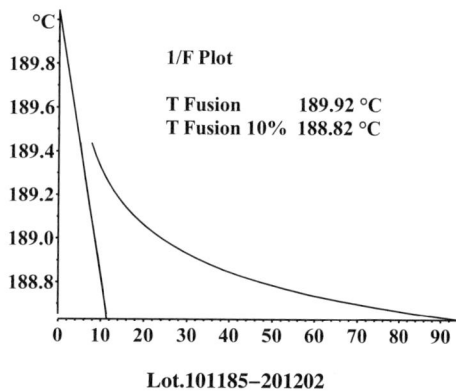

DSC 纯度拟合分析图

相关信息

- **中文化学名**：4-[2-[[1-甲基-3-(4-羟苯基)丙基]氨基]乙基]-1,2-苯二酚盐酸盐
- **英文化学名**：3,4-dihydroxy-*N*-[3-(4-hydroxyphenyl)-1-methylpropyl]-*β*-phenethylamine hydrochloride
- **主要用途**：用于心力衰竭和心源性休克。
- **药典收录情况**：《中国药典》2020 年版，《美国药典》2023 年版，《欧洲药典》11.2 版，《英国药典》2023 年版，《日本药局方》18 版
- **中国上市制剂**：盐酸多巴酚丁胺注射液

盐酸多巴酚丁胺杂质

Dobutamine Hydrochloride Impurity

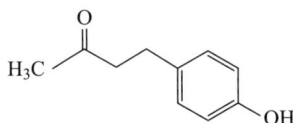

基本信息

分子式：$C_{10}H_{12}O_2$

分子量：164.20

CAS 号：5471-51-2

性状：本品为白色结晶性粉末。

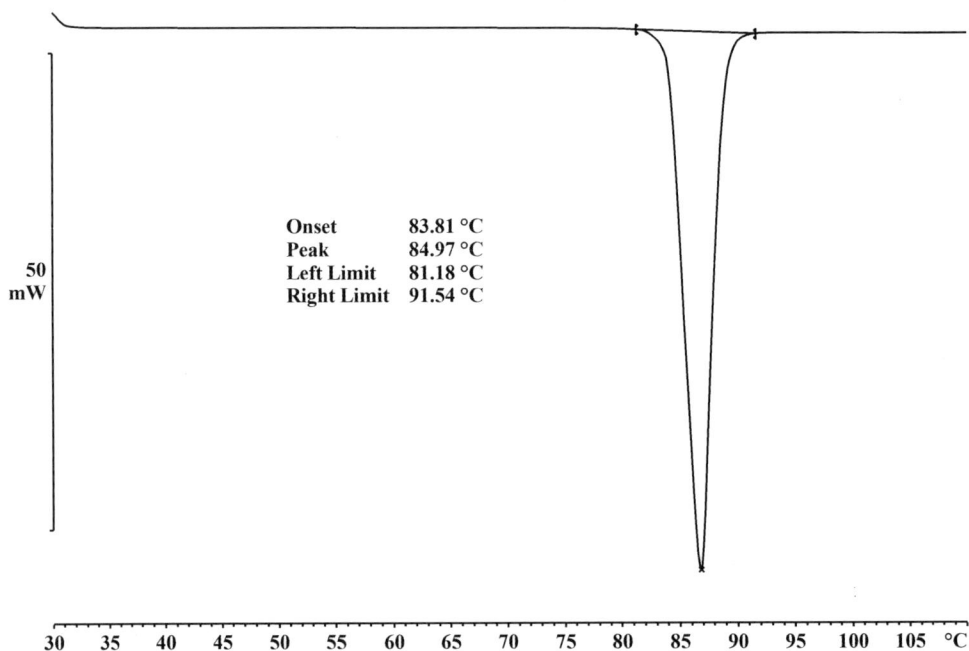

Onset 83.81 °C
Peak 84.97 °C
Left Limit 81.18 °C
Right Limit 91.54 °C

盐酸多巴酚丁胺杂质标准物质的差示扫描量热分析图谱（10℃/min 分析）

纯度分析实验

样品制备： 3.803mg 样品置于 40μl 坩埚中

气体氛围： N_2 50ml/min

实验程序： 75~90℃，0.5℃/min

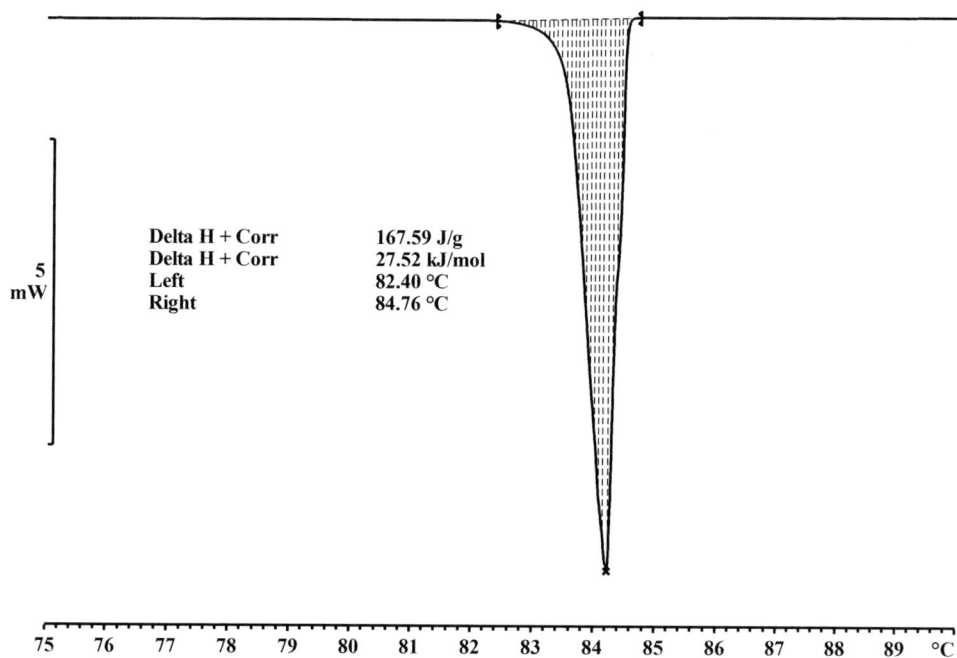

Delta H + Corr	167.59 J/g
Delta H + Corr	27.52 kJ/mol
Left	82.40 ℃
Right	84.76 ℃

盐酸多巴酚丁胺杂质标准物质的 DSC 纯度分析图

DSC 纯度与 HPLC 纯度的分析对比表

标准物质批号	DSC 纯度（%）	HPLC 纯度（%）
101186–201001	99.9	99.6

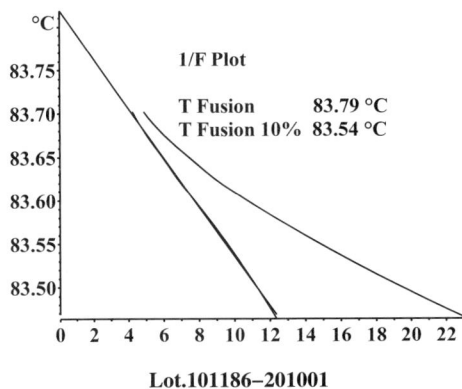

°C

83.75
83.70
83.65
83.60
83.55
83.50

1/F Plot

T Fusion   83.79 °C
T Fusion 10% 83.54 °C

0 2 4 6 8 10 12 14 16 18 20 22

Lot.101186–201001

DSC 纯度拟合分析图

相关信息

- **中文化学名**：4-（4-羟苯基）-2-丁酮
- **英文化学名**：4-（4-hydroxyphenyl）-2-butanone

其主要活性成分（API）的用途、药典收录情况、国内上市制剂参见"盐酸多巴酚丁胺"。

盐酸酚苄明

Phenoxybenzamine Hydrochloride

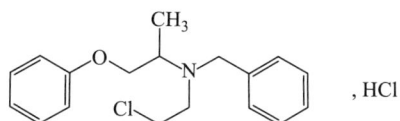

, HCl

基本信息

分子式：$C_{18}H_{22}ClNO \cdot HCl$

分子量：340.29

CAS 号：63-92-3

性状：本品为白色结晶或结晶性粉末；无臭。

溶解性：本品在乙醇或三氯甲烷中易溶，在水中极微溶。

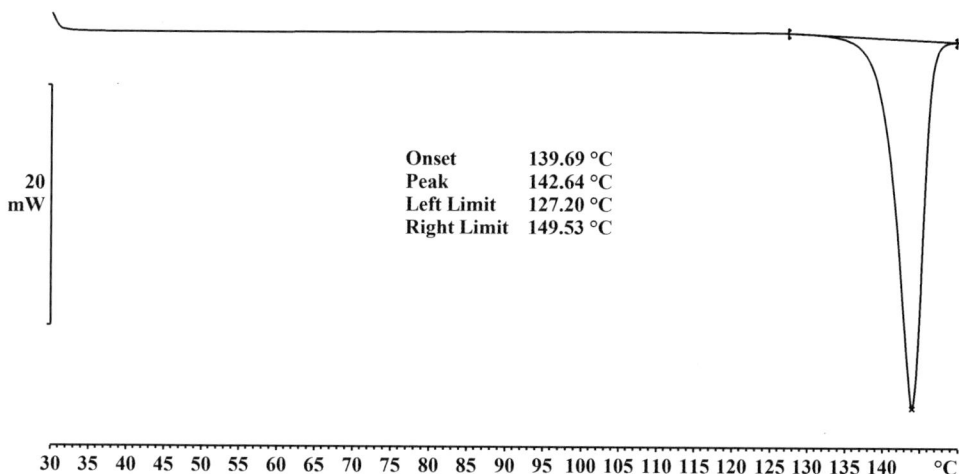

Onset	139.69 °C
Peak	142.64 °C
Left Limit	127.20 °C
Right Limit	149.53 °C

20 mW

30 35 40 45 50 55 60 65 70 75 80 85 90 95 100 105 110 115 120 125 130 135 140   °C

盐酸酚苄明标准物质的差示扫描量热分析图谱（10°C/min 分析）

纯度分析实验

样品制备： 7.432mg 样品置于 40μl 坩埚中

气体氛围： N_2 50ml/min

实验程序： 118～148℃，0.5℃/min

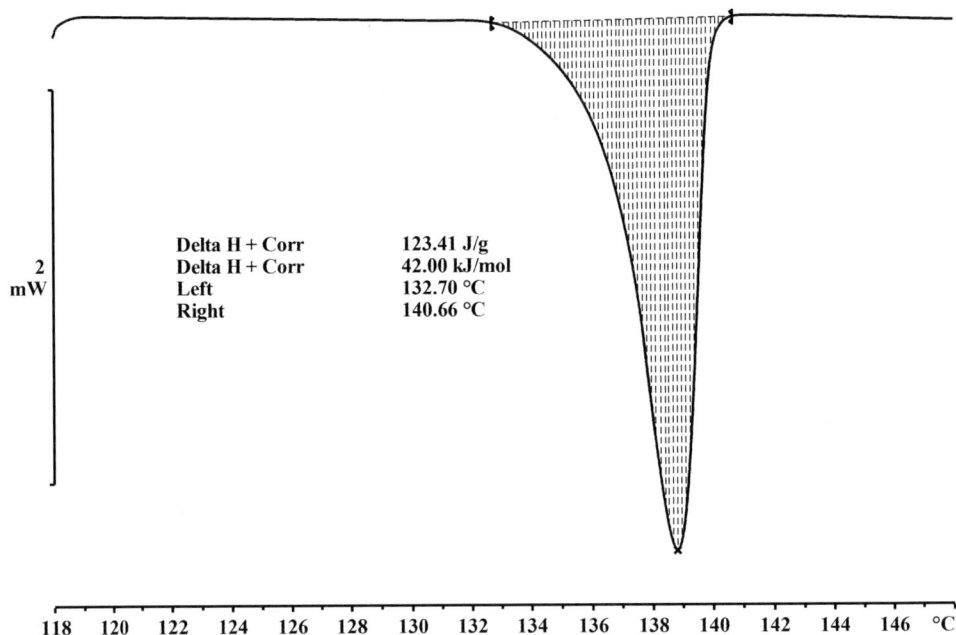

Delta H + Corr	123.41 J/g
Delta H + Corr	42.00 kJ/mol
Left	132.70 °C
Right	140.66 °C

盐酸酚苄明标准物质的 DSC 纯度分析图

DSC 纯度与 HPLC 纯度的分析对比表

标准物质批号	DSC 纯度（%）	HPLC 纯度（%）
100219–201203	99.5	99.6

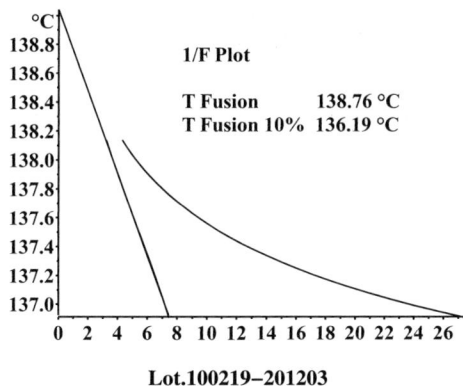

°C
138.8
138.6
138.4
138.2
138.0
137.8
137.6
137.4
137.2
137.0

1/F Plot

T Fusion   138.76 °C
T Fusion 10%   136.19 °C

0 2 4 6 8 10 12 14 16 18 20 22 24 26

Lot.100219–201203

DSC 纯度拟合分析图

相关信息

- **中文化学名**：N-（1-甲基-2-苯氧乙基）-N-（2-氯乙基）苯甲胺盐酸盐

- **英文化学名**：benzenemethanamine, N-（2-chloroethyl）-N-（1-methyl-2-phenoxyethyl）hydrochloride（1∶1）

- **主要用途**：用于外周血管痉挛性疾病，也可用于休克和嗜铬细胞瘤。

- **药典收录情况**：《中国药典》2020 年版，《美国药典》2023 年版，《欧洲药典》11.3 版，《英国药典》2023 年版

- **中国上市制剂**：盐酸酚苄明片，盐酸酚苄明注射液

盐酸氟西汀

Fluoxetine Hydrochloride

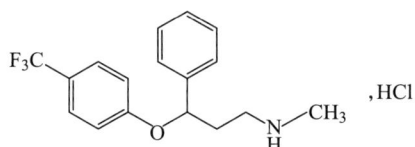

基本信息

分子式：$C_{17}H_{18}F_3NO \cdot HCl$

分子量：345.79

CAS 号：59333-67-4

性状：本品为白色或类白色结晶性粉末；无臭。

溶解性：本品在甲醇或乙醇中易溶，在水或三氯甲烷中微溶，在乙醚中不溶。

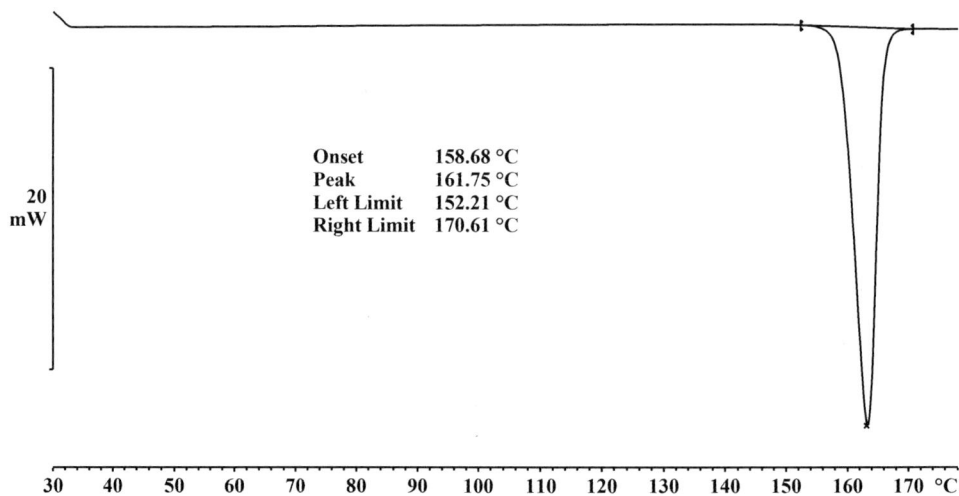

Onset	158.68 °C
Peak	161.75 °C
Left Limit	152.21 °C
Right Limit	170.61 °C

盐酸氟西汀标准物质的差示扫描量热分析图谱（10°C/min 分析）

纯度分析实验

样品制备：8.887mg 样品置于 40μl 坩埚中

气体氛围：N_2 50ml/min

实验程序：145～165℃，0.5℃/min

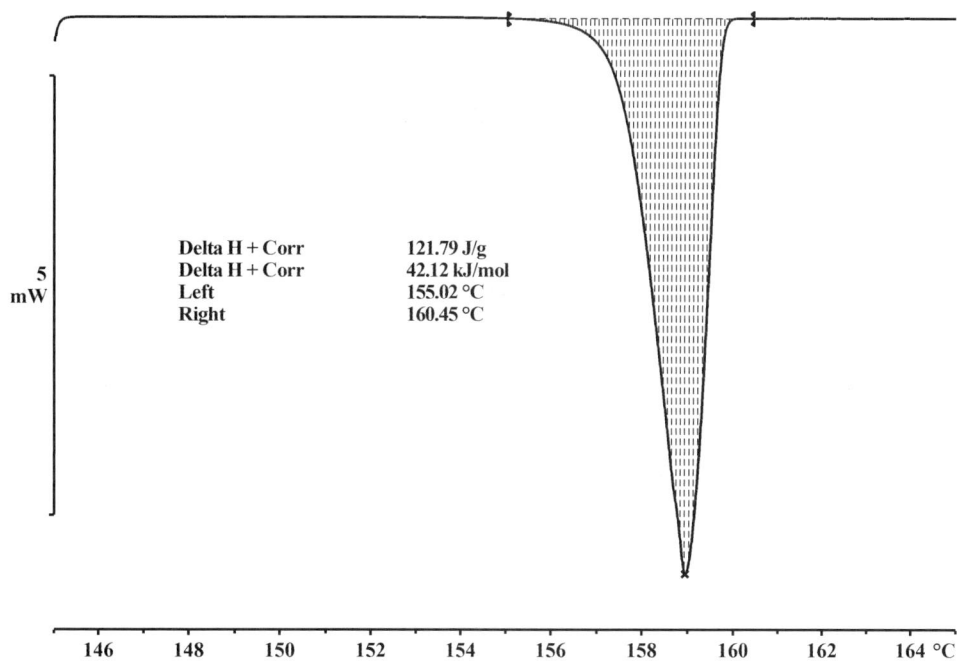

Delta H + Corr	121.79 J/g	
Delta H + Corr	42.12 kJ/mol	
Left	155.02 ℃	
Right	160.45 ℃	

5 mW

146 148 150 152 154 156 158 160 162 164 ℃

盐酸氟西汀标准物质的 DSC 纯度分析图

DSC 纯度与 HPLC 纯度的分析对比表

标准物质批号	DSC 纯度（%）	HPLC 纯度（%）
100513–202203	99.6	99.9

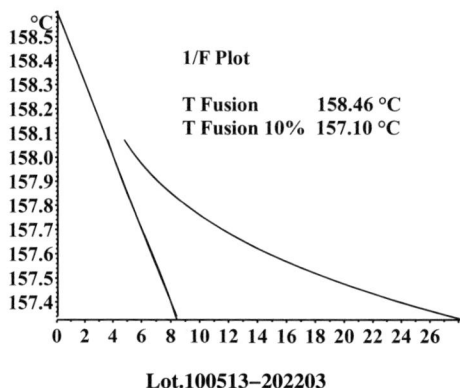

°C
158.5
158.4
158.3
158.2
158.1
158.0
157.9
157.8
157.7
157.6
157.5
157.4

1/F Plot

T Fusion 158.46 °C
T Fusion 10% 157.10 °C

0 2 4 6 8 10 12 14 16 18 20 22 24 26

Lot.100513–202203

DSC 纯度拟合分析图

相关信息

- **中文化学名**：（±）–*N*–甲基–3–苯基–3–（4–三氟甲基苯氧基）丙胺盐酸盐

- **英文化学名**：*N*–methyl–3–（*p*–trifluoromethylphenoxy）–3–phenylpropylamine hydrochloride

- **主要用途**：用于治疗强迫症。

- **药典收录情况**：《中国药典》2020 年版，《美国药典》43 版，《欧洲药典》11.2 版，《英国药典》2023 年版

- **中国上市制剂**：盐酸氟西汀胶囊，盐酸氟西汀分散片，盐酸氟西汀肠溶片，盐酸氟西汀口服溶液

盐酸氯丙那林

Clorprenaline Hydrochloride

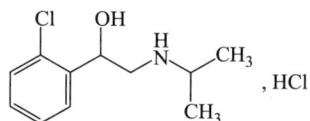

, HCl

基本信息

分子式：$C_{11}H_{16}ClNO \cdot HCl$

分子量：250.17

CAS 号：6933-90-0

性状：本品为白色或类白色结晶性粉末；无臭。

溶解性：本品在水或乙醇中易溶，在丙酮中微溶，在乙醚中不溶。

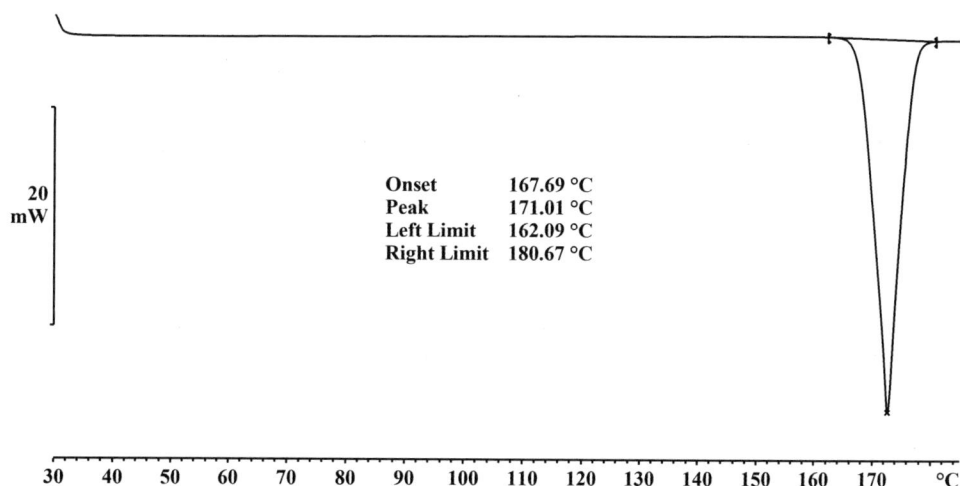

Onset	167.69 °C
Peak	171.01 °C
Left Limit	162.09 °C
Right Limit	180.67 °C

盐酸氯丙那林标准物质的差示扫描量热分析图谱（10℃/min 分析）

纯度分析实验

样品制备： 5.664mg 样品置于 40μl 坩埚中

气体氛围： N_2 50ml/min

实验程序： 148～175℃，0.5℃/min^{-1}

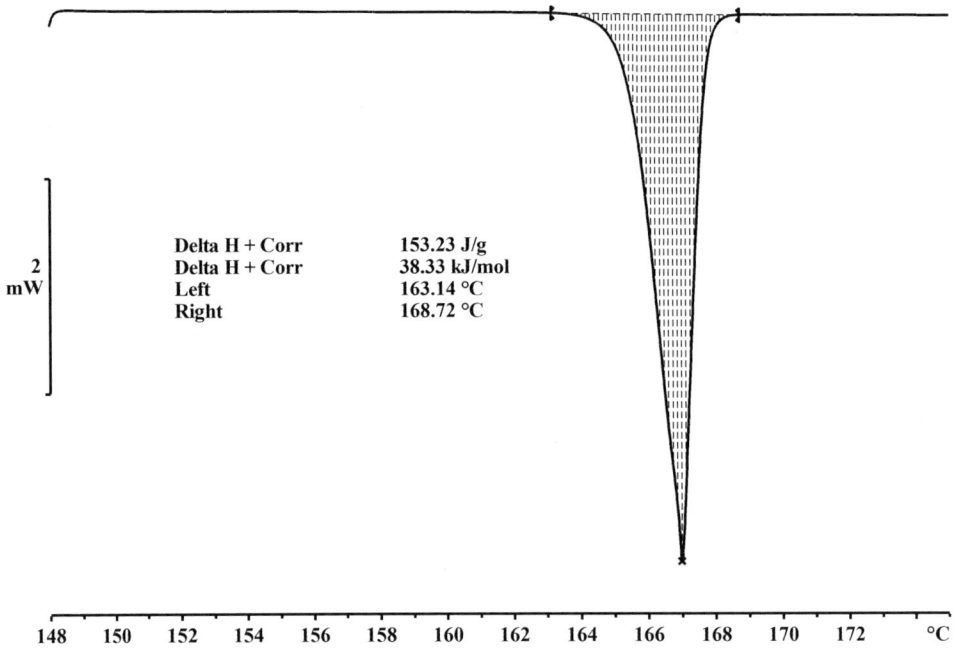

Delta H + Corr	153.23 J/g	
Delta H + Corr	38.33 kJ/mol	
Left	163.14 ℃	
Right	168.72 ℃	

盐酸氯丙那林标准物质的 DSC 纯度分析图

DSC 纯度与 HPLC 纯度的分析对比表

标准物质批号	DSC 纯度（%）	HPLC 纯度（%）
100220–200802	99.6	100
100220–201603	99.5	100

°C

1/F Plot

T Fusion　　　166.50 °C
T Fusion 10%　164.82 °C

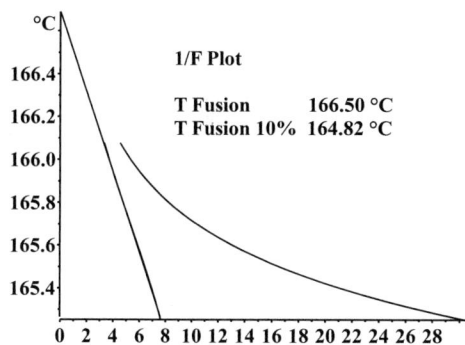

Lot.100220-200802

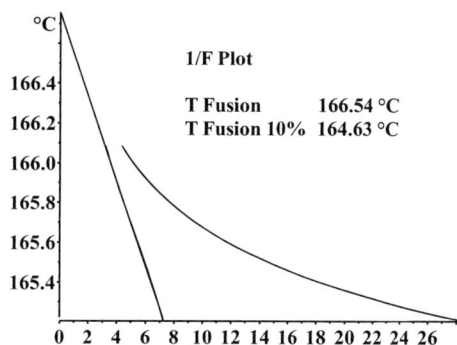

°C

1/F Plot

T Fusion　　　166.54 °C
T Fusion 10%　164.63 °C

Lot.100220-201603

DSC 纯度拟合分析图

相关信息

- **中文化学名：**（±）-α-[[（1-甲基乙基）氨基]甲基]-2-氯苯甲醇盐酸盐
- **英文化学名：**（±）-1-O-chlorophenyl-2-isopropylaminoethanol hydrochloride
- **主要用途：**用于治疗支气管哮喘、支气管炎等呼吸系统疾病。
- **药典收录情况：**《中国药典》2020 年版
- **中国上市制剂：**盐酸氯丙那林片

盐酸美西律

Mexiletine Hydrochloride

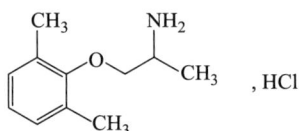

基本信息

分子式：$C_{11}H_{17}NO \cdot HCl$

分子量：215.72

CAS 号：5370-01-4

性状：本品为白色或类白色结晶性粉末；几乎无臭。

溶解性：本品在水或乙醇中易溶，在乙醚中几乎不溶。

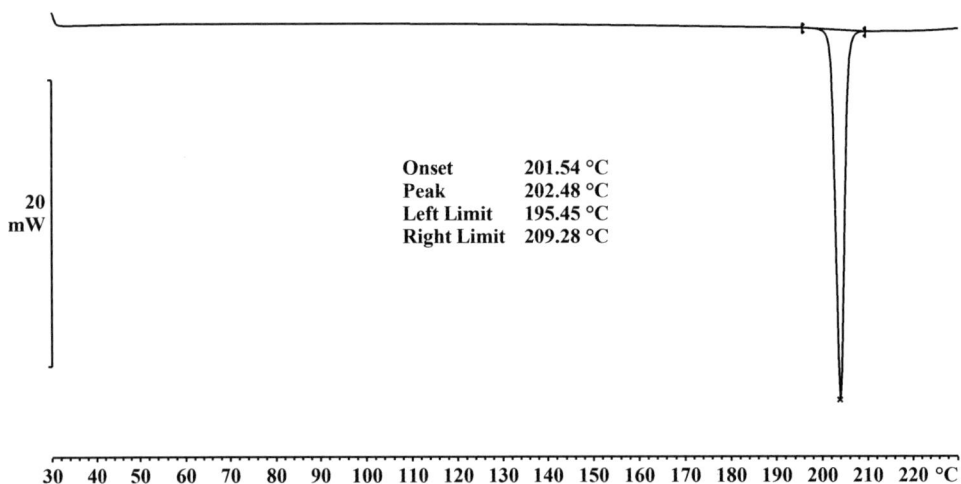

Onset	201.54 °C
Peak	202.48 °C
Left Limit	195.45 °C
Right Limit	209.28 °C

盐酸美西律标准物质的差示扫描量热分析图谱（10℃/min 分析）

纯度分析实验

样品制备： 2.695mg 样品置于 40μl 坩埚中

气体氛围： N_2 50ml/min

实验程序： 190 ~ 205℃，0.5℃/min

Delta H + Corr	98.15 J/g	
Delta H + Corr	21.17 kJ/mol	
Left	199.22 °C	
Right	202.65 °C	

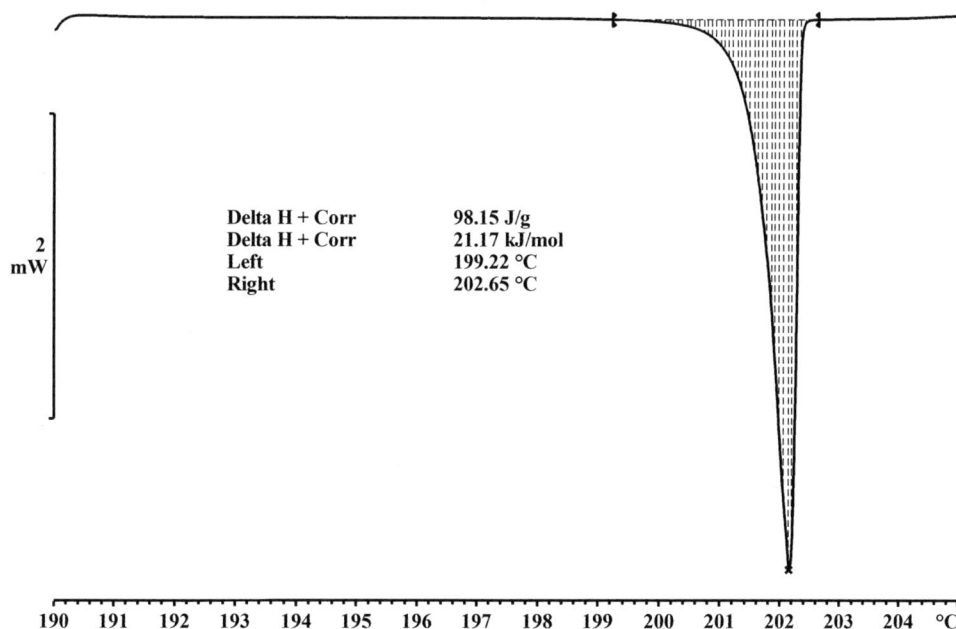

盐酸美西律标准物质的 DSC 纯度分析图

DSC 纯度与 HPLC 纯度的分析对比表

标准物质批号	DSC 纯度（%）	HPLC 纯度（%）
100218–201504	99.8	99.7

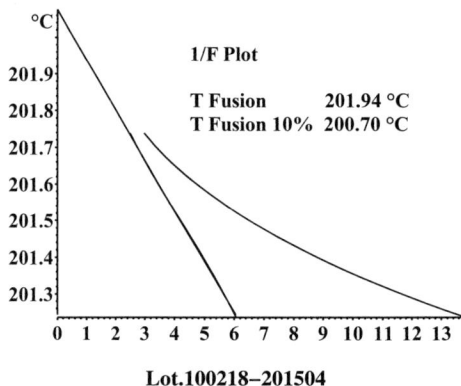

Lot.100218–201504

DSC 纯度拟合分析图

相关信息

- **中文化学名**：（±）-1-（2,6-二甲基苯氧基）-2-丙胺盐酸盐
- **英文化学名**：1-（2,6-dimethylphenoxy）-2-propanamine hydrochloride
- **主要用途**：用于急、慢性室性心律失常，如室性早搏、室性心动过速、心室颤动及洋地黄中毒引起的心律失常。
- **药典收录情况**：《中国药典》2020 年版，《美国药典》43 版 S1，《欧洲药典》11.3 版，《英国药典》2023 年版，《日本药局方》18 版
- **中国上市制剂**：盐酸美西律片，盐酸美西律胶囊，盐酸美西律注射液

盐酸普罗帕酮

Propafenone Hydrochloride

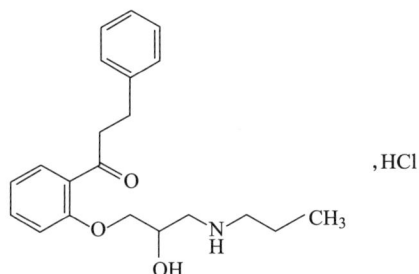

, HCl

基本信息

分子式：$C_{21}H_{27}NO_3$ · HCl

分子量：377.91

CAS 号：34183-22-7

性状：本品为白色结晶性粉末；无臭。

溶解性：本品在乙醇、三氯甲烷或冰醋酸中微溶，在水中极微溶。

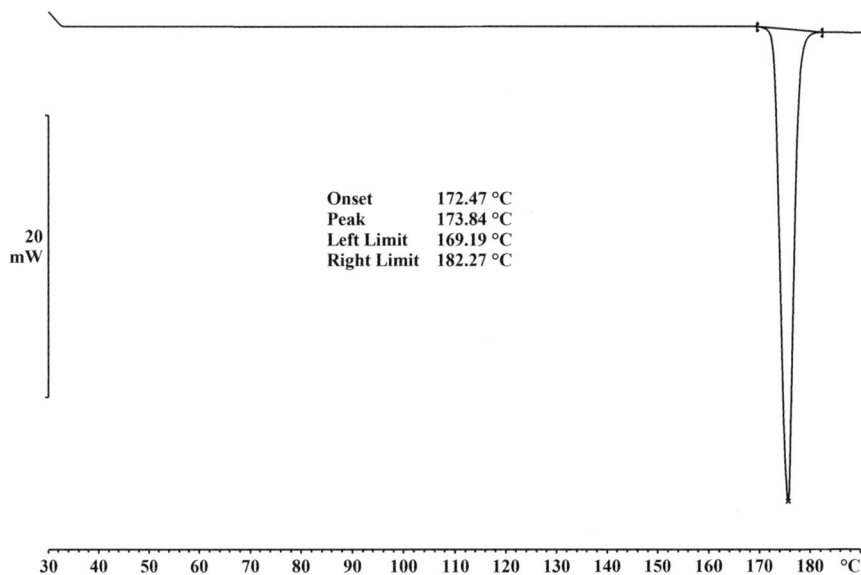

Onset	172.47 °C
Peak	173.84 °C
Left Limit	169.19 °C
Right Limit	182.27 °C

盐酸普罗帕酮标准物质的差示扫描量热分析图谱（10°C/min 分析）

纯度分析实验

样品制备： 5.576mg 样品置于 40μl 坩埚中

气体氛围： N_2 50ml/min

实验程序： 160～180℃，0.5℃/min

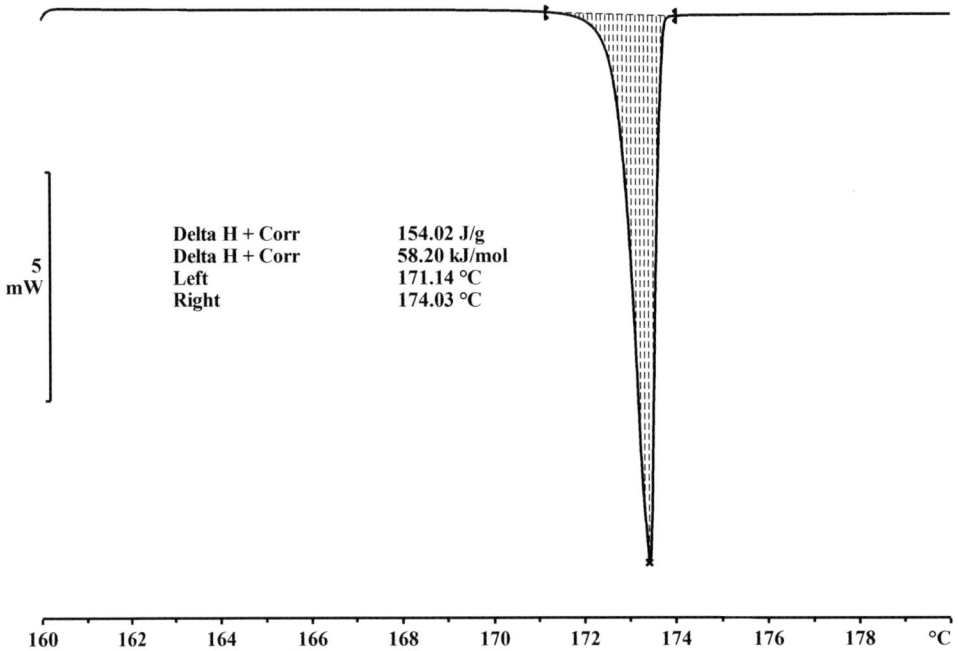

Delta H + Corr	154.02 J/g	
Delta H + Corr	58.20 kJ/mol	
Left	171.14 ℃	
Right	174.03 ℃	

盐酸普罗帕酮标准物质的 DSC 纯度分析图

DSC 纯度与 HPLC 纯度的分析对比表

标准物质批号	DSC 纯度（%）	HPLC 纯度（%）
101190–201101	99.9	99.9
101190–201702	99.9	99.5

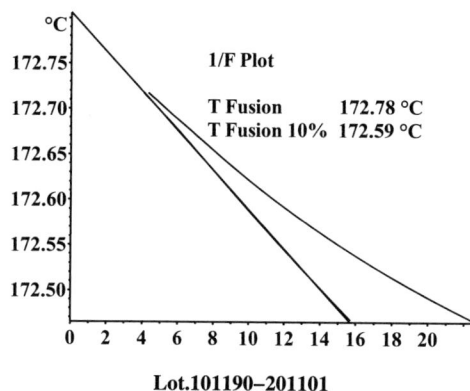

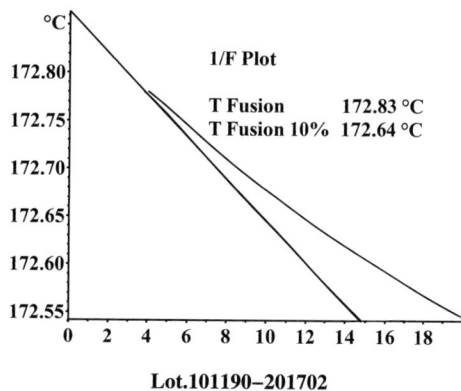

DSC 纯度拟合分析图

相关信息

- **中文化学名**：3-苯基-1-［2-［3-（丙氨基）2-羟基丙氧基］苯基］-1-丙酮盐酸盐

- **英文化学名**：1-［2-［2-hydroxy-3-（propylamino）propyloxy］phenyl］-3-phenylpropan-1-one hydrochloride

- **主要用途**：用于治疗有症状的室上性心动过速，如房室交界性心动过速、WPW 综合征合并室上性心动过速或阵发性心房颤动等。

- **药典收录情况**：《中国药典》2020 年版，《美国药典》43 版，《欧洲药典》11.3 版，《英国药典》2023 年版，《日本药局方》18 版

- **中国上市制剂**：盐酸普罗帕酮片，盐酸普罗帕酮注射液，盐酸普罗帕酮胶囊

盐酸普萘洛尔

Propranolol Hydrochloride

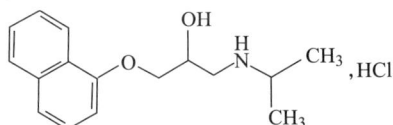

基本信息

分子式：$C_{16}H_{21}NO_2 \cdot HCl$

分子量：295.81

CAS 号：318-98-9

性状：本品为白色或类白色结晶性粉末；无臭。

溶解性：本品在水或乙醇中溶解，在三氯甲烷中微溶。

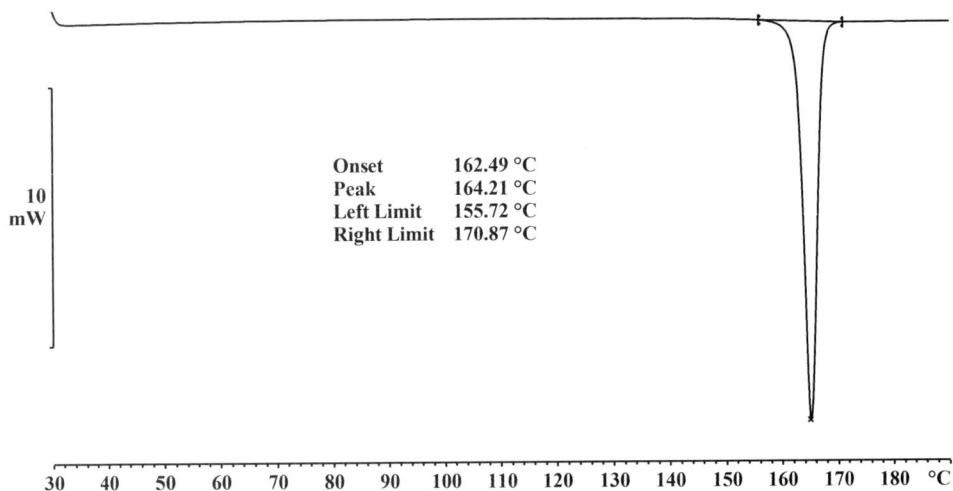

Onset	162.49 °C
Peak	164.21 °C
Left Limit	155.72 °C
Right Limit	170.87 °C

盐酸普萘洛尔标准物质的差示扫描量热分析图谱（10℃/min 分析）

纯度分析实验

样品制备： 3.029mg 样品置于 40μl 坩埚中

气体氛围： N_2 50ml/min

实验程序： 150～170℃，0.5℃/min

Delta H + Corr	137.82 J/g	
Delta H + Corr	40.77 kJ/mol	
Left	161.21 ℃	
Right	165.31 ℃	

2 mW

150　152　154　156　158　160　162　164　166　168　℃

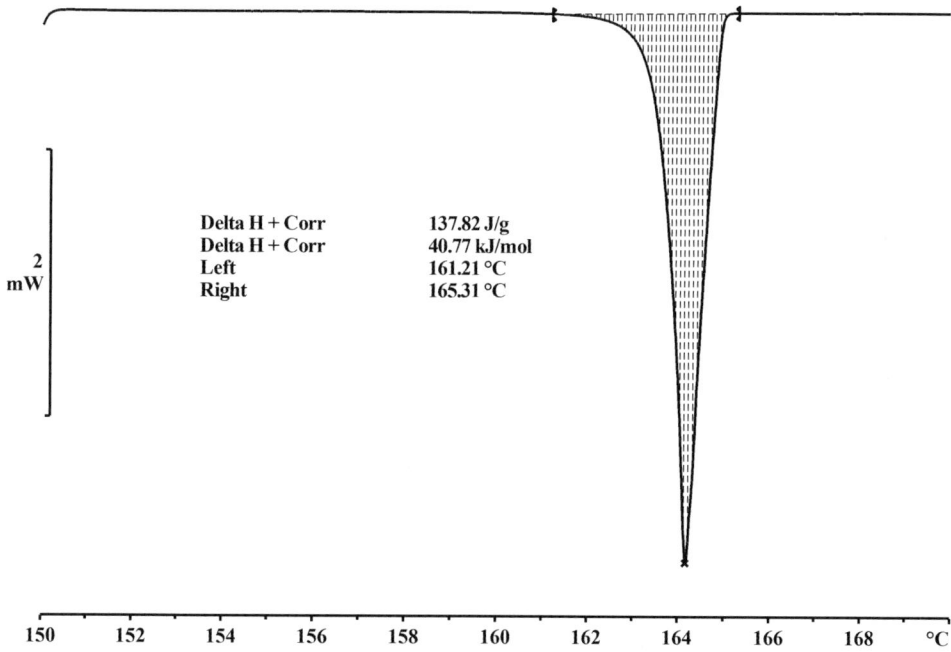

盐酸普萘洛尔标准物质的 DSC 纯度分析图

DSC 纯度与 HPLC 纯度的分析对比表

标准物质批号	DSC 纯度（%）	HPLC 纯度（%）
100783–200401	99.8	99.9
100783–201202	99.7	99.7

— 311 —

DSC 纯度拟合分析图

相关信息

- **中文化学名**：1-异丙氨基-3-（1-萘氧基）-2-丙醇盐酸盐

- **英文化学名**：1-naphthalen-1-yloxy-3-（propan-2-ylamino）propan-2-ol,hydrochloride

- **主要用途**：用于治疗多种原因所致的心律失常，也可用于心绞痛、高血压、嗜铬细胞瘤（手术前准备）等。

- **药典收录情况**：《中国药典》2020 年版，《美国药典》43 版 S1，《欧洲药典》11.3 版，《英国药典》2023 年版，《日本药局方》18 版

- **中国上市制剂**：盐酸普萘洛尔片，盐酸普萘洛尔口服溶液，盐酸普萘洛尔注射液，盐酸普萘洛尔缓释片，盐酸普萘洛尔缓释胶囊

盐酸去氧肾上腺素

Phenylephrine Hydrochloride

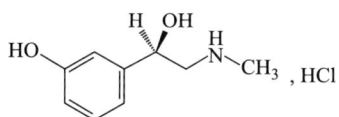

基本信息

分子式：$C_9H_{13}NO_2 \cdot HCl$

分子量：203.67

CAS 号：61-76-7

性状：本品为白色或类白色结晶性粉末；无臭；味苦。

溶解性：本品在水或乙醇中易溶，在三氯甲烷或乙醚中不溶。

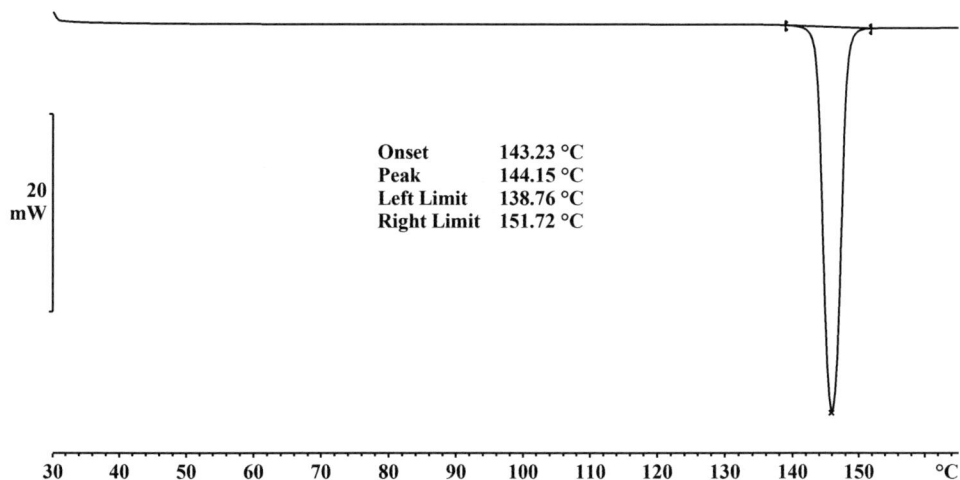

Onset	143.23 ℃
Peak	144.15 ℃
Left Limit	138.76 ℃
Right Limit	151.72 ℃

20 mW

盐酸去氧肾上腺素标准物质的差示扫描量热分析图谱（10℃/min 分析）

纯度分析实验

样品制备：7.169mg 样品置于 40μl 坩埚中

气体氛围：N$_2$ 50ml/min

实验程序：130～150℃，0.5℃/min

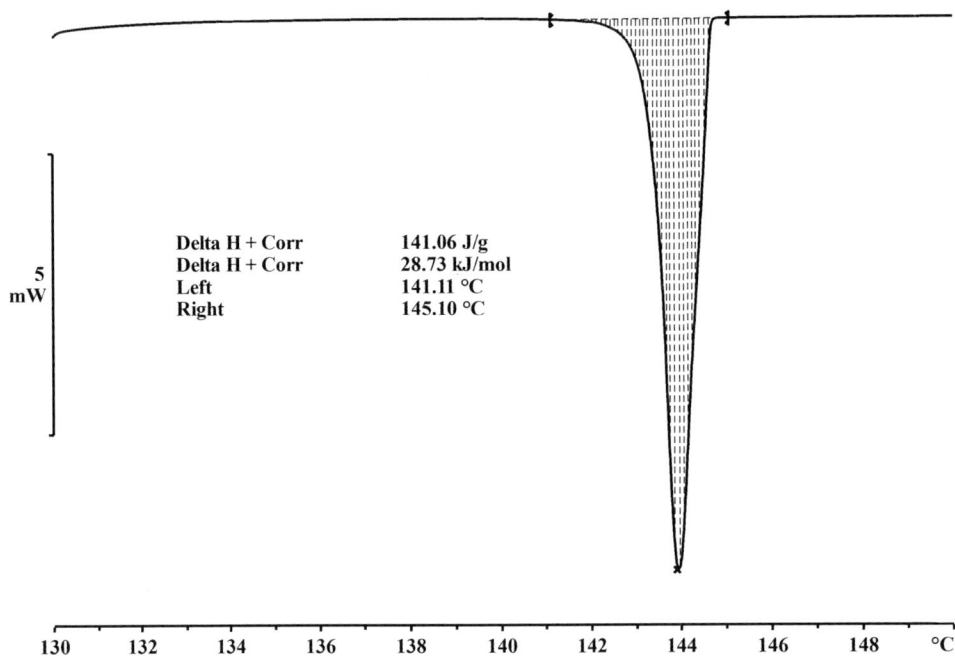

Delta H + Corr	141.06 J/g
Delta H + Corr	28.73 kJ/mol
Left	141.11 ℃
Right	145.10 ℃

盐酸去氧肾上腺素标准物质的 DSC 纯度分析图

DSC 纯度与 HPLC 纯度的分析对比表

标准物质批号	DSC 纯度（％）	HPLC 纯度（％）
100261–200101	99.7	99.8
100261–200802	99.98	99.99
100261–201403	99.9	99.95

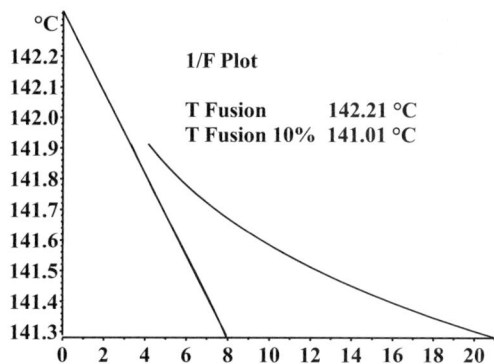

Lot.100261–200101

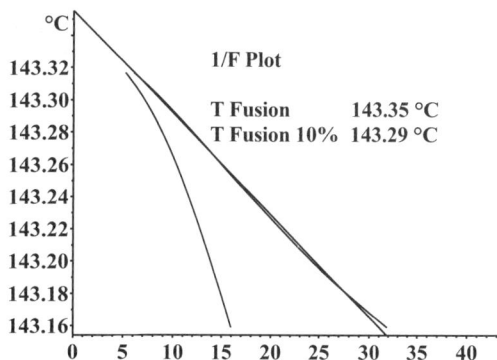

Lot.100261–200802

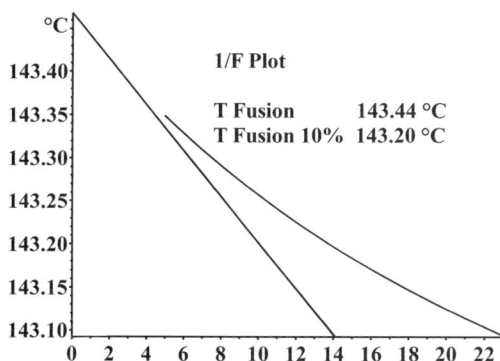

Lot.100261–201403

DSC 纯度拟合分析图

相关信息

- **中文化学名**：（R）–（—）–α–[（甲氨基）甲基]–3–羟基苯甲醇盐酸盐

- **英文化学名**：（αR）–3–hydroxy–α–[（methylamino）methyl]benzenemethanol hydrochloride

- **主要用途**：用于防治脊椎麻醉、全身麻醉、应用氯丙嗪等原因引起的低血压，也用于室上性心动过速和散瞳检查等。

- **药典收录情况**：《中国药典》2020 年版，《美国药典》43 版，《欧洲药典》11.3 版，《英国药典》2023 年版，《日本药局方》18 版

- **中国上市制剂**：盐酸去氧肾上腺素注射液

依帕司他

Epalrestat

基本信息

分子式：$C_{15}H_{13}NO_3S_2$

分子量：319.40

CAS 号：82159–09–9

性状：本品为黄色至橙红色结晶性粉末；无臭；味微苦。

溶解性：本品在四氢呋喃、二甲基甲酰胺中溶解，在丙酮中略溶，在乙醇中微溶，在水中不溶。

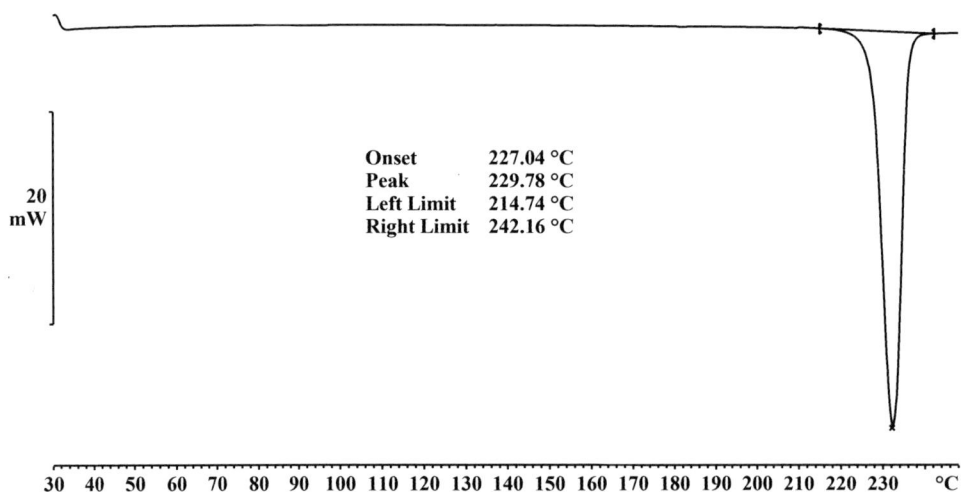

Onset	227.04 °C
Peak	229.78 °C
Left Limit	214.74 °C
Right Limit	242.16 °C

依帕司他标准物质的差示扫描量热分析图谱（10℃/min 分析）

纯度分析实验

样品制备： 5.500mg 样品置于 40μl 坩埚中

气体氛围： N₂ 50ml/min

实验程序： 213～230℃，0.5℃/min

Delta H + Corr	134.17 J/g
Delta H + Corr	42.85 kJ/mol
Left	220.86 ℃
Right	226.40 ℃

2 mW

213 214 215 216 217 218 219 220 221 222 223 224 225 226 227 228 229 ℃

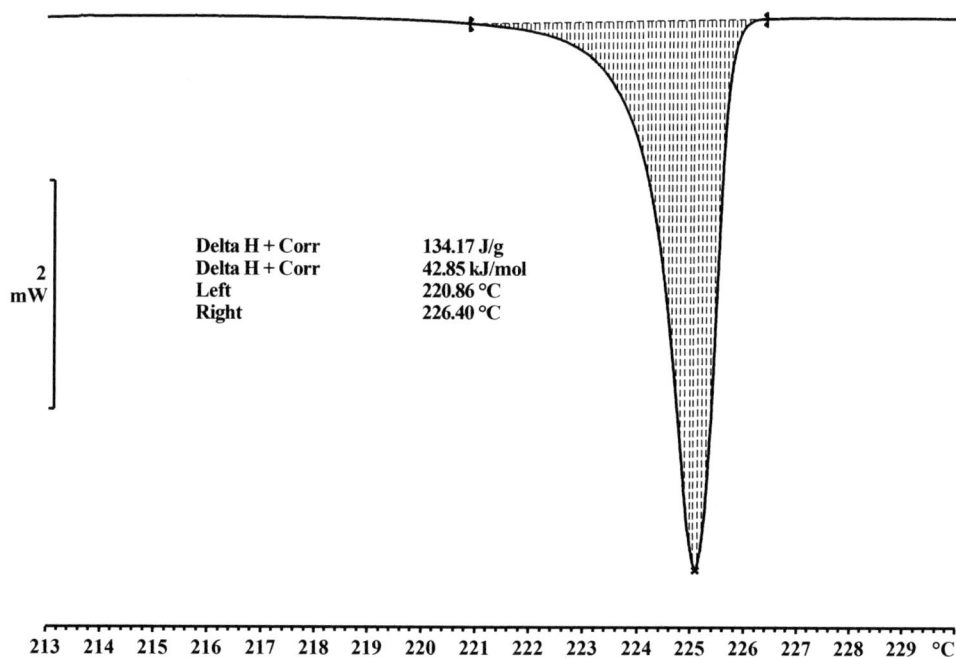

依帕司他标准物质的 DSC 纯度分析图

DSC 纯度与 HPLC 纯度的分析对比表

标准物质批号	DSC 纯度（％）	HPLC 纯度（％）
100618-200401	99.4	99.4
100618-201502	99.5	99.7
100618-201803	99.6	99.9
100618-202104	99.6	99.9

°C

1/F Plot

T Fusion　　　224.89 °C
T Fusion 10% 222.85 °C

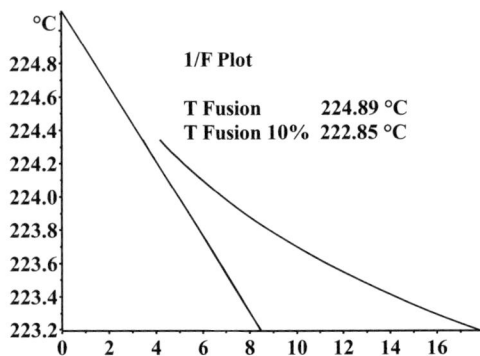

Lot.100618-200401

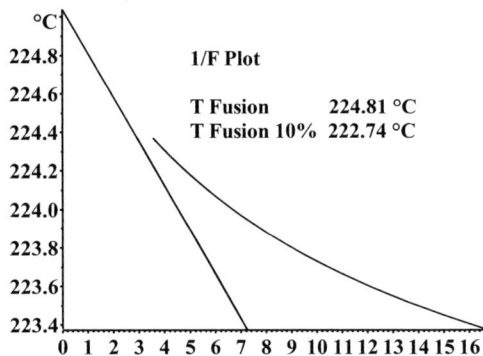

1/F Plot

T Fusion　　　224.81 °C
T Fusion 10% 222.74 °C

Lot.100618-201502

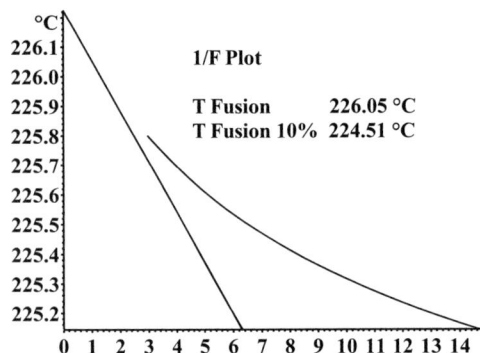

1/F Plot

T Fusion　　　226.05 °C
T Fusion 10% 224.51 °C

Lot.100618-201803

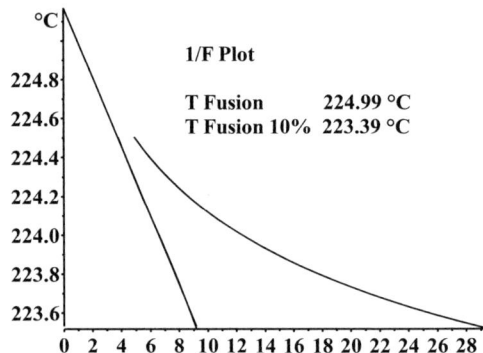

1/F Plot

T Fusion　　　224.99 °C
T Fusion 10% 223.39 °C

Lot.100618-202104

DSC 纯度拟合分析图

相关信息

- **中文化学名**：5-［（1Z,2E）-2-甲基-3-苯基-2-亚丙烯基］-4-氧代-2-硫酮-3-噻唑烷乙酸

- **英文化学名**：5-［（1Z,2E）-2-methyl-3-phenyl-2-propenylidene］-4-oxo-2-thioxo-3-thiazolidineacetic acid

- **主要用途**：用于预防、改善和治疗糖尿病并发的末梢神经障碍（麻木感、疼痛），糖尿病神经病变等。

- **药典收录情况**：《日本药局方》18 版

- **中国上市制剂**：依帕司他片，依帕司他胶囊

依托咪酯

Etomidate

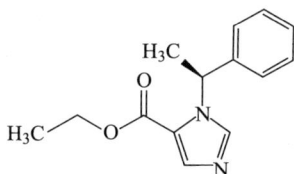

基本信息

分子式：$C_{14}H_{16}N_2O_2$

分子量：244.29

CAS 号：33125-97-2

性状：本品为白色结晶或结晶性粉末。

溶解性：本品在乙醇或三氯甲烷中极易溶解，在水中不溶；在稀盐酸中易溶。

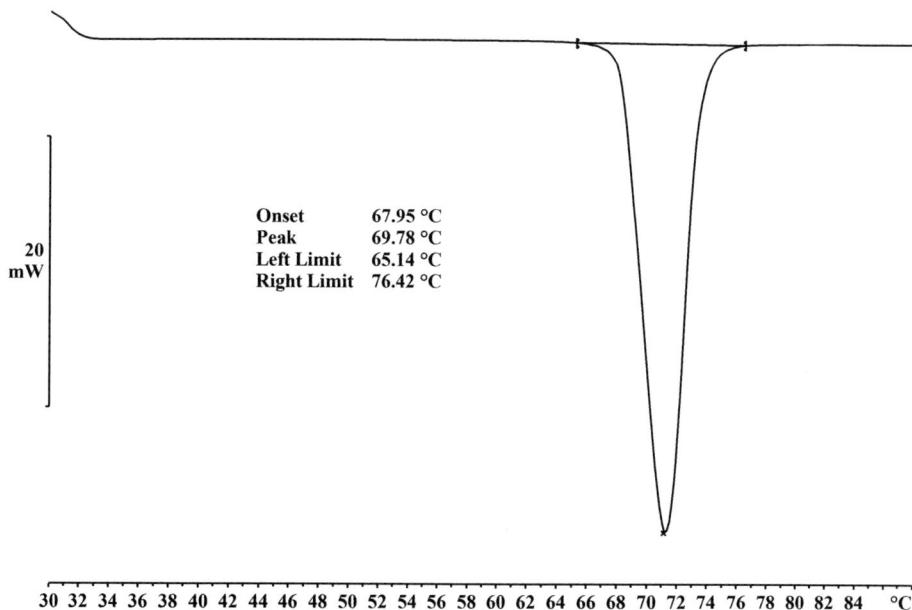

Onset	67.95 °C
Peak	69.78 °C
Left Limit	65.14 °C
Right Limit	76.42 °C

依托咪酯标准物质的差示扫描量热分析图谱（10℃/min 分析）

纯度分析实验

样品制备： 6.284mg 样品置于 40μl 坩埚中

气体氛围： N_2 50ml/min

实验程序： 50 ~ 80℃，0.5℃/min

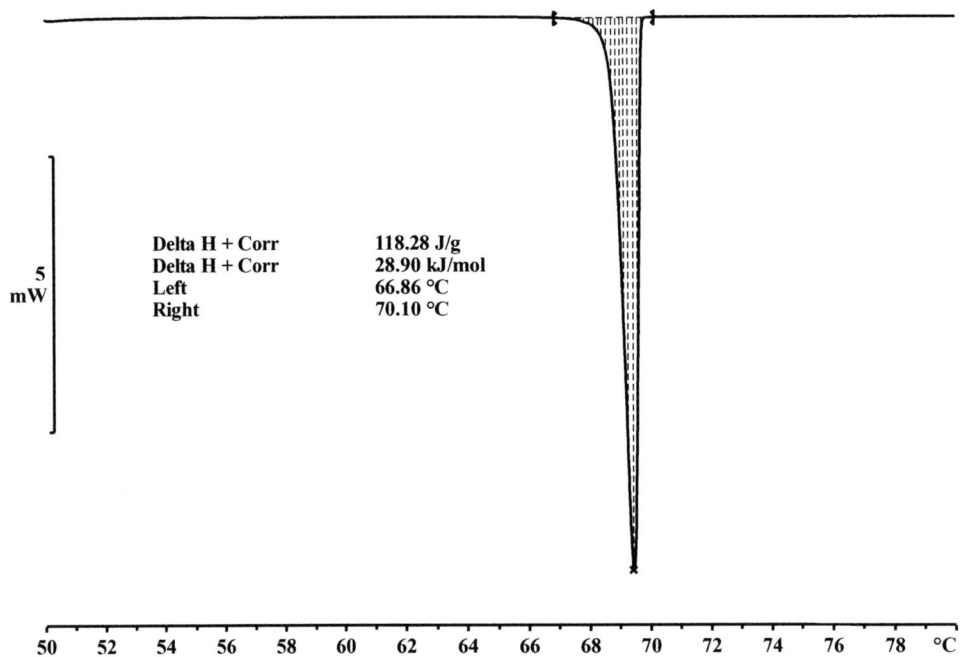

Delta H + Corr	**118.28 J/g**
Delta H + Corr	**28.90 kJ/mol**
Left	**66.86 ℃**
Right	**70.10 ℃**

依托咪酯标准物质的 DSC 纯度分析图

DSC 纯度与 HPLC 纯度的分析对比表

标准物质批号	DSC 纯度（%）	HPLC 纯度（%）
101132–202203	99.9	99.9

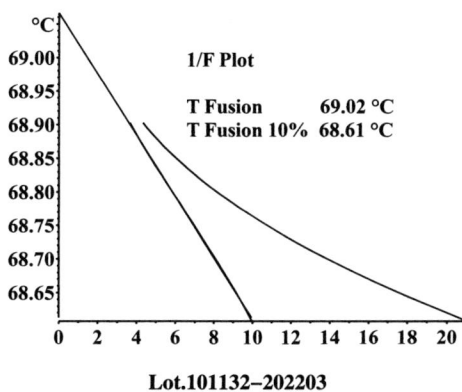

1/F Plot

T Fusion　　　69.02 ℃
T Fusion 10% 68.61 ℃

Lot.101132–202203

DSC 纯度拟合分析图

相关信息

- **中文化学名：** 1–[（1R)–（1-苯乙基）]–1H–咪唑–5–甲酸乙酯
- **英文化学名：** ethyl 1–[（1R）–1–phenylethyl]–1H–imidazole–5–carboxylate
- **主要用途：** 用于麻醉。
- **药典收录情况：**《中国药典》2020 年版，《美国药典》43 版，《欧洲药典》11.2 版，《英国药典》2023 年版
- **中国上市制剂：** 依托咪酯注射液

乙氧苯柳胺

Etofesalamide

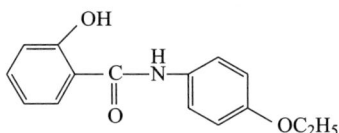

基本信息

分子式：$C_{15}H_{15}NO_3$

分子量：257.28

CAS 号：64700-55-6

性状：本品为白色结晶或结晶性粉末。

溶解性：本品在丙酮中易溶，在三氯甲烷或乙酸乙酯中溶解，在甲醇、乙醇或乙醚中略溶，在水中几乎不溶。

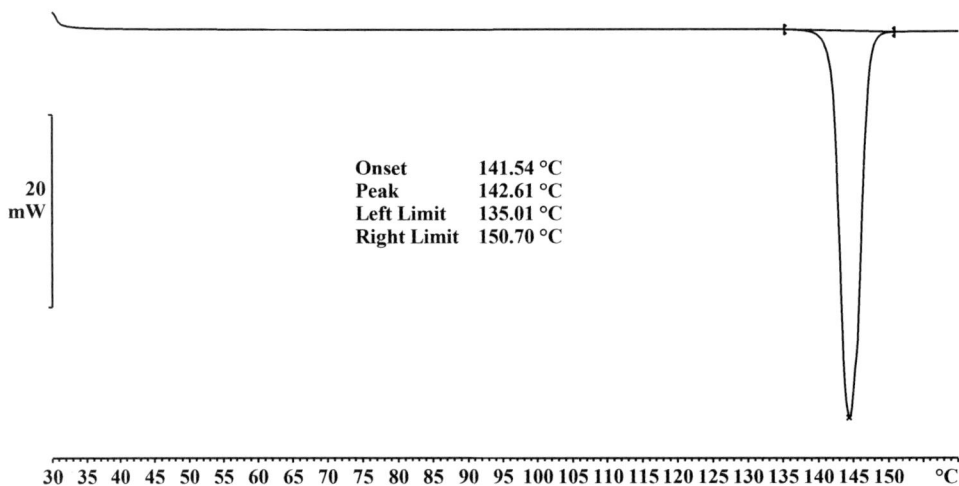

Onset	141.54 °C
Peak	142.61 °C
Left Limit	135.01 °C
Right Limit	150.70 °C

乙氧苯柳胺标准物质的差示扫描量热分析图谱（10°C/min 分析）

纯度分析实验

样品制备： 4.505mg 样品置于 40μl 坩埚中

气体氛围： N_2 50ml/min

实验程序： 128 ~ 148℃，0.5℃/min

Delta H + Corr	147.29 J/g	
Delta H + Corr	20.21 kJ/mol	
Left	139.50 °C	
Right	143.09 °C	

5 mW

| 128 | 130 | 132 | 134 | 136 | 138 | 140 | 142 | 144 | 146 | ℃ |

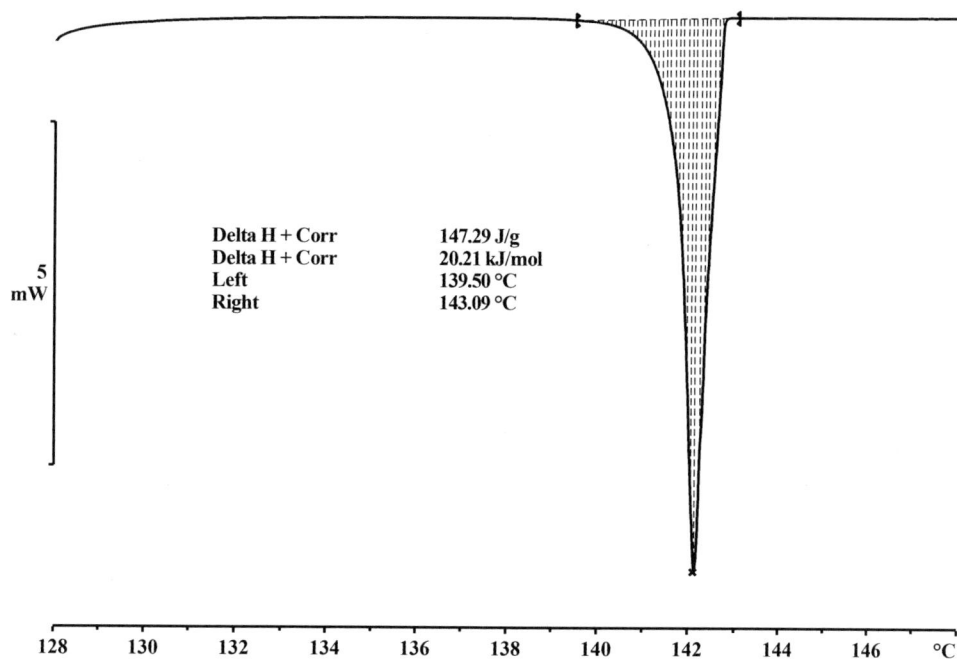

乙氧苯柳胺标准物质的 DSC 纯度分析图

DSC 纯度与 HPLC 纯度的分析对比表

标准物质批号	DSC 纯度（%）	HPLC 纯度（%）
100680–200901	99.9	99.9

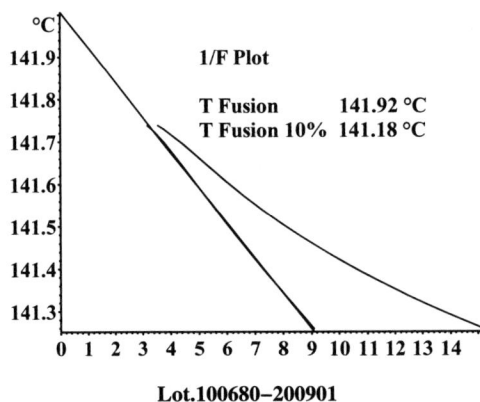

DSC 纯度拟合分析图

相关信息

- **中文化学名：** *N*–（4–乙氧苯基）–2–羟基苯甲酰胺

- **英文化学名：** *N*–（4–ethoxyphenyl）–2–hydroxybenzamide

- **主要用途：** 用于治疗慢性湿疹、神经性皮炎、脂溢性皮炎、瘙痒症以及接触性皮炎等。

- **药典收录情况：**《中国药典》《美国药典》《欧洲药典》《英国药典》和《日本药局方》均未收录

- **中国上市制剂：** 乙氧苯柳胺软膏

异丙安替比林

Propyphenazone

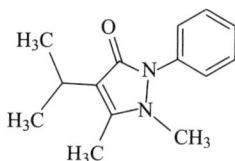

基本信息

分子式：$C_{14}H_{18}N_2O$

分子量：230.31

CAS 号：479-92-5

性状：本品为白色至微黄色结晶性粉末；无臭；味微苦。

溶解性：本品在二氯甲烷或冰醋酸中极易溶，在乙醇中易溶，在乙醚中溶解，在水中微溶。

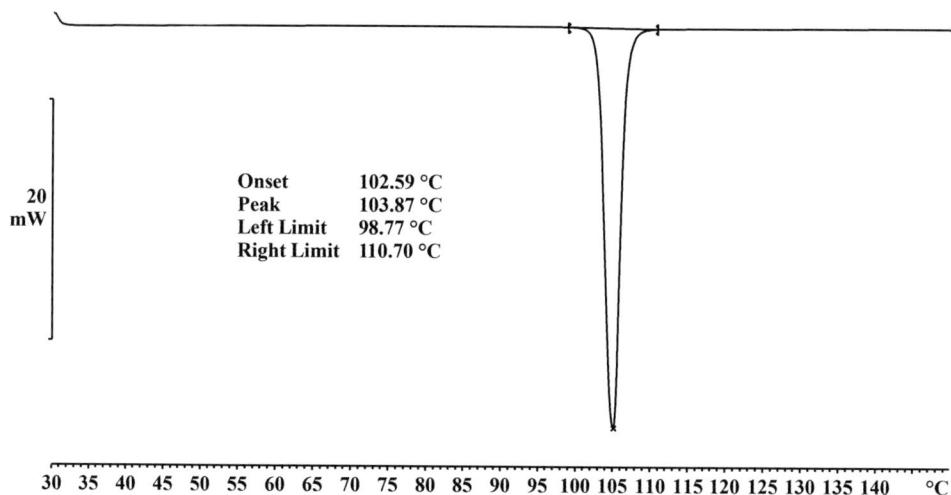

Onset	102.59 °C
Peak	103.87 °C
Left Limit	98.77 °C
Right Limit	110.70 °C

异丙安替比林标准物质的差示扫描量热分析图谱（10°C/min 分析）

纯度分析实验

样品制备：7.026mg 样品置于 40μl 坩埚中

气体氛围：N$_2$ 50ml/min

实验程序：90 ~ 110℃，0.5℃/min

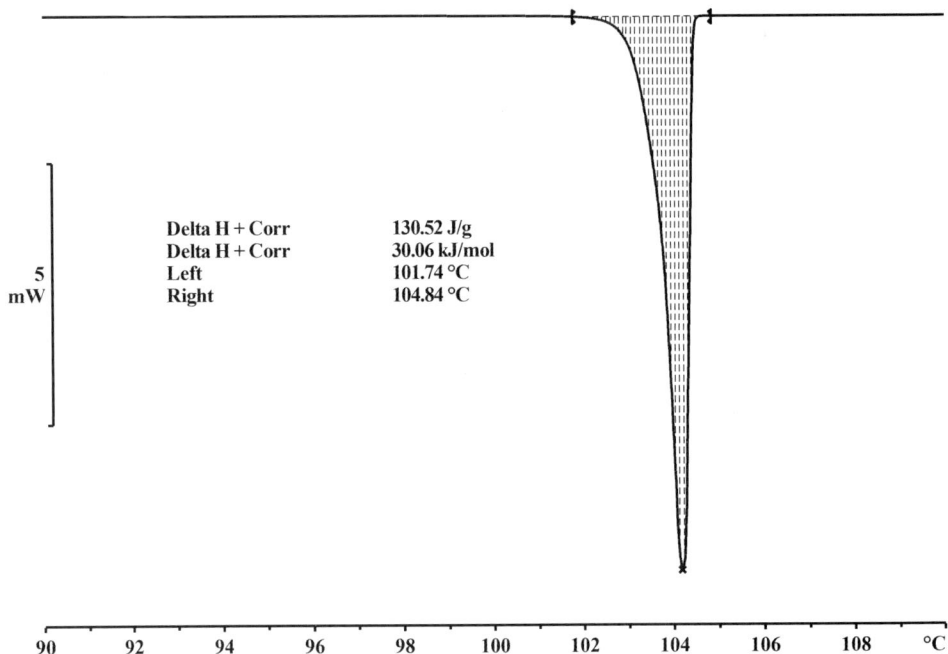

Delta H + Corr	130.52 J/g
Delta H + Corr	30.06 kJ/mol
Left	101.74 ℃
Right	104.84 ℃

异丙安替比林标准物质的 DSC 纯度分析图

DSC 纯度与 HPLC 纯度的分析对比表

标准物质批号	DSC 纯度（%）	HPLC 纯度（%）
100525–200301	99.7	99.95
100525–201602	99.7	100

Lot.100525-200301

Lot.100525-201602

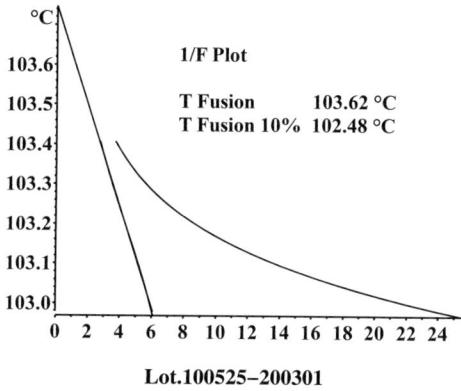

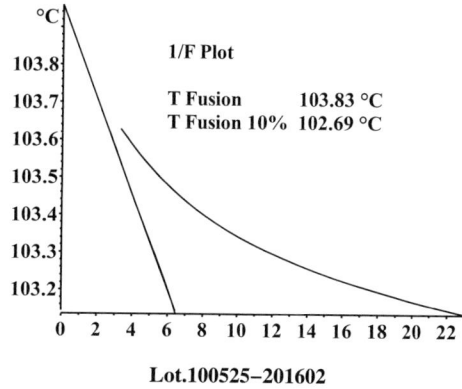

DSC 纯度拟合分析图

相关信息

- **中文化学名**：1,5-二甲基-4-异丙基-2-苯基-1,2-二氢-3*H*-吡唑-3-酮

- **英文化学名**：1,5-dimethyl-2-phenyl-4-（propan-2-yl）-1,2-dihydro-3*H*-pyrazol-3-one

- **主要用途**：用于发热、头痛、神经痛、风湿痛、牙痛、月经痛、肌肉痛等。

- **药典收录情况**：《欧洲药典》11.3 版，《英国药典》2023 年版

- **中国上市制剂**：尚无"异丙安替比林"主药制剂

异喹啉物

Gliquidone Sulphonamide

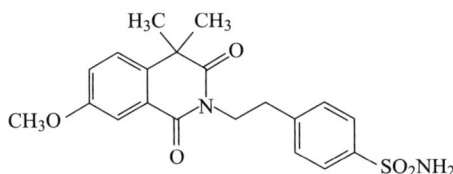

基本信息

分子式：$C_{20}H_{22}N_2O_5S$

分子量：402.46

CAS 号：33456-68-7

性状：本品为白色结晶性粉末。

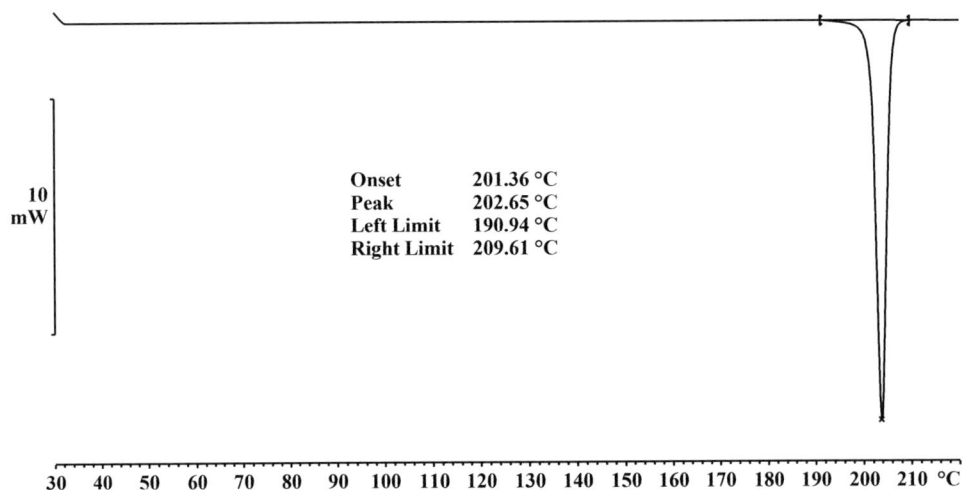

Onset	201.36 °C
Peak	202.65 °C
Left Limit	190.94 °C
Right Limit	209.61 °C

异喹啉物（格列喹酮杂质）标准物质的差示扫描量热分析图谱（10°C/min 分析）

纯度分析实验

样品制备：4.677mg 样品置于 40μl 坩埚中

气体氛围：N_2 50ml/min

实验程序：190 ~ 210℃，0.5℃/min

2 mW	Delta H + Corr	126.34 J/g
	Delta H + Corr	16.32 kJ/mol
	Left	198.53 ℃
	Right	203.47 ℃

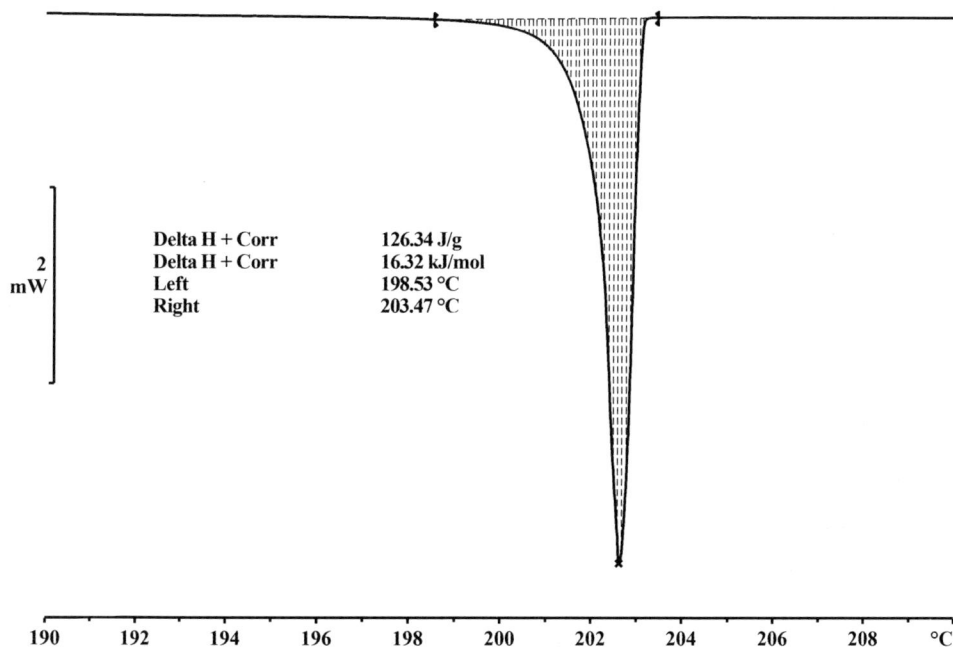

异喹啉物（格列喹酮杂质）标准物质的 DSC 纯度分析图

DSC 纯度与 HPLC 纯度的分析对比表

标准物质批号	DSC 纯度（%）	HPLC 纯度（%）
100846–200501	99.8	99.5
100846–201102	99.7	99.6

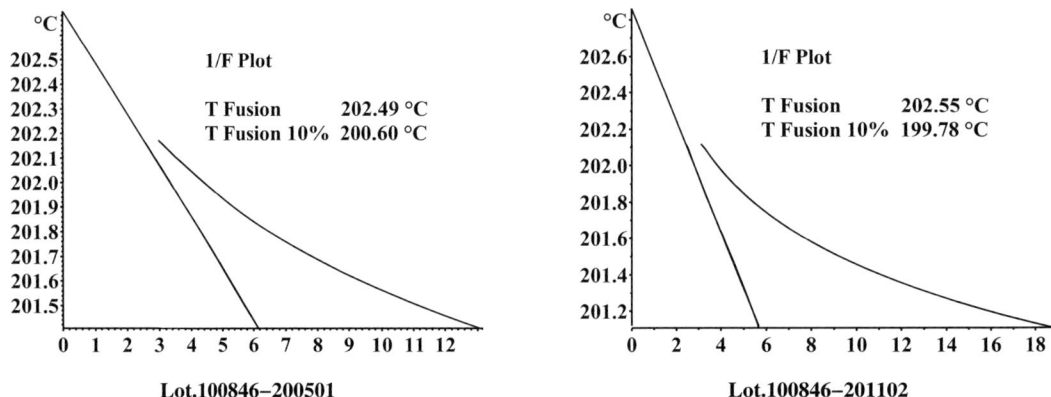

DSC 纯度拟合分析图

相关信息

- **中文化学名**：1,2,3,4-四氢-2-（4-磺胺基苯基）-4,4-二甲基-7-甲氧基-1,3-二酮-异喹啉

- **英文化学名**：1,2,3,4-tetrahydro-2-（4-sulfonamide phenyl）-4,4-dimethyl-7-methoxyl-1,3-dione-isoquinoline

- **主要用途**：本品为格列喹酮杂质。其主要活性成分（API）格列喹酮用于在饮食控制、运动锻炼的基础上，血糖仍然控制不佳，但同时有一定胰岛功能的 2 型糖尿病患者。

- **药典收录情况（API）**：《中国药典》2020 年版，《英国药典》2023 年版

- **中国上市制剂（API）**：格列喹酮片，格列喹酮缓释片，格列喹酮口服溶液，格列喹酮注射液，格列喹酮缓释胶囊

吲达帕胺

Indapamide

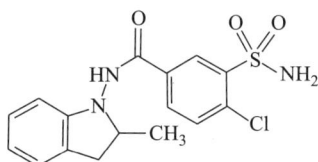

基本信息

分子式：$C_{16}H_{16}ClN_3O_3S$

分子量：365.83

CAS 号：26807-65-8

性状：本品为类白色针状结晶或结晶性粉末；无臭。

溶解性：本品在丙酮、冰醋酸中易溶，在乙醇或乙酸乙酯中溶解，在三氯甲烷或乙醚中微溶，在水、稀盐酸中几乎不溶。

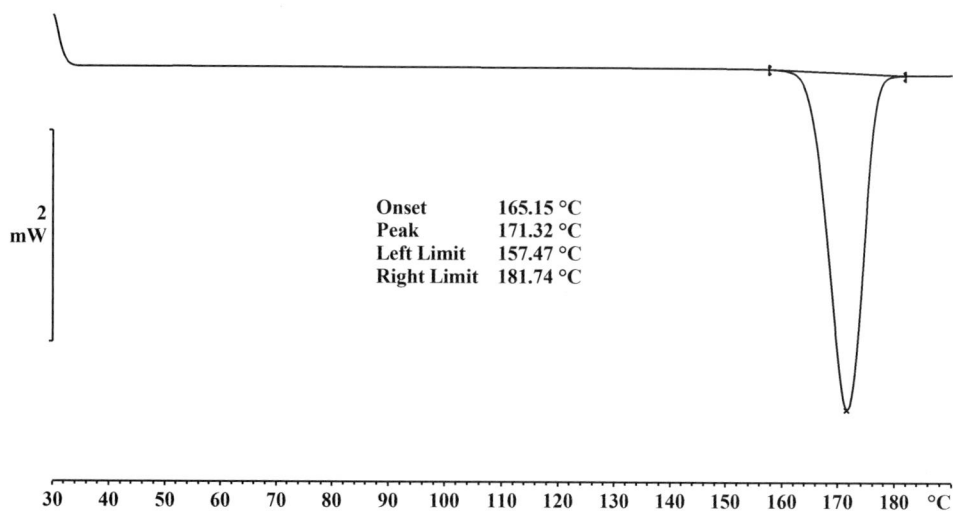

Onset	165.15 °C
Peak	171.32 °C
Left Limit	157.47 °C
Right Limit	181.74 °C

吲达帕胺标准物质的差示扫描量热分析图谱（10°C/min 分析）

纯度分析实验

样品制备： 2.200mg 样品置于 40μl 坩埚中

气体氛围： N_2 50ml/min

实验程序： 151～171℃，0.5℃/min

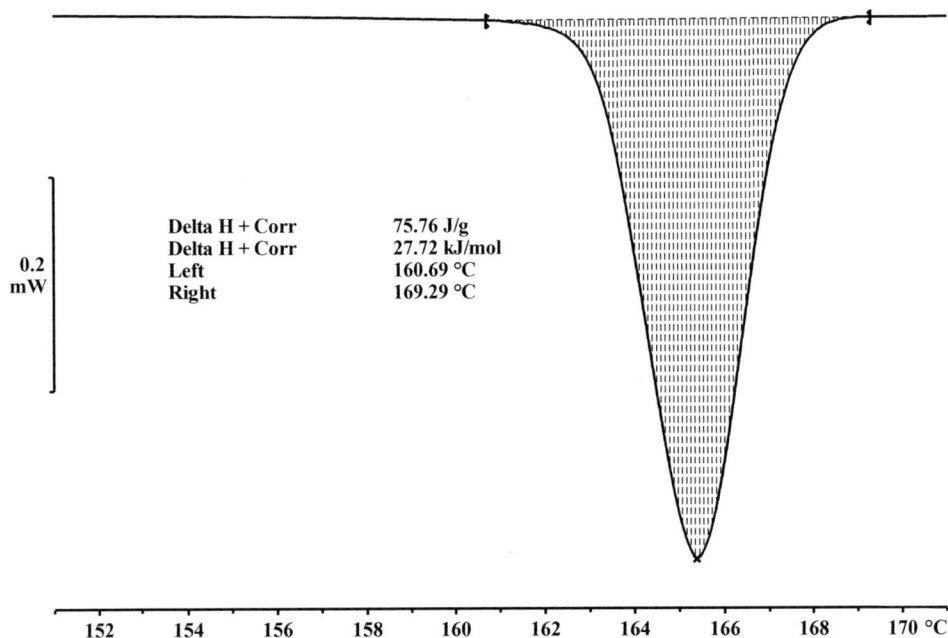

Delta H + Corr	75.76 J/g	
Delta H + Corr	27.72 kJ/mol	
Left	160.69 ℃	
Right	169.29 ℃	

吲达帕胺标准物质的 DSC 纯度分析图

DSC 纯度与 HPLC 纯度的分析对比表

标准物质批号	DSC 纯度（％）	HPLC 纯度（％）
100257-200002	99.8	99.8
100257-200903	99.7	99.8
100257-201204	99.7	99.9
100257-201605	99.5	99.8
100257-202106	99.6	99.99

1/F Plot

T Fusion   164.37 °C
T Fusion 10%   163.15 °C

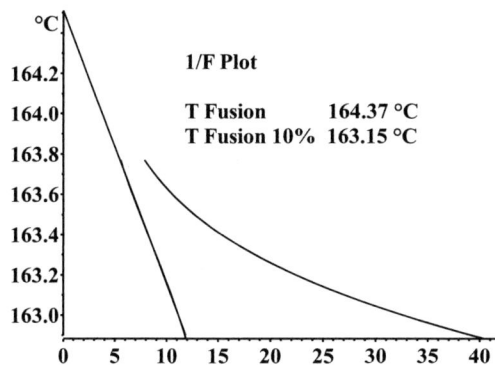

Lot.100257−200002

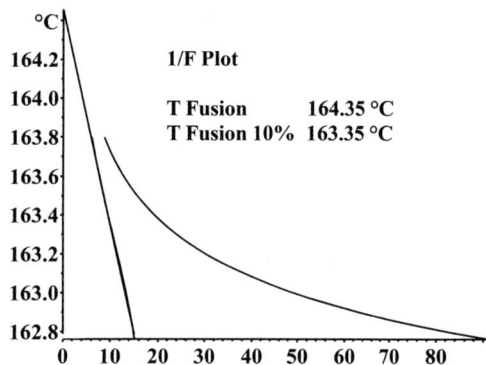

1/F Plot

T Fusion   164.35 °C
T Fusion 10%   163.35 °C

Lot.100257−200903

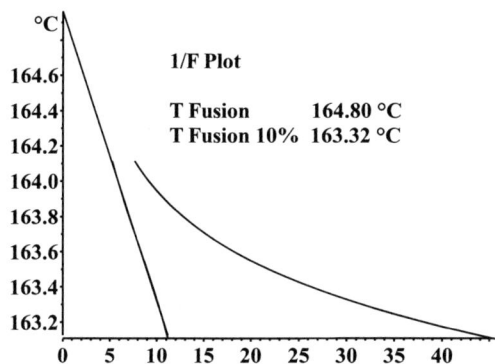

1/F Plot

T Fusion   164.80 °C
T Fusion 10%   163.32 °C

Lot.100257−201204

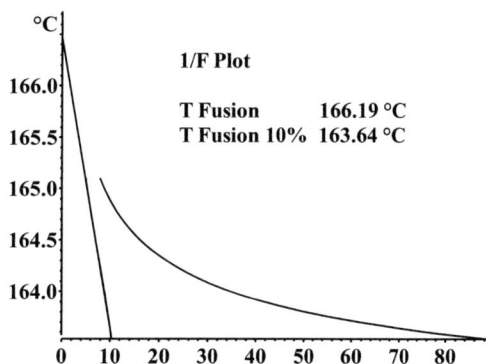

1/F Plot

T Fusion   166.19 °C
T Fusion 10%   163.64 °C

Lot.100257−201605

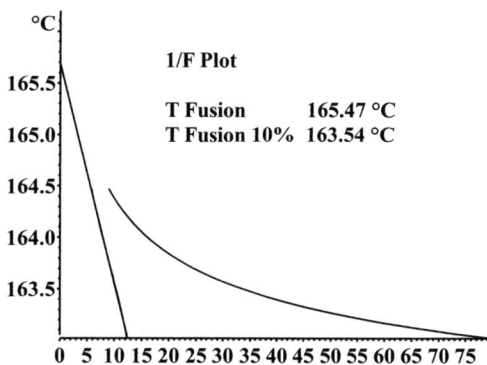

1/F Plot

T Fusion   165.47 °C
T Fusion 10%   163.54 °C

Lot.100257−202106

DSC 纯度拟合分析图

相关信息

- **中文化学名：** *N*-（2-甲基-2,3-二氢-1*H*-吲哚-1-基）-3-氨磺酰基-4-氯-苯甲酰胺

- **英文化学名**：3-（aminosulfonyl）-4-chloro-*N*-（2,3-dihydro-2-methyl-1*H*-indol-1-yl）benzamide

- **主要用途**：用于治疗原发性高血压。

- **药典收录情况**：《中国药典》2020 年版,《美国药典》43 版,《欧洲药典》11.2 版,《英国药典》2023 年版,《日本药局方》18 版

- **中国上市制剂**：吲达帕胺片，吲达帕胺缓释片，吲达帕胺胶囊，吲达帕胺缓释胶囊，吲达帕胺滴丸

吲哚布芬

Indobufen

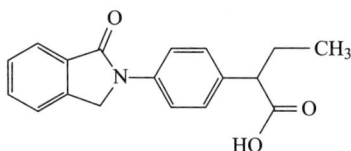

基本信息

分子式：$C_{18}H_{17}NO_3$

分子量：295.33

CAS 号：63610-08-2

性状：本品为白色结晶性粉末；无臭；无味。

溶解性：本品在丙酮中略溶，在甲醇、乙醇中微溶，在水中不溶。

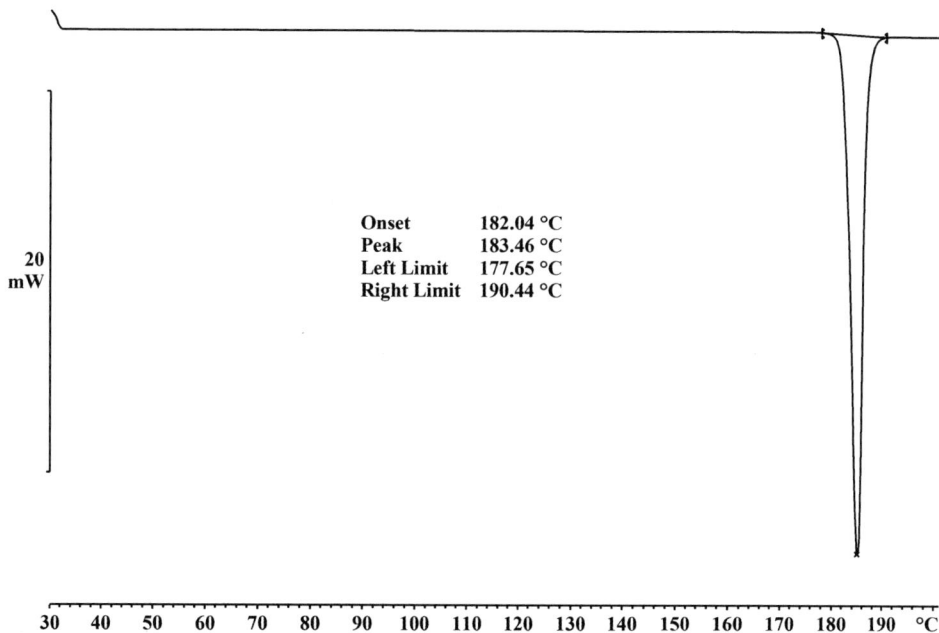

Onset	182.04 ℃
Peak	183.46 ℃
Left Limit	177.65 ℃
Right Limit	190.44 ℃

20 mW

吲哚布芬标准物质的差示扫描量热分析图谱（10℃/min 分析）

纯度分析实验

样品制备： 3.011mg 样品置于 40μl 坩埚中

气体氛围： N_2 50ml/min

实验程序： 170～190℃，0.5℃/min

Delta H + Corr	99.78 J/g
Delta H + Corr	29.47 kJ/mol
Left	180.01 ℃
Right	183.97 ℃

2 mW

170　172　174　176　178　180　182　184　186　188　℃

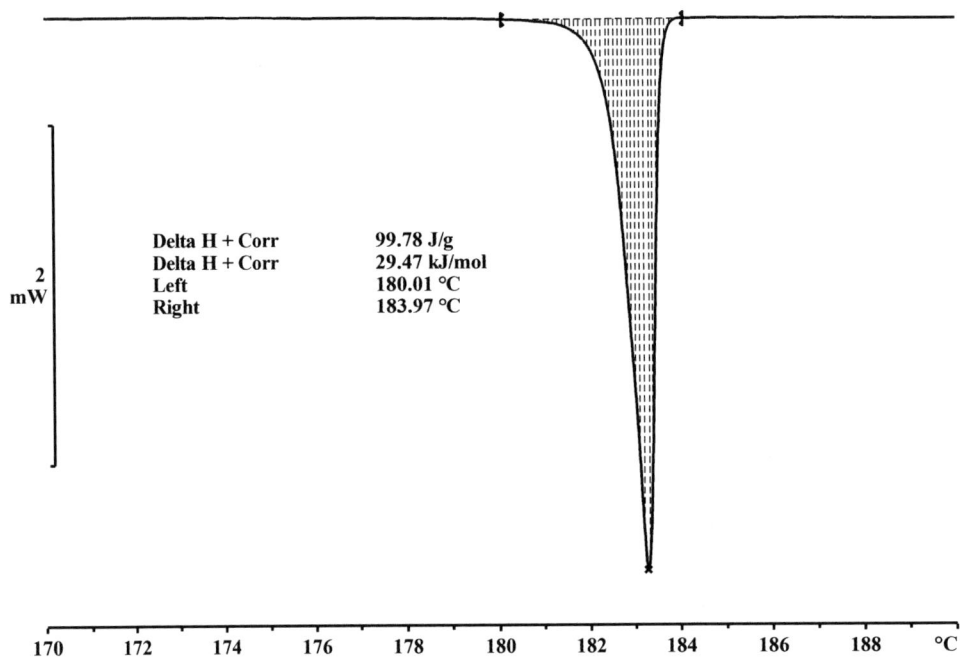

吲哚布芬标准物质的 DSC 纯度分析图

DSC 纯度与 HPLC 纯度的分析对比表

标准物质批号	DSC 纯度（%）	HPLC 纯度（%）
101060–201001	99.8	99.9
101060–202202	99.3	99.8

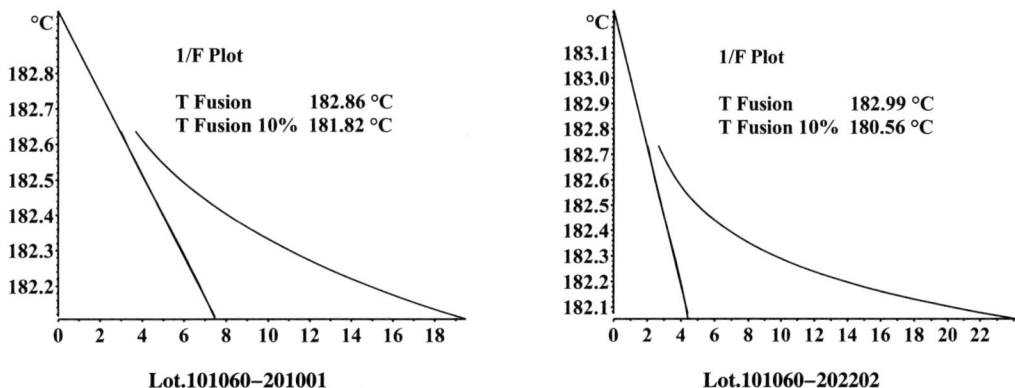

Lot.101060-201001   Lot.101060-202202

DSC 纯度拟合分析图

相关信息

- **中文化学名**：（±）-2-［4-（1-氧代-2-异二氢吲哚基）苯基］丁酸
- **英文化学名**：4-（1,3-dihydro-1-oxo-（2*H*）-isoindol-2-yl）-α-ethylbenzeneacetic acid
- **主要用途**：用于动脉硬化所导致的缺血性心、脑血管和周围血管疾病的治疗。还可用于静脉血栓形成、血脂代谢障碍等的治疗；于血液透析或体外循环时预防血栓形成；用于维持器官移植通畅率；以及治疗间歇性跛行。
- **药典收录情况**：《中国药典》《美国药典》《欧洲药典》《英国药典》和《日本药局方》均未收录
- **中国上市制剂**：吲哚布芬片

吲哚美辛

Indometacin

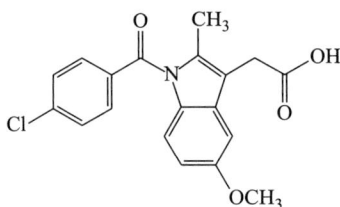

基本信息

分子式：$C_{19}H_{16}ClNO_4$

分子量：357.79

CAS 号：53-86-1

性状：本品为类白色至微黄色结晶性粉末；几乎无臭。

溶解性：本品在丙酮中溶解，在甲醇、乙醇、三氯甲烷或乙醚中略溶，在甲苯中极微溶，在水中几乎不溶。

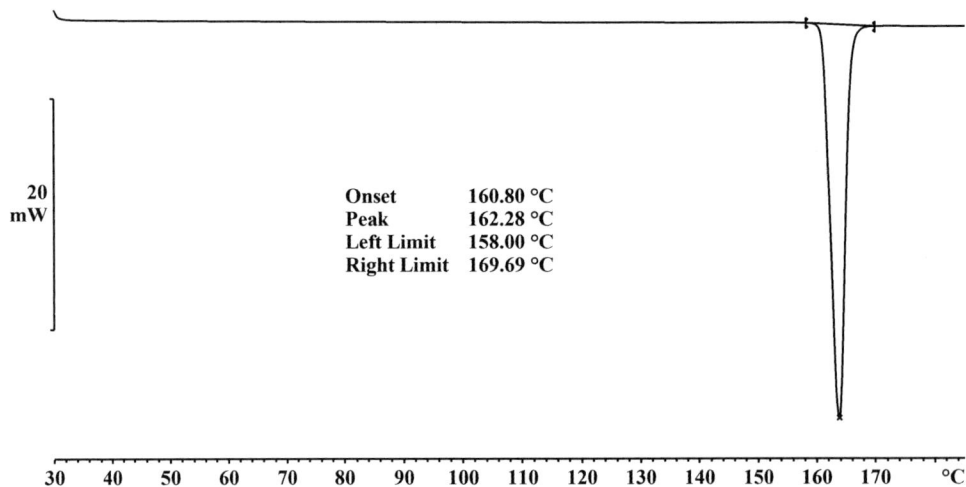

Onset	160.80 ℃
Peak	162.28 ℃
Left Limit	158.00 ℃
Right Limit	169.69 ℃

吲哚美辛标准物质的差示扫描量热分析图谱（10℃/min 分析）

纯度分析实验

样品制备： 7.762mg 样品置于 40μl 坩埚中

气体氛围： N_2 50ml/min

实验程序： 148～168℃，0.5℃/min

Delta H + Corr 129.56 J/g
Delta H + Corr 46.36 kJ/mol
Left 159.65 ℃
Right 162.68 ℃

5 mW

148 150 152 154 156 158 160 162 164 166 ℃

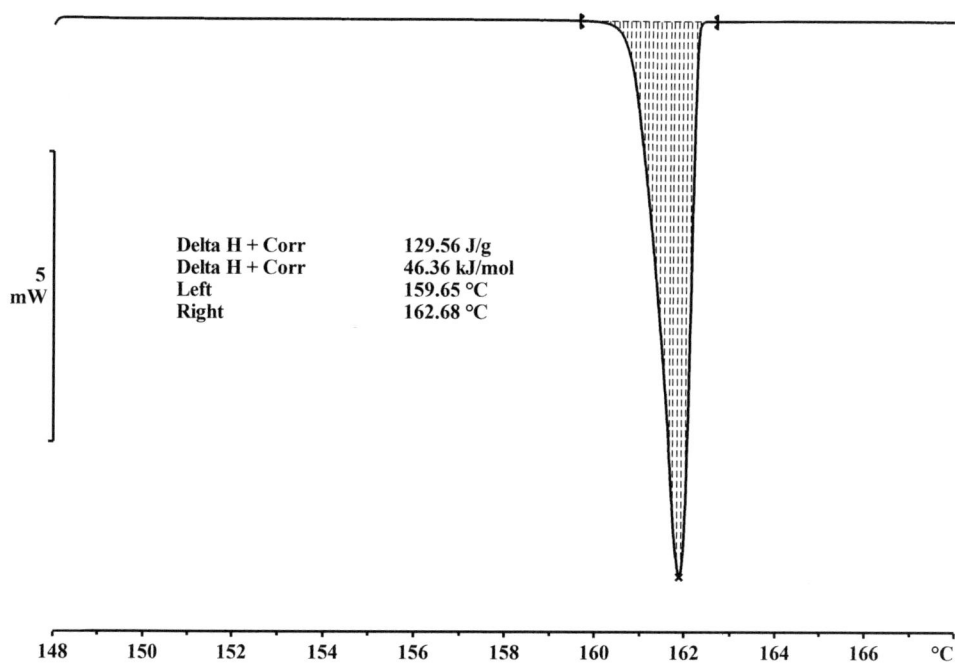

吲哚美辛标准物质的 DSC 纯度分析图

DSC 纯度与 HPLC 纯度的分析对比表

标准物质批号	DSC 纯度（%）	HPLC 纯度（%）
100258-200403	99.8	100
100258-200904	99.8	99.9
100258-202105	99.9	100

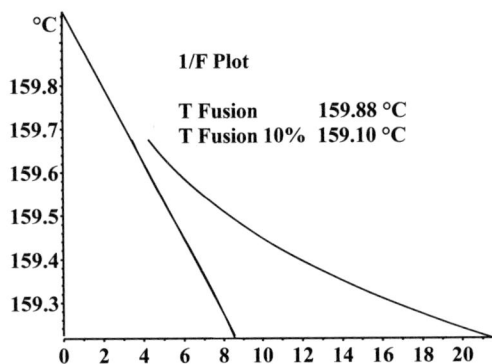

Lot.100258-200403

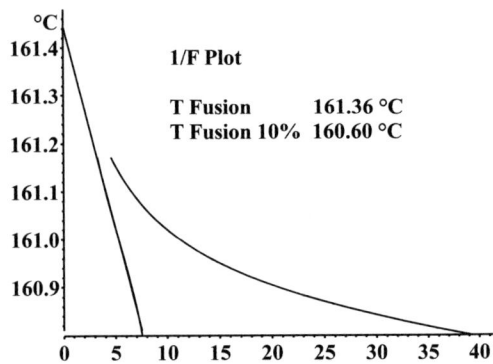

Lot.100258-200904

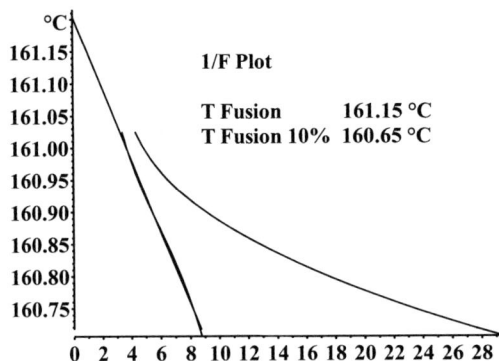

Lot.100258-202105

DSC 纯度拟合分析图

相关信息

- **中文化学名**：2-甲基-1-（4-氯苯甲酰基）-5-甲氧基-1*H*-吲哚-3-乙酸

- **英文化学名**：1-（4-chlorobenzoyl）-5-methoxy-2-methyl-1*H*-indole-3-acetic acid

- **主要用途**：用于关节炎（可缓解疼痛和肿胀）；软组织损伤和炎症；解热。

- **药典收录情况**：《中国药典》2020 年版，《欧洲药典》11.4 版，《英国药典》2023 年版，《日本药局方》18 版

- **中国上市制剂**：吲哚美辛片，吲哚美辛肠溶片，吲哚美辛胶囊，吲哚美辛栓，吲哚美辛搽剂

左炔诺孕酮

Levonorgestrel

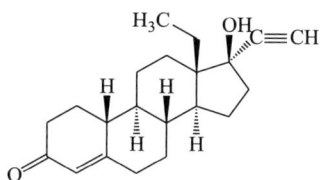

基本信息

分子式：$C_{21}H_{28}O_2$

分子量：312.47

CAS 号：797-63-7

性状：本品为白色或类白色结晶性粉末；无臭，无味。

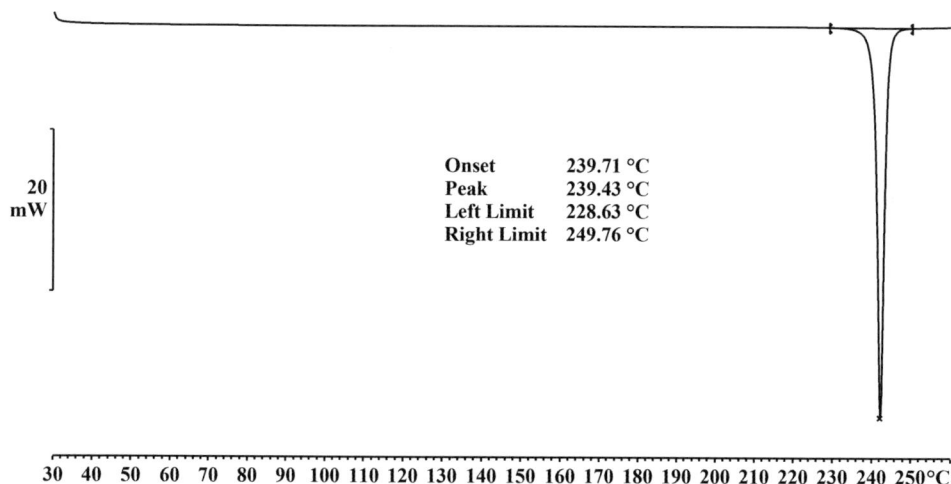

Onset	239.71 °C
Peak	239.43 °C
Left Limit	228.63 °C
Right Limit	249.76 °C

20 mW

30 40 50 60 70 80 90 100 110 120 130 140 150 160 170 180 190 200 210 220 230 240 250°C

左炔诺孕酮标准物质的差示扫描量热分析图谱（10°C/min 分析）

纯度分析实验

样品制备： 4.336mg 样品置于 40μl 坩埚中

气体氛围： N_2 50ml/min

实验程序： 225～245℃，0.5℃/min

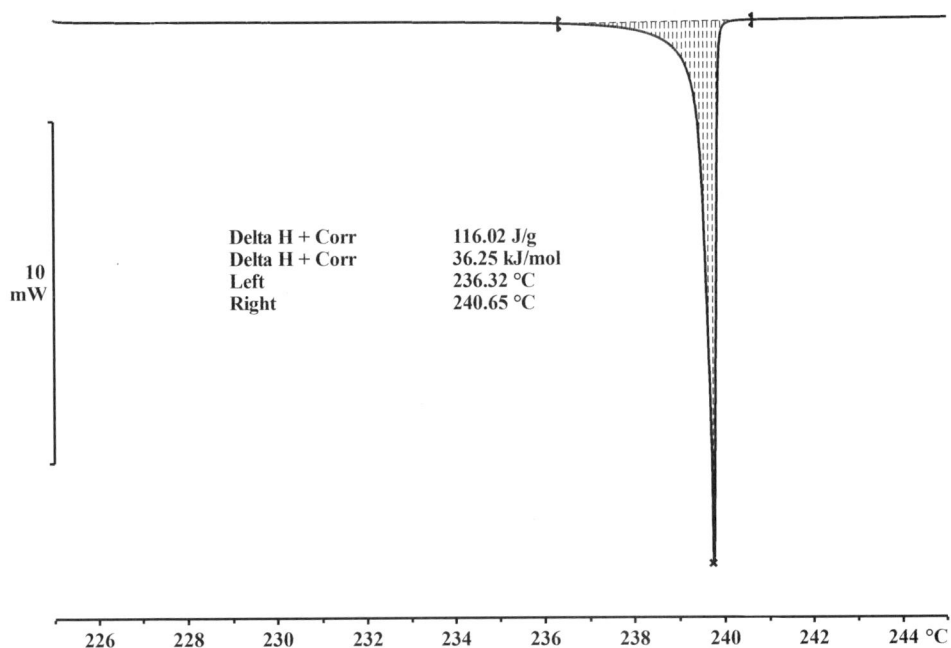

Delta H + Corr	**116.02 J/g**
Delta H + Corr	**36.25 kJ/mol**
Left	**236.32 ℃**
Right	**240.65 ℃**

左炔诺孕酮标准物质的 DSC 纯度分析图

DSC 纯度与 HPLC 纯度的分析对比表

标准物质批号	DSC 纯度（%）	HPLC 纯度（%）
100076–200302	99.6	99.9

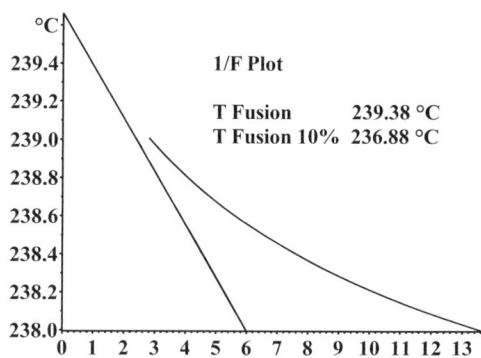

°C
239.4
239.2
239.0
238.8
238.6
238.4
238.2
238.0

1/F Plot

T Fusion   239.38 ℃
T Fusion 10% 236.88 ℃

0 1 2 3 4 5 6 7 8 9 10 11 12 13

Lot.100076-200302

DSC 纯度拟合分析图

相关信息

- **中文化学名：**（—）-13-乙基-17-羟基-18,19-双去甲基-17α-孕甾-4-烯-20-炔-3-酮

- **英文化学名：**（17α）-（±）-13-ethyl-17-hydroxy-18,19-dinorpregn-4-en-20-yn-3-one

- **主要用途：**用于月经不调、子宫功能性出血、子宫内膜移位等。

- **药典收录情况：**《中国药典》2020 年版，《美国药典》43 版，《欧洲药典》11.3 版，《英国药典》2023 年版

- **中国上市制剂：**左炔诺孕酮片，左炔诺孕酮硅胶棒，左炔诺孕酮滴丸，左炔诺孕酮分散片，左炔诺孕酮肠溶胶囊

343

非适用性案例

✐ 引言

差示扫描量热法（differential scanning calorimetry，DSC）是一种常见的热分析测试方法，该方法用于小分子物质的纯度测试，在 20 世纪 80 年代就已逐渐成熟。与其他纯度检测方法相比，DSC 具有测试精度高、结果重现性好、操作简单省时、不需要标准品、适用性强等特点，因此被广泛应用于化工产品、医药产品的纯度测试。

虽然使用 DSC 进行纯度测试的方法具有诸多优点，但是在部分特殊情形下，会由于以下因素导致 DSC 法不适用于纯度的计算。

1. 纯度较低的物质

如果共熔杂质含量较高，测试样品在熔融时不是理想的固溶液，在这种情况下，DSC 法不适用于纯度的计算（如纯度＜ 96% 的物质）。美国国家标准与技术研究院（NIST）提供的实验数据表明，当杂质含量高于 4% 时，测试的误差＞ 0.2%。因此，对于较高要求的纯度测试，杂质含量应小于 2%。

2. 含有较多挥发分的物质

如果样品中的挥发性物质在熔融发生前就已挥发完毕，则挥发分对 DSC 基线无影响，但如果挥发性物质的挥发过程和熔融过程有部分重叠，则会影响 DSC 的基线，进而影响纯度的准确计算。如果只需测试不挥发的主组分，可以使用盖子上打孔的坩埚进行测试，这样挥发性溶剂在加热过程中会挥发掉而不影响结果，或提前烘干样品后再进行测试。

3. 主组分存在多晶型的物质

当多晶型物质被加热时，其 DSC 曲线上往往会出现若干个熔融峰或连续的相变峰，这些连续的吸放热峰会影响 DSC 曲线上熔融热焓的准确取值而导致无法进行准确的纯度计算。

4. 主组分热稳定性较差的物质

在 DSC 升温测试时，如果主组分热稳定性较差，会在熔融过程中发生分解，从而导致无法获得较为平稳的 DSC 基线和准确的积分熔融热焓。虽然可以通过提高升温速率的方法使分解过程往高温方向推移，但较高的升温速率也意味着准确度较低的纯度分析。

5. 存在水合物和溶剂化物的物质

当样品中含有结晶水或溶剂化物时，通常能在 DSC 测试曲线上观测到两个以上的吸热峰，温度较低的吸热峰往往是由于结晶水的挥发或溶剂的挥发所致。若结晶水或溶剂化物的形成改变主组分的熔点或挥发过程与熔点重叠，则 DSC 法不适用于其纯度的计算；若结晶水或溶剂化物不影响主组分的熔点且挥发过程不与熔点重叠，则不影响纯度的计算。但水合物或溶剂化物的 DSC 测试结果容易使我们误认为样品中存在多晶型，因此需要使用 TGA 或其他联用的方式确认此种情况。

我们将在本部分中介绍使用 DSC 进行纯度测试时可能发生的各种情况，并介绍一些适用于热分析纯度测试的综合手段和前沿方法。

案例 1　含有少量对氨基苯甲酸的非那西汀的纯度测试

基本信息

中文名：非那西汀

英文名：Phenacetin

中文化学名：N-（4-乙氧苯基）乙酰胺

英文化学名：4-acetophenetidine

分子式：$C_{10}H_{13}NO_2$

分子量：179.22

CAS 号：62-44-0032

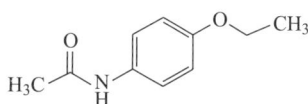

中文名：对氨基苯甲酸

英文名：PABA

中文化学名：4-氨基苯甲酸

英文化学名：4-aminobenzoic acid

分子式：$C_7H_7NO_2$

分子量：137.13

CAS 号：150-13-0

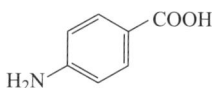

实验信息

测试仪器：DSC 3

坩埚：40μl 铝坩埚

样品制备：

Phenacetin，1.69mg

Phenacetin ＋ 0.7% 4-aminobenzoic acid，1.234mg

Phenacetin ＋ 2.0% 4-aminobenzoic acid，1.227mg

Phenacetin ＋ 5.0% 4-aminobenzoic acid，1.556mg

气体氛围：N₂ 50ml/min

实验程序：

（1）100～160℃，5℃/min 用于样品的预熔，之后缓慢冷却至 110℃

（2）110～150℃，1.25℃/min 用于样品测试

图谱解析

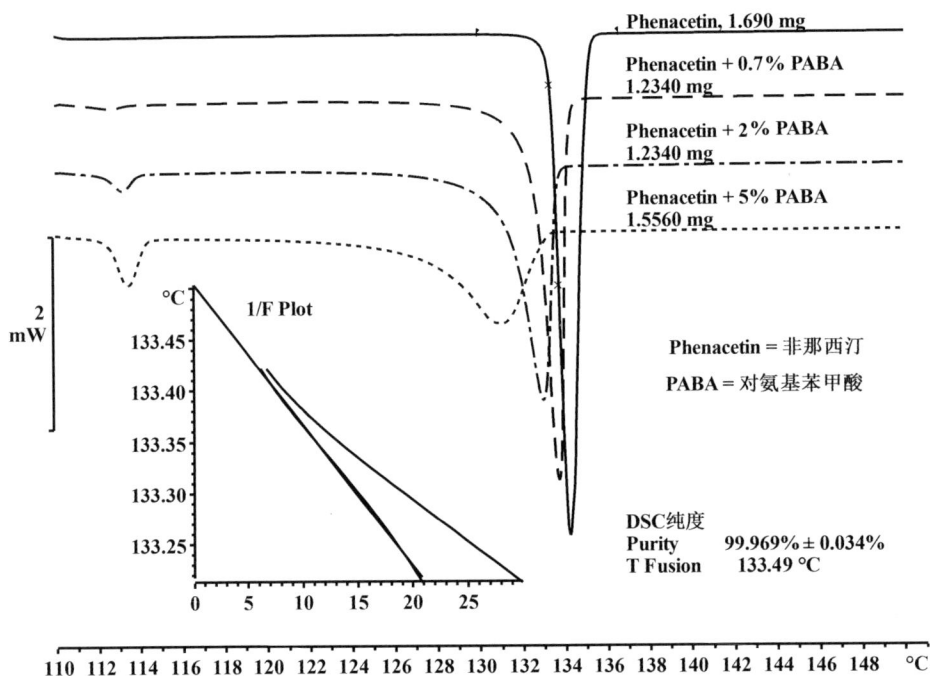

纯非那西汀和含有少量对氨基苯甲酸的非那西汀的 DSC 图谱

非那西汀是一种解热镇痛药物，主要用于治疗神经痛、头痛发热等症状。图中显示了非那西汀的纯净样品和含有杂质（对氨基苯甲酸）的非那西汀的 DSC 测试曲线。随着杂质含量的增加，熔融峰变宽并向低温度偏移，在 114℃的共熔峰也变得越来越显著。DSC 法测试样品纯度的原理是基于 Van't Hoff（范特霍夫）方程，该方程指出，主组分熔点的降低与共融杂质的摩尔分数成一定比例，在考虑到共晶熔解热（线性校正）后，可得到两者的线性关系，从中可确定纯度。

物质	标准值（%）	测试值（%）1.25K/min
Phenacetin	99.9±0.1	99.97
Phenacetin＋0.7% 4–aminobenzoic acid	99.3±0.2	99.39
Phenacetin＋2.0% 4–aminobenzoic acid	98±0.2	98.35
Phenacetin＋5.0% 4–aminobenzoic acid	94.9±0.2	98.3

结论

DSC 提供了一个快速确定纯度的方法。不过，该方法只在满足某些条件时才能使用。尤其是只有纯度比较高的（＞96%）物质才适用于该技术。在上述案例中，由于杂质（对氨基苯甲酸）的加入，使得非那西汀的 DSC 测试曲线在较低温度出现了共熔峰，此时，主组分非那西汀纯度的计算应当排除共熔峰的干燥，即纯度计算区间不应包含共熔峰。

案例 2 氟康唑的多晶型现象

基本信息

中文名：氟康唑

英文名：Fluconazole

中文化学名：α–（2,4-二氟苯基）–α–（1H–1,2,4-三唑–1–基甲基）–1H–1,2,4–三唑–1–基乙醇

英文化学名：α–（2,4-difluorophenyl）–α–（1H–1,2,4-triazol–1–ylmethyl）–1H–1,2,4–triazole–1–ethanol

分子式：$C_{13}H_{12}F_2N_6O$

分子量：306.27

CAS 号：86386–73–4

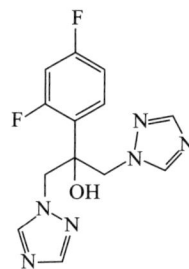

实验信息

测试仪器：DSC 3

坩埚：40μl 铝坩埚

样品制备：5.062mg 样品置于 40μl 坩埚中

气体氛围：N_2 50ml/min

实验程序：30～200℃，10℃/min 用于 DSC 测试

图谱解析

氟康唑, 5.0620 mg

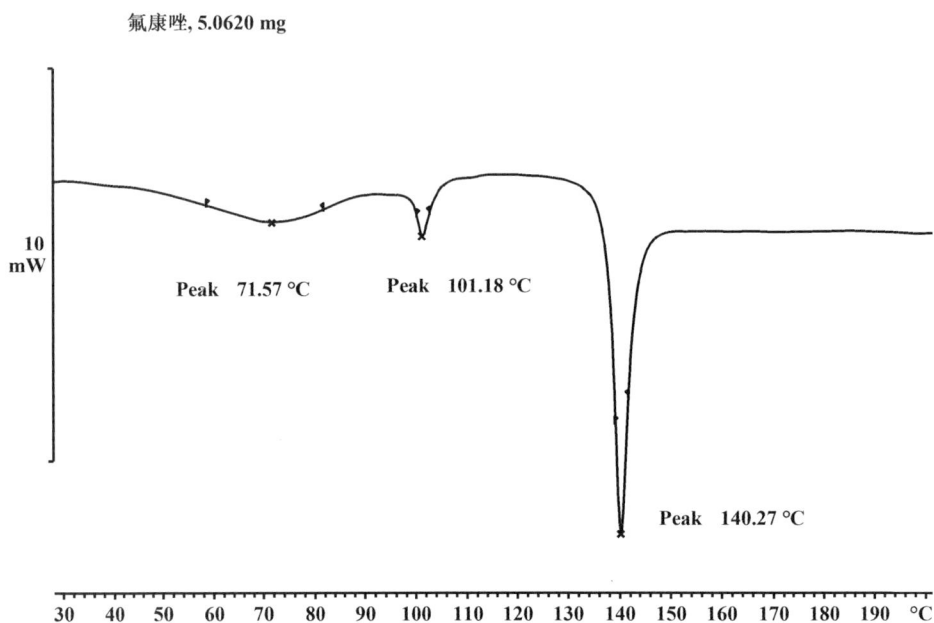

氟康唑的 DSC 图谱

氟康唑是一种抗真菌药物，可用于治疗念珠菌和隐球菌引起的真菌感染，对人和动物的真菌感染均有治疗作用。据报道，氟康唑有 4 种晶型，晶型 Ⅰ、Ⅱ、Ⅲ 和一水合物。图中是某种氟康唑的 DSC 测试图谱，在测试的温度区间有三个典型的吸热峰，峰值分别为 71℃、101℃和 140℃左右，低温的吸热峰较宽，应为水或溶剂的挥发吸热峰。101℃的吸热峰和后翘的基线推测为一水合物释放结晶水的过程。140℃的熔融峰为氟康唑的熔融峰。因此，该图谱是典型的氟康唑一水合物的 DSC 图谱，所以可以判定该药物为氟康唑的一水合物。

结论

通过 DSC 曲线可判断该样品为含有少量水分或溶剂的氟康唑一水合物，当 DSC 测试曲线上出现较多吸热峰时，意味着样品的纯度较低或有较高含量的其他晶型，此时不适合用 Van't Hoff 方程进行纯度的计算。DSC 曲线上峰的宽度和基线情况可辅助判断可能的热效应，当然，也可通过 TGA 或 TGA 与 FTIR/MS 联用的方式确定样品中是否有水分或溶剂的残留或形成的多晶型。

案例 3　布洛芬的纯度测试

基本信息

中文名：布洛芬

英文名：Ibuprofen

中文化学名：α-甲基-4-（2-甲基丙基）苯乙酸

英文化学名：α-methyl-4-（2-methylpropyl）benzene acetic acid

分子式：$C_{13}H_{18}O_2$

分子量：206.28

CAS 号：15687-27-1

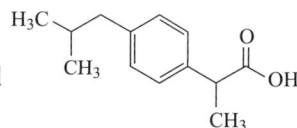

实验信息

测试仪器：DSC 3

坩埚：40μl 铝坩埚

样品制备：1.392mg 样品置于 40μl 坩埚中

气体氛围：N_2 50ml/min

实验程序：30~90℃，5℃/min 用于 DSC 测试

图谱解析

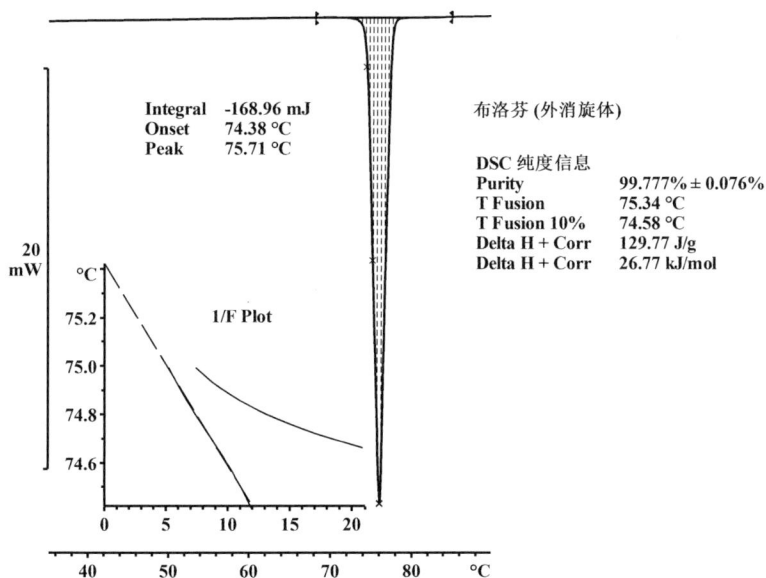

布洛芬的 DSC 图谱

布洛芬是一种芳基丙酸类非甾体抗炎药物，具有解热镇痛及抗炎的作用。图中是布洛芬药物的 DSC 测试图谱，整个测试区间内只有 75.71℃ 一个主熔融峰，代表样品纯度较高，DSC 基线在熔融前后未发生变化，说明布洛芬药物由固态转变为液态后比热容（C_p）未发生改变，因此可选用直线类型的基线进行积分计算，该样品适合用 Van't Hoff 方程进行纯度的计算。

结论

DSC 测试曲线上只有主熔融峰时，适合用 Van't Hoff 方程进行纯度的计算，此时应注意 DSC 曲线在样品熔融前后是否有基线的改变，并且选用适合的基线类型进行积分计算。

案例 4　苯巴比妥的多晶型研究

基本信息

中文名：苯巴比妥

英文名：Phenobarbital

中文化学名：5-乙基-5-苯基-2,4,6-嘧啶三酮

英文化学名：5-ethyl-5-phenyl-2,4,6-pyrimidinetrione

分子式：$C_{12}H_{12}N_2O_3$

分子量：232.24

CAS 号：50-06-6

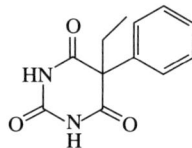

实验信息

测试仪器：DSC 3

坩埚：40μl 铝坩埚

样品制备：

2.836mg（多晶型亚稳定态）样品置于 40μl 坩埚中

2.605mg（稳定态）样品置于 40μl 坩埚中

气体氛围：N_2 50ml/min

实验程序：170～180℃，1℃/min 用于 DSC 测试

图谱解析

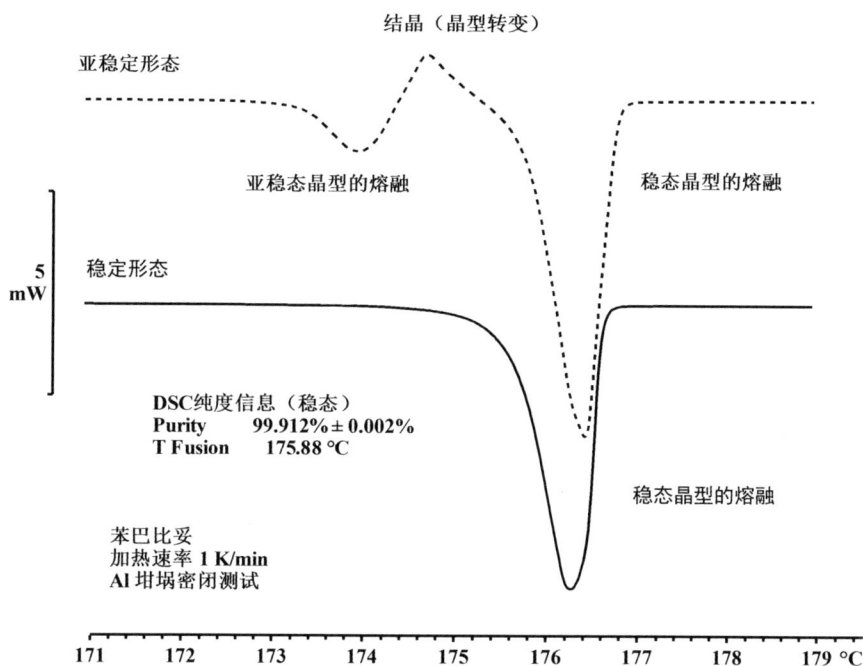

苯巴比妥的 DSC 测试图谱

图中标注（从图谱）：
- 亚稳定形态
- 结晶（晶型转变）
- 稳定形态
- 亚稳态晶型的熔融
- 稳态晶型的熔融
- 稳态晶型的熔融
- 5 mW

DSC纯度信息（稳态）
Purity　　99.912% ± 0.002%
T Fusion　175.88 ℃

苯巴比妥
加热速率 1 K/min
Al 坩埚密闭测试

横坐标：171　172　173　174　175　176　177　178　179 ℃

苯巴比妥是一种比较常见的镇静类药物，具有镇静、催眠、抗惊厥、抗癫痫等作用。图中下方曲线是稳定形态苯巴比妥的熔融曲线，曲线上只出现一个主熔融峰。上方曲线为多晶态苯巴比妥的熔融曲线，较低温度条件下（174℃），亚稳态晶型首先熔化，随即转晶，转变为稳定态晶型，随后转晶形成的稳定态晶型和原样品中的稳定态晶型一起熔融。

结论

苯巴比妥中是否存在亚稳态晶型、加热时样品是否会发生转晶现象、转晶的温度、转晶后的类型都可通过 DSC 升温曲线判断。

案例5　退火对丁基羟基茴香醚晶型结构的影响

基本信息

中文名：丁基羟基茴香醚

英文名：Butylated Hydroxyanisole

中文化学名：2（3）–叔丁基–4–甲氧基苯酚

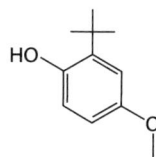

— 353 —

英文化学名：2（3）–tert–butyl–4–methoxyphenol

分子式：$C_{11}H_{16}O_2$

分子量：180.25

CAS 号：25013–16–5

实验信息

测试仪器：DSC 3

坩埚：40μl 铝坩埚

样品制备：

（1）4.929mg 样品置于 40μl 坩埚中

（2）6.779mg 样品置于 40μl 坩埚中

气体氛围：N_2 50ml/min

实验程序：

（1）30～70℃，2.5℃/min

（2）30～60℃，2.5℃/min，60℃等温 10 分钟后缓慢降温至室温，第二次再以 30～70℃，2.5℃/min 进行测试

图谱解析

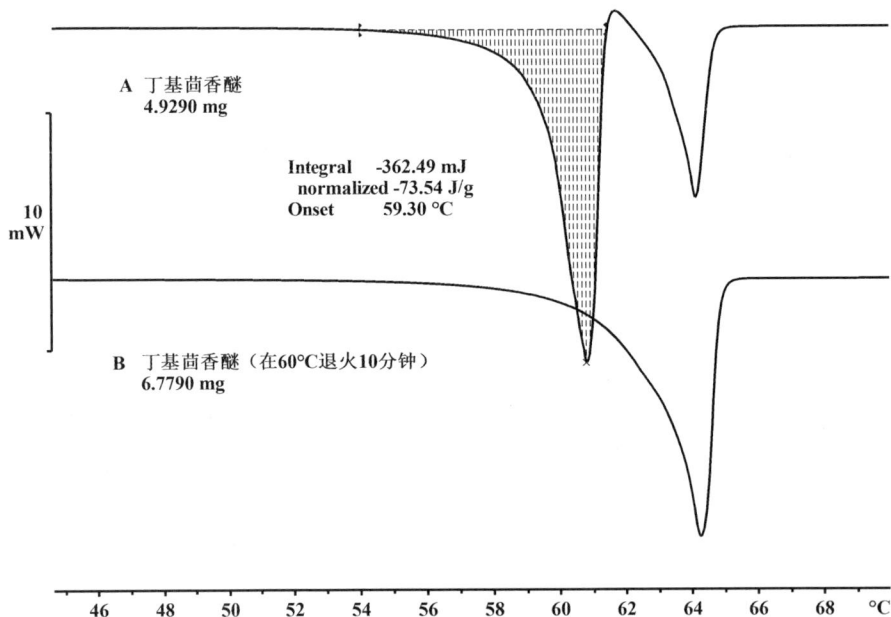

A 丁基茴香醚
4.9290 mg

Integral   -362.49 mJ
normalized -73.54 J/g
Onset   59.30 ℃

10 mW

B 丁基茴香醚（在60℃退火10分钟）
6.7790 mg

丁基羟基茴香醚的 **DSC** 测试图谱

丁基羟基茴香醚是一种常用的合成醚类抗氧化剂，具有防腐、抗氧化等功能。图中曲线 A 是丁基羟基茴香醚的 DSC 测试曲线，在 59℃和 64℃分别出现两个熔融峰，且在 62℃处出现转晶的现象。曲线 B 是进行退火处理后的丁基羟基茴香醚的测试曲线，在 60℃退火处理 10 分钟后再进行升温测试的曲线。结果显示，退火后丁基羟基茴香醚的晶型发生改变，转变为更稳定的晶型，因此退火后的样品只表现出一个熔融峰。

结论

丁基羟基茴香醚在 60℃退火处理 10 分钟后即发生晶型转变。由于熔点接近室温，因此该药品很容易发生因保存不当而致样品晶型变化的情况，进而导致无法使用 DSC 法进行纯度测试。

案例 6　格列本脲晶型比例的测定

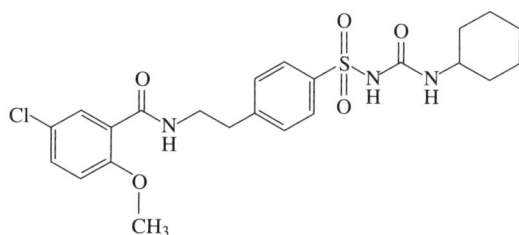

基本信息

中文名：格列本脲

英文名：Glyburide

中文化学名：5-氯-*N*-[2-[4-[[[（ 环己基氨基 ）羰基]-氨基]磺酰基]苯基]-乙基]-2-甲氧基苯甲酰胺

英文化学名：5-chloro-*N*-[2-[4-[[[（ cyclohexylamino ）carbonyl]-amino]sulfonyl]phenyl]-ethyl]-2-methoxybenzamide

分子式：$C_{23}H_{28}ClN_3O_5S$

分子量：494.00

CAS 号：10238-21-8

实验信息

测试仪器：DSC 3

355

坩埚：40μl 铝坩埚

样品制备：

（0.5%）1.573mg 样品置于 40μl 铝坩埚中

（1.0%）1.687mg 样品置于 40μl 铝坩埚中

（2.0%）1.973mg 样品置于 40μl 铝坩埚中

（2.5%）2.177mg 样品置于 40μl 铝坩埚中

（3.0%）1.577mg 样品置于 40μl 铝坩埚中

（5.0%）1.786mg 样品置于 40μl 铝坩埚中

（7.5%）1.597mg 样品置于 40μl 铝坩埚中

气体氛围：N₂ 50ml/min

实验程序：

（1）30 ~ 70℃，2.5℃/min

（2）135 ~ 200℃，10℃/min

图谱解析

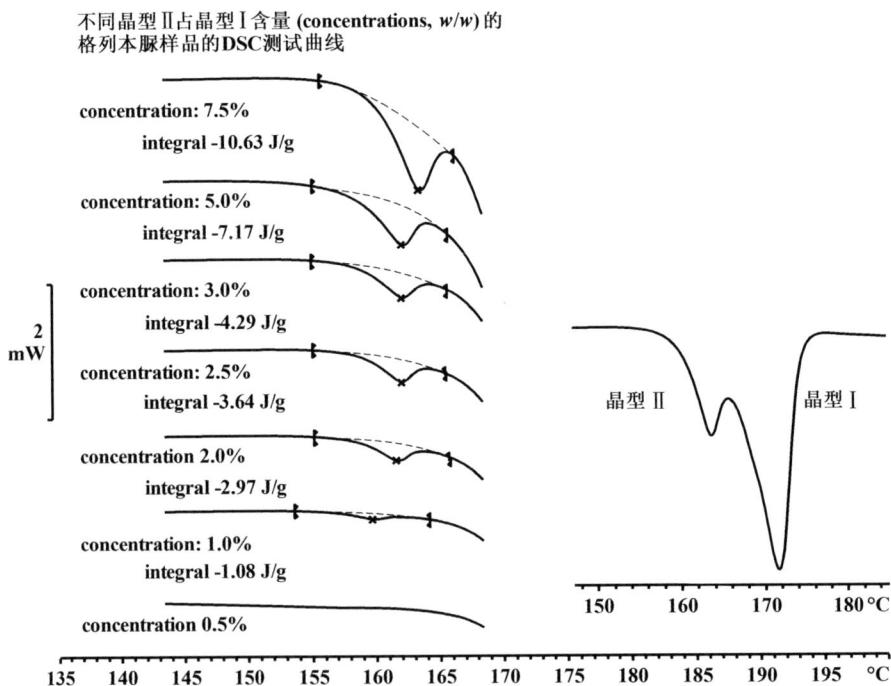

不同晶型Ⅱ占晶型Ⅰ含量 (concentrations, *w/w*) 的格列本脲样品的DSC测试曲线

格列本脲不同晶型共混物的 DSC 测试图谱

格列本脲是一种降血糖药物，可促进胰岛素的分泌，从而起到降血糖的作用。格列本脲常见的晶型是晶型 Ⅰ 和晶型 Ⅱ，图中是不同比例的晶型 Ⅰ 和晶型 Ⅱ 混合物的 DSC 测试图谱。由于 DSC 测试样品的熔融焓值和晶型含量之间成正比，因此可通过这种对应关系实现晶型的定量分析。通过一系列已知比例样品的测试，可绘制晶型 Ⅱ 焓值和含量比例的响应曲线。如有未知含量样品，可直接从曲线上获取相应的含量。

结论

格列本脲晶型 Ⅰ 和晶型 Ⅱ 的含量关系可通过系列已知比例样品的测试获取，从而为未知样品含量的计算提供依据，晶型 Ⅰ 和晶型 Ⅱ 共混时，可通过 DSC 测试得到不同的焓值，且随晶型 Ⅱ 含量的降低，共熔峰的峰温逐渐向低温偏移。

案例 7　葡萄糖的水合物多晶型研究

基本信息

中文名：一水葡萄糖

英文名：α–D–Glucopyranose，monohydrate

中文化学名：2,3,4,5,6–五羟基己醛一水合物

英文化学名：2,3,4,5,6–pentahydroxyhexanal monohydrate

分子式：$C_6H_{14}O_7$

分子量：198.17

CAS 号：14431–43–7

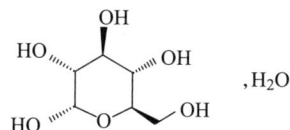

实验信息

测试仪器：DSC 3 和 TGA 2

坩埚：40μl 铝坩埚用于 DSC 测试；70μl 氧化铝坩埚用于 TGA 测试

样品制备：

（无水葡萄糖）13.739mg 样品置于 40μl 坩埚中用于 DSC 测试；14.823mg 样品置于 70μl 氧化铝坩埚中用于 TGA 测试

（一水葡萄糖）5.085mg 样品置于 40μl 坩埚中用于 DSC 测试；5.774mg 样品置于 70μl 氧化铝坩埚中用于 TGA 测试

气体氛围：N_2 50ml/min

实验程序：40～200℃，20℃/min 用于 DSC 测试；40～200℃，20℃/min 用于 TGA 测试，空白曲线校正

图谱解析

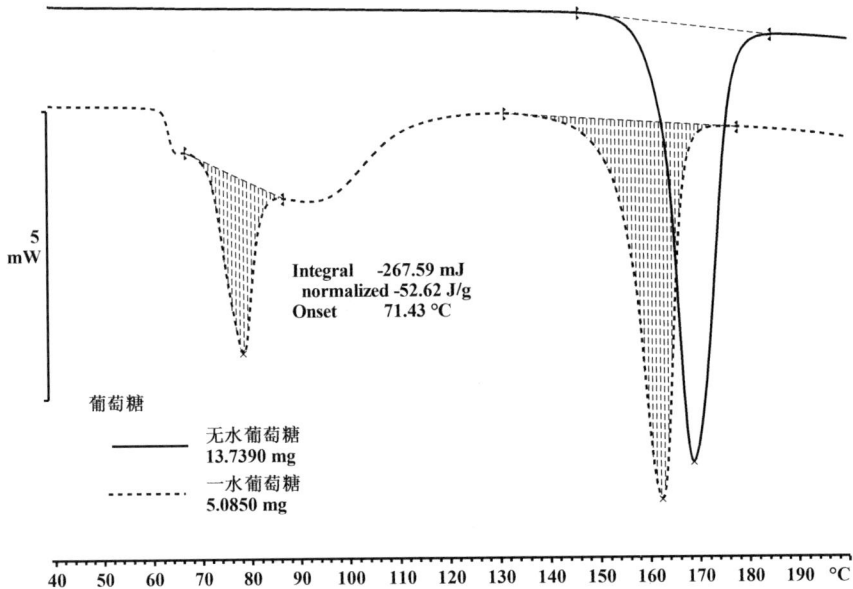

Integral   -267.59 mJ
normalized -52.62 J/g
Onset   71.43 ℃

葡萄糖

—— 无水葡萄糖
13.7390 mg

----- 一水葡萄糖
5.0850 mg

一水葡萄糖和无水葡萄糖的 DSC 测试图谱

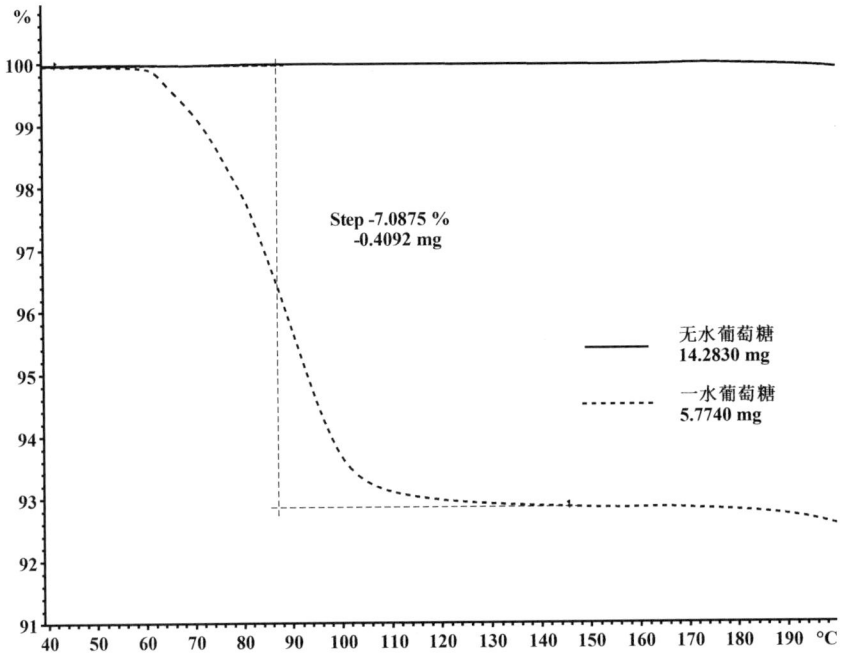

Step -7.0875 %
-0.4092 mg

—— 无水葡萄糖
14.2830 mg

----- 一水葡萄糖
5.7740 mg

一水葡萄糖和无水葡萄糖的 TGA 测试图谱

葡萄糖是自然界分布最广且最为重要的一种单糖，可以以一水或无水形式存在，是生物的主要供能物质。DSC 测试图谱显示，无水葡萄糖在 170℃出现熔融峰。一水葡萄糖分别在 78℃和 161℃出现两个吸热峰，78℃处的吸热峰可能是多晶型或由于结晶水失去产生的吸热峰。TGA 测试结果可验证这一吸热峰的属性，一水葡萄糖从 60℃到 140℃缓慢失重且并无重量突变，因此 60～140℃的吸热大峰是一水葡萄糖缓慢失水的过程，78℃处的吸热峰为一水葡萄糖的熔点，161℃处的吸热峰是脱水后变为葡萄糖样品的熔点。

结论

无水葡萄糖和一水葡萄糖的熔点和晶型情况可通过 DSC 确认，当 DSC 曲线上出现不能确认的吸热峰种类时，可通过 TGA 测试进一步判断。

案例 8 茶碱的水合物多晶型研究

基本信息

中文名：茶碱

英文名：Theophylline

中文化学名：1,3-二甲基-2,6-二氧代-1,2,3,6-四氢嘌呤

英文化学名：1,3-dimethyl-2,6-dioxo-1,2,3,6-tetrahydropurine

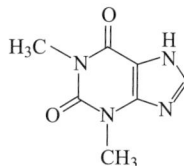

分子式：C₇H₈N₄O₂

分子量：180.16

CAS 号：58-55-9

实验信息

测试仪器：TGA/DSC 3＋

坩埚：70μl 氧化铝坩埚

样品制备：

（无水茶碱）10.810mg 样品置于 70μl 氧化铝坩埚中用于 TGA/DSC 测试

（一水茶碱 R1）11.988mg 样品置于 70μl 氧化铝坩埚中用于 TGA/DSC 测试

（一水茶碱 R2）11.452mg 样品置于 70μl 氧化铝坩埚中用于 TGA/DSC 测试

（一水茶碱 R3）5.287mg 样品置于 70μl 氧化铝坩埚中用于 TGA/DSC 测试

气体氛围：N₂ 50ml/min

实验程序：30～300℃，20℃/min，空白曲线校正

图谱解析

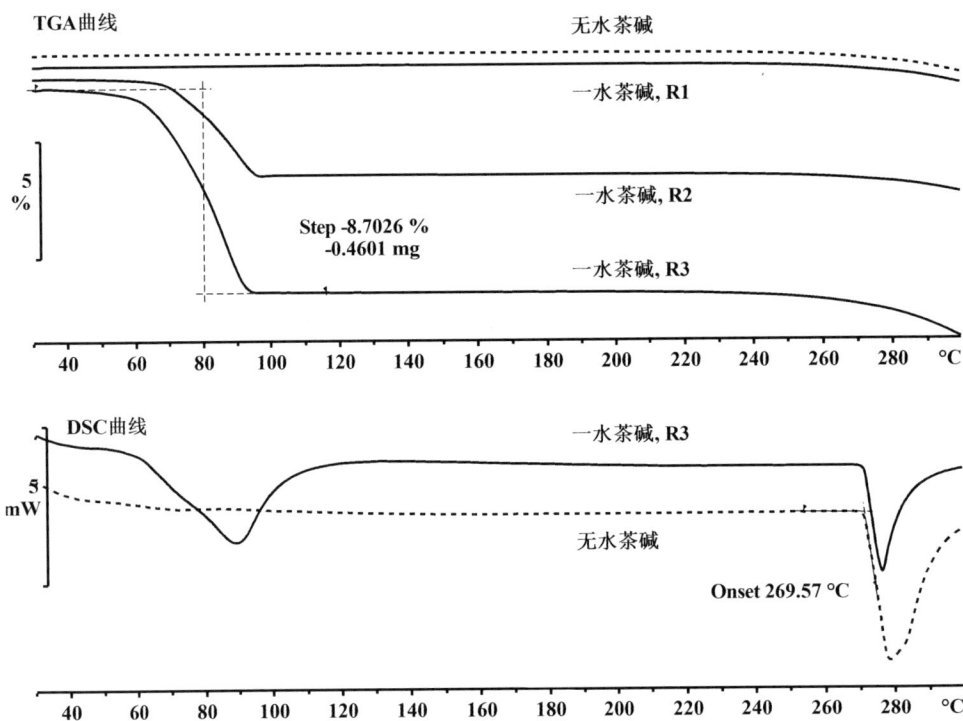

茶碱的 TGA 和 DSC 测试图谱

茶碱是一种甲基黄嘌呤药物，可用于各种呼吸道疾病的治疗。一水茶碱在正常湿度条件下不稳定，如果没有专门的密封，在贮存过程中会失去结晶水。图中上方曲线是无水茶碱和 3 种不同贮存条件下一水茶碱的 TGA/DSC 测试曲线，TGA 曲线上出现的失重台阶为水分的失去，测试结果表明，不同的贮存条件导致不同的失水量，参比样品 1 基本完全失去了结晶水，参比样品 2 失去了几乎一半的结晶水。下方测试图是无水茶碱和一水茶碱的 DSC 曲线，相比于无水茶碱，一水茶碱在 100℃之前有失去结晶水的较宽的吸热峰，以及和无水茶碱一样的熔融温度 269.57℃。

结论

茶碱和一水茶碱可通过 TGA/DSC 鉴别，一水茶碱贮存时的失水量可由 TGA 曲线得到，但不同的含水量对茶碱的熔点和晶型无影响。

案例 9　磺胺吡啶的溶剂化物多晶型研究

基本信息

　　中文名：磺胺吡啶

　　英文名：Sulfapyridine

　　中文化学名：4–氨基–N–（2–吡啶基）苯磺酰胺

　　英文化学名：4–amino–N–（2–pyridinyl）benzenesulfonamide

　　分子式：$C_{11}H_{11}N_3O_2S$

　　分子量：249.29

　　CAS 号：144–83–2

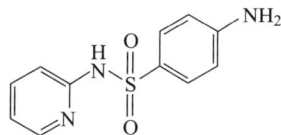

实验信息

　　测试仪器：TGA/DSC 3＋

　　坩埚：70μl 氧化铝坩埚

　　样品制备：10.82mg 样品置于 70μl 氧化铝坩埚中用于 TGA/DSC 测试

　　气体氛围：N_2 50ml/min

　　实验程序：25～400℃，5℃/min，空白曲线校正

图谱解析

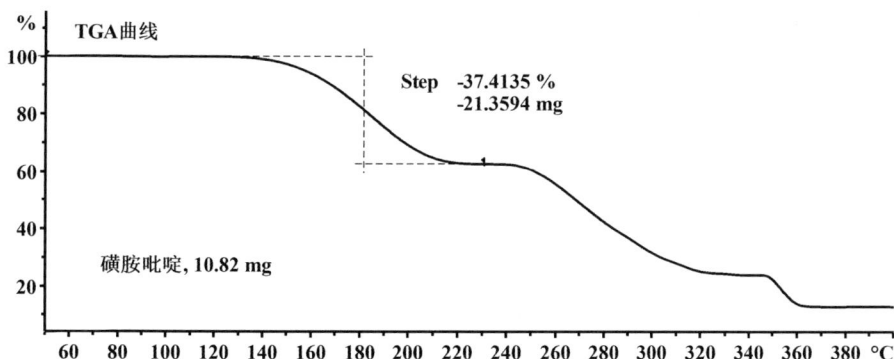

磺胺吡啶的 TGA 和 DSC 测试图谱

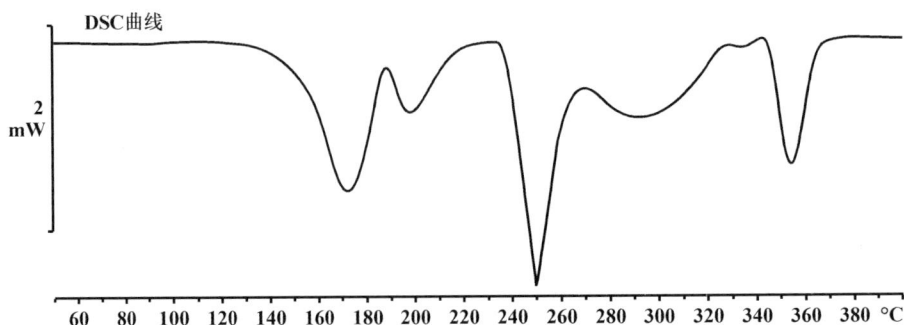

磺胺吡啶的 **TGA** 和 **DSC** 测试图谱（续）

磺胺吡啶是一种磺胺类药物，具有广谱抗细菌的作用。已知磺胺吡啶在制备过程中经常容易有溶剂残留，图中上方曲线是磺胺吡啶溶剂化物的 TGA 曲线，根据失重温度和失重线形可以大致判断为结合型溶剂化合物，且 37.4% 的重量损失归结于溶剂的失去。DSC 曲线显示样品在失重区间有多个吸热峰，根据磺胺吡啶纯物质熔点在约 190℃ 可以判断，170℃的吸热峰为溶剂化物加热脱除的过程，195℃处的吸热峰为磺胺吡啶的熔融峰，当温度超过230℃后，样品逐步分解。

结论

磺胺吡啶溶剂化物中溶剂的含量可通过 TGA 测定，熔点可通过 DSC 测定，溶剂化物可导致熔点的判断出现困难，此时可借助 TGA/DSC 测试结果综合分析。

案例 10 TGA-MS 用于药物活性组分中溶剂的检测

实验信息

样品：在有机溶剂中重结晶得到的药物活性物质

测试仪器：TGA 2 和质谱仪

坩埚：70μl 氧化铝坩埚

样品制备：1.364mg 样品置于 70μl 氧化铝坩埚中用于 TGA-MS 测试

气体氛围：N_2 20ml/min

实验程序：30～350℃，10℃/min 用于 TGA 测试，空白曲线校正

图谱解析

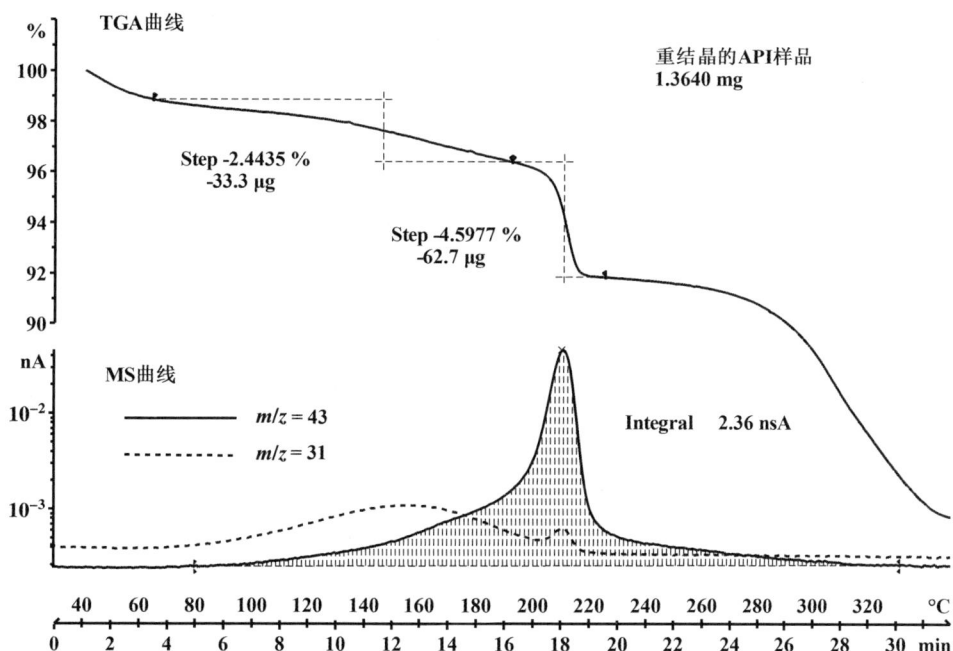

药物活性组分的 TGA–MS 测试图谱

药物的合成和提纯 / 重结晶过程中经常要用到各种溶剂，药物中溶剂的残留会影响到药物的性能，因此，溶剂的定性和定量测试尤为重要。图中 TGA 曲线显示了测试过程中的重量损失台阶，70～250℃范围内两个连续的失重台阶表明，加热过程中有水或溶剂的挥发。同步记录的质谱 MID 模式（多离子检测）记录了不同碎片离子的强度，可观察到 m/z=31 和 43 处的变化，这分别是甲醇和丙酮。这两种溶剂都被用来对产品进行再结晶。从该 MS 信息中可以建立 TGA 台阶与检测到的溶剂之间的关系，甲醇能在较宽的温度范围内挥发释放，而丙酮只在某一温度突然释放。这表明，丙酮在溶剂态的物质中被束缚的更紧。

	失重量（%）	分析温度范围（℃）	溶剂种类
失重台阶 1	2.5	70～190	甲醇
失重台阶 2	4.5	190～225	甲醇，丙酮
失重台阶 3	分解初期		

结论

溶剂化物可能会导致多晶型的产生，TGA 和 MS 联用技术可对溶剂化物中的溶剂进行表征，并能区分出物理吸附溶剂和溶剂化物。

案例 11　显微镜 DSC 用于药物活性组分形态变化的监测

实验信息

样品：在有机溶剂中重结晶得到的药物活性物质

测试仪器：显微镜 –DSC 3

坩埚：40μl 敞口铝坩埚

样品制备：0.732mg 样品置于 40μl 坩埚中用于显微镜 DSC 测试

气体氛围：N$_2$ 50ml/min

实验程序：160 ~ 250℃，10℃/min

图谱解析

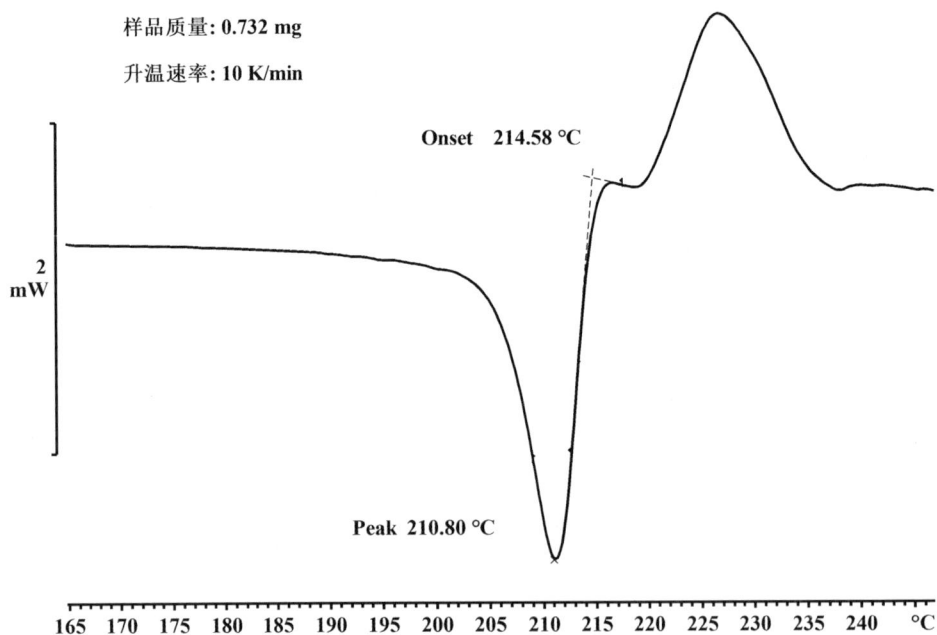

活性药物组分的 DSC 测试图谱

DSC 测试曲线中，经常能见到药物组分亚稳态物质的转晶过程，这一过程往往显示为先熔融吸热后立即转晶放热，但这一过程容易和熔融后立即分解的现象混淆。如果需要区分这两种行为，仅靠对 DSC 曲线的分析是难以实现的。针对这种情况，可通过 DSC-显微镜联用的方式观察样品加热时形态的变化或使用 TGA 测试重量的变化来区分。上图中显示的是某种药物活性组分加热时的 DSC 曲线，分别在 210.8℃ 和 214.58℃ 出现吸热峰和放热峰，仅凭 DSC 曲线无法做进一步判断，联用的显微镜系统清楚的记录了这一转变过程，214℃后，样品由白色转变为褐色并分解起泡，说明放热的原因是样品的分解。

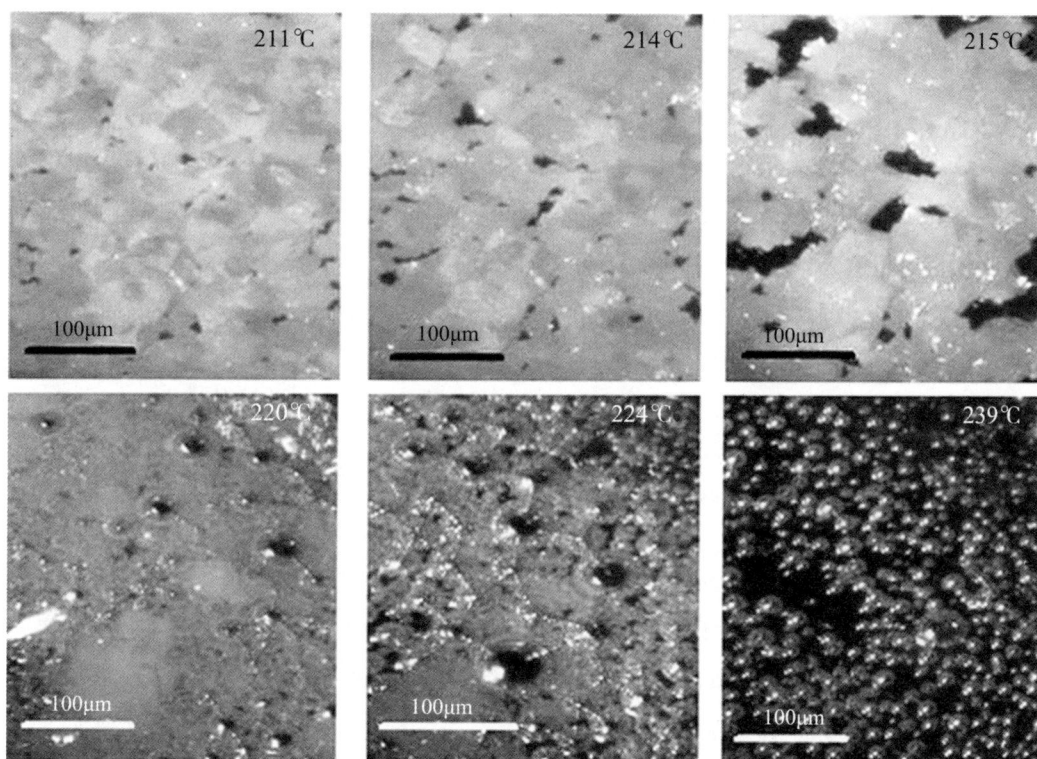

药物活性组分在不同温度下使用 DSC- 显微镜系统拍照的结果

结论

药物样品晶型转变过程和熔融即分解过程在 DSC 曲线上比较类似，都是先出现吸热峰后立即出现放热峰。DSC-显微镜联用系统可通过光学观察的方式区别这一转变过程，上述样品为熔融后立即分解，这类样品不能使用 DSC 获取完整的熔融峰，因此不适合使用 DSC 法进行纯度的计算。

案例 12 双氢麦角胺甲磺酸的熔融即分解现象

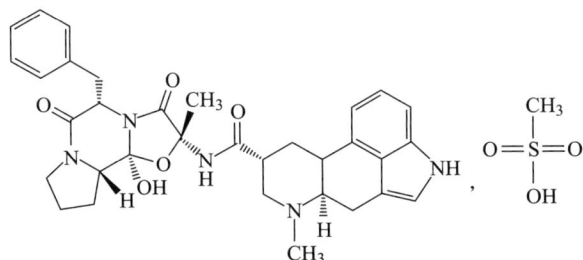

基本信息

　中文名：双氢麦角胺甲磺酸

　英文名：Dihydroergotamine Mesylate

　中文化学名：9,10-二氢-12′-羟基-2′-甲基-3′-6′-18-三氧基-5′-（苯基甲基）-（5α，5′α，8α）-甲磺酸盐

　英文化学名：9,10-dihydro-12′-hydroxy-2′-methyl-3′,6′,18-trioxo-5′-（phenylmethyl）-（5α,5′α,8α）-methanesulfonate

　分子式：$C_{34}H_{41}N_5O_8S$

　分子量：679.78

　CAS 号：11032-41-0

实验信息

　测试仪器：TGA 2 和 DSC 3

　坩埚：40μl 铝坩埚用于 DSC 测试；70μl 氧化铝坩埚用于 TGA 测试

　样品制备：2.224mg 样品置于 40μl 坩埚中用于 DSC 测试；12.276mg 样品置于 70μl 氧化铝坩埚中用于 TGA 测试

　气体氛围：N_2 50ml/min

　实验程序：30～300℃，20℃/min 用于 DSC 测试；30～300℃，20℃/min 用于 TGA 测试，空白曲线校正

图谱解析

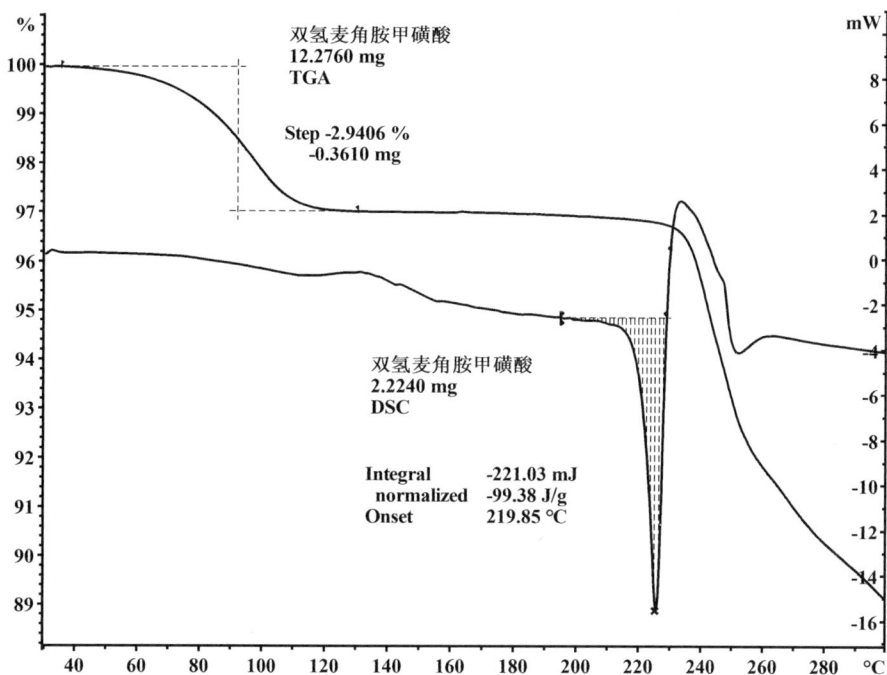

双氢麦角胺甲磺酸的 TGA 和 DSC 测试图谱

双氢麦角胺甲磺酸是一种血管扩张药物，主要用于治疗脑血管类疾病。当药物样品的 DSC 测试曲线出现吸热峰后立即出现放热峰，这一过程有可能是亚稳态晶型的晶型转变过程，也可能是熔融即分解过程，可通过与 DSC–显微镜联用的方式观察样品加热时形态的变化或使用 TGA 测试重量的变化来判断。图中 DSC 曲线在 219℃出现吸热峰，随后在 230℃出现放热峰，同时进行的 TGA 测试显示，样品在 230℃处重量有剧烈变化，因此这一过程可解释为熔融后立即分解。

DSC 熔融峰		TGA 失重台阶	
Onset（℃）	ΔH（J/g）	台阶（%）	计算范围（℃）
219.9	99.4	2.9	35 ~ 130

结论

除了使用 DSC–显微镜联用系统外，药物样品晶型转变过程和熔融即分解过程也可使用 DSC 配合 TGA 进行鉴别，由于晶型转变和熔融即分解的过程都不能使用 DSC 获取完整的熔融峰，因此都不适合使用 DSC 法进行纯度的计算。

案例 13　Flash DSC 分离泼尼松龙的熔融和分解过程

基本信息

中文名：泼尼松龙

英文名：Prednisolone

中文化学名：11,17,21-三羟基孕甾-1,4-二烯-3,20-二酮

英文化学名：11,17,21-trihydroxypregna-1,4-diene-3,20-dione

分子式：$C_{21}H_{28}O_5$

分子量：360.44

CAS 号：50-24-8

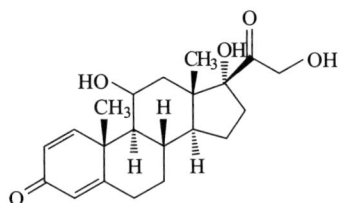

实验信息

测试仪器：Flash DSC 1 和 DSC 3

坩埚：芯片式传感器直接用于样品的 Flash DSC 测试；40μl 铝坩埚用于 DSC 测试

样品制备：

直径约 100μm 的样品颗粒被放置在传感器上用于 Flash DSC 测试

6.370mg 样品置于 40μl 坩埚中用于 0.5℃/min 的 DSC 测试

9.820mg 样品置于 40μl 坩埚中用于 2℃/min 的 DSC 测试

5.100mg 样品置于 40μl 坩埚中用于 10℃/min 的 DSC 测试

气体氛围：Air

实验程序：

Flash DSC

30 ~ 350℃，1000℃/S

350 ~ 30℃，1000℃/S

30 ~ 350℃，100℃/S

DSC

140 ~ 270℃，0.5℃/min 用于 DSC 测试

140 ~ 300℃，2℃/min 用于 DSC 测试

140 ~ 400℃，10℃/min 用于 DSC 测试

图谱解析

不同速率的常规DSC测试曲线

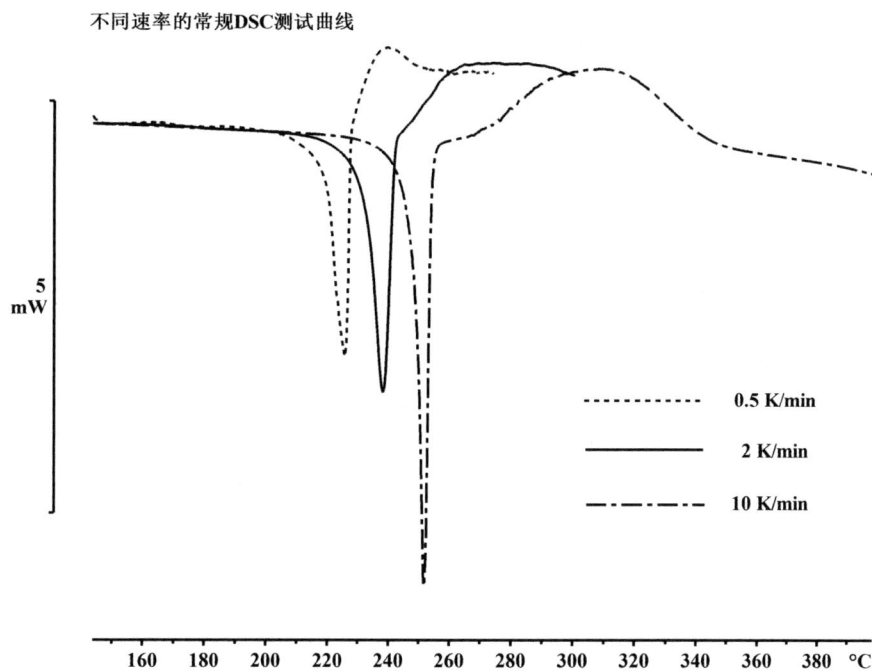

- .... 0.5 K/min
- ——— 2 K/min
- —·—·— 10 K/min

5 mW

160 180 200 220 240 260 280 300 320 340 360 380 °C

泼尼松龙的常规 DSC 测试图谱

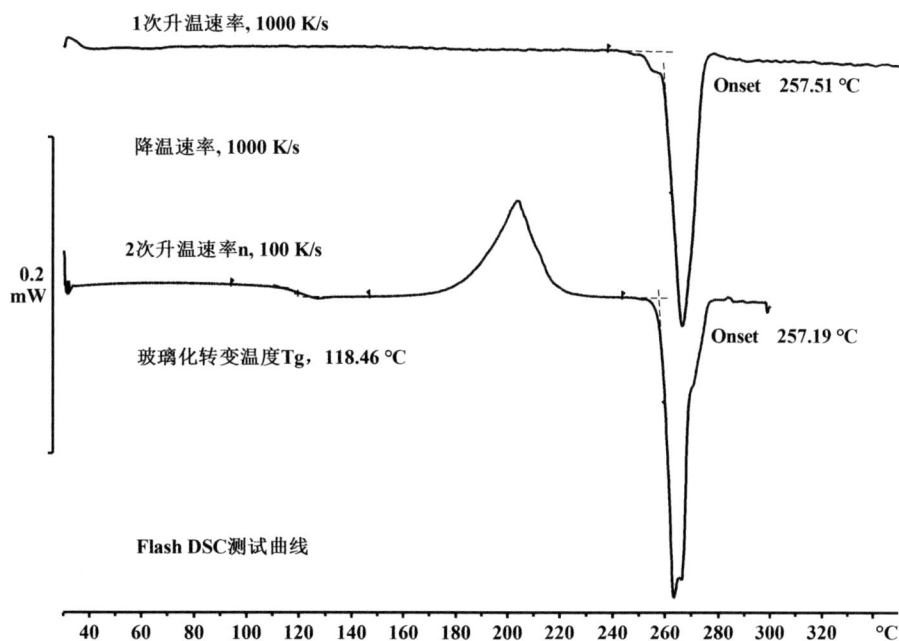

1次升温速率, 1000 K/s

Onset   257.51 ℃

降温速率, 1000 K/s

2次升温速率n, 100 K/s

玻璃化转变温度Tg，118.46 ℃

Onset   257.19 ℃

0.2 mW

Flash DSC测试曲线

40   60   80   100 120 140 160 180 200 220 240 260 280 300 320 °C

泼尼松龙的常规 Flash DSC 测试图谱

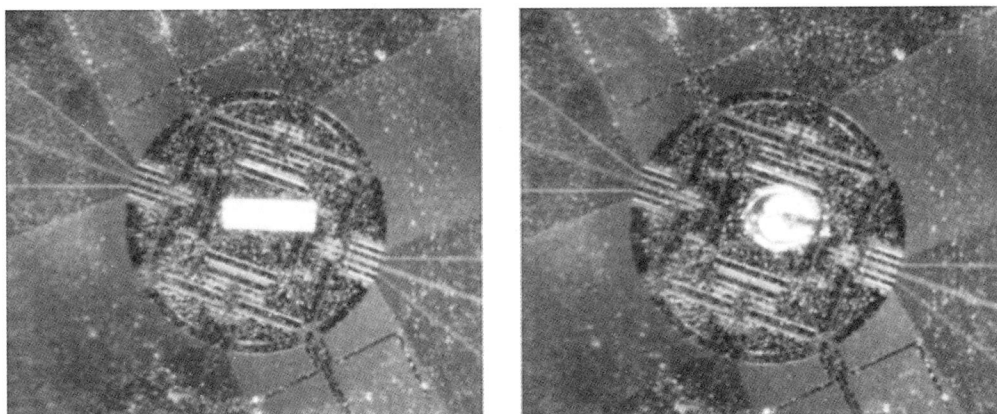

样品在 Flash DSC 传感器上熔化后拍摄的照片

泼尼松龙是一种糖皮质激素类药物，具有抗炎、抗过敏和免疫抑制的作用。从泼尼松龙的常规 DSC 测试图谱中可以去确认样品在较低升温速率下（0.5℃/min，2℃/min，10℃/min）出现熔融后立即分解的现象。泼尼松龙的常规 Flash DSC 测试图谱显示使用较快升温速率可分离熔融和分解的过程，这可帮助我们更好地了解样品的信息。我们首先使用 1000℃/S 的升温速率进行升温，曲线上只在 257℃出现了吸热峰，无放热峰的出现，为了确认该吸热峰是熔融峰，随后让样品以 1000℃/S 的降温速率进行降温，之后再以 100℃/S 的升温速率进行第二次升温测试，由于降温速率过快，熔体样品形成了无定形结构，导致第二次升温曲线上分别在 118℃、200℃和 257℃出现了玻璃化转变、冷结晶、熔融过程。二次升温出现的这些热效应证明样品在第一次升温时并无分解。

结论

传统 DSC 由于较慢的升温速率，不能对熔融即分解过程进行有效的分离，熔融过程和分解过程对不同升温速率的响应不同，因此可使用具有较快升温速率的 Flash DSC 进行有效分离。在 Flash DSC 较快的降温速率下，样品甚至形成了无定形态，这些热力学数据对于预测药物固态行为非常有用。

🖉 结语

以上列举了使用 DSC 进行纯度测试时不适合进行纯度计算的情形，若测试时遇到以上情形，需注意：

（1）纯度较低的物质可通过提前获取样品信息或其他测试数据来判断是否需要通过

DSC 进行纯度测试。DSC 测试这类物质时，也可通过观察 DSC 曲线峰形和峰宽来判断物质是否属于纯度较低的物质，且 DSC 测试这类物质时熔点重复性和纯度计算结果的重复性较差。

（2）含有较多挥发分的物质，可提前除去挥发分后再使用 DSC 进行纯度的测试。

（3）主组分存在多晶型时，若晶型的连续熔融或转变不影响主组分的基线，则可进行主组分纯度的计算，否则纯度结果的可信度将会大大降低。

（4）主组分存在熔融即分解时，紧跟随熔融峰的分解峰可能会让我们误判为晶型转变，可通过使用 TGA 法或 DSC 与显微系统联用进行判断，也可尝试使用较快升温速率测试，但这也会降低纯度分析的准确度。

（5）样品中存在水合物或溶剂化物时，可能会使我们误判样品存在多晶型，这可通过 TGA 法或其他联用方法确认样品中是否有结晶水，以及溶剂的种类。若结晶水或溶剂化物的存在不影响主组分的熔点时，则对纯度的计算无影响。

在对前述案例的分析中，我们不难发现常规 DSC 设备在面对一些复杂样品时，并不能完全满足我们的测试分析需求。针对这类特殊需求，我们可以通过高阶的热分析手段来进行分析。

热台显微镜（HS84 DSC，Mettler Toledo）能够在测试样品热量变化的同时，对样品进行连续光学观测，实时关注样品的变化。这些光学信息能够很好地帮助我们对晶型转变、熔融和分解进行科学分析。DSC 显微镜系统（Mettler Toledo）也可以进行光学观察，同时支持在测试过程中拍摄光学数码照片、录制视频，让分析成果更加立体。

闪速差示扫描量热仪（Flash DSC 2＋，Mettler Toledo）是梅特勒托利多科技（中国）有限公司的独家分析仪器，该设备与常规 DSC 是理想的互补工具，升温速率达到 7 个数量级范围，最高升温速率可达 3000000K/min。该设备能够分析之前无法测量的结构重组过程，同时针对常规 DSC 设备无法分析的熔融即分解的样品，Flash DSC 能有效分离熔融和分解过程，进而使该类样品的分析成为可能。

高压 DSC（HP DSC 2＋，Mettler Toledo）能够有效模拟部分药物生产工艺中可能存在的高压力环境，更加真实地反映该类药物在其生产环境中的实际变化情况。

热重分析仪（TGA 2，Mettler Toledo）和同步热分析仪（TGA/DSC 3＋，Mettler Toledo）能够对成分复杂的药物样品进行分析，确定主组分占比和稳定性，判断样品含水分、溶剂及杂质的情况。同时，热重分析仪和同步热分析仪能够同质谱仪与傅里叶红外光谱分析仪联用进行逸出气体分析，帮助我们对药物样品组成、裂解路径及溶剂化物中溶剂在药物晶格中的状态等复杂问题进行判断。

热机械分析仪（TMA/SDTA 2＋，Mettler Toledo）和动态机械分析仪（DMA 1，Mettler Toledo）则更关注样品的尺寸稳定性和力学性能，在研究药用辅料和医疗器械方面有诸多应用。

总之，面对日益复杂的分析需求，现有的热分析手段虽然存在一定的局限性。但凭借快捷、高效、准确等诸多优势，热分析仍可作为一项优势选择，满足测试者的需求。